Dr. med. Michael Elpers
in Zusammenarbeit mit Claus Peter Simon

Wenn die Kinderseele streikt

Dr. med. Michael Elpers
in Zusammenarbeit mit Claus Peter Simon

Wenn die Kinderseele streikt

Warum immer mehr Kinder psychisch erkranken und wie wir sie schützen können

BELTZ

Alle Namen der im vorliegenden Buch genannten Patient*innen wurden verändert. Sollten Ähnlichkeiten zu anderen Krankheitsverläufen bestehen, sind diese rein zufällig und keinesfalls beabsichtigt.

MIX
Papier aus verantwortungsvollen Quellen
FSC® C089473
www.fsc.org

Dieses Buch ist erhältlich als:
ISBN 978-3-407- 86672-1 Print
ISBN 978-3-407-86698-1 E-Book (EPUB)
1. Auflage 2021

Lektorat: Bettina Brinkmann, Julia Matthias
Umschlaggestaltung: www.sandraklostermeyer.de (Gestaltung), www.stephanengelke.de (Beratung)
Bildnachweis: © Helene Cyr/stocksy.com

Herstellung: Sarah Veith
Satz: Publikations Atelier, Dreieich
Druck und Bindung: Beltz Grafische Betriebe, Bad Langensalza
Printed in Germany

Weitere Informationen zu unseren Autor_innen und Titeln finden Sie unter: www.beltz.de

Inhalt

EINLEITUNG

Die Kinderseele streikt

»Der Sprung aus dem Fenster schien der einzige Ausweg für mich zu sein. Ich wollte sterben. Ich habe fast zwei Jahre lang darüber nachgedacht. Heute bin ich froh, dass es nicht geklappt hat. Aber die Gedanken an das Sterben sind geblieben.«

JONAS, 17 JAHRE

Jonas kam zum ersten Mal in meine Sprechstunde, als er gerade siebzehn geworden war, ein groß gewachsener und sportlicher Jugendlicher. Zunächst war er zurückhaltend und einsilbig. Dennoch bemerkte ich eine ausgeprägte psychische Belastung: Jonas schaute mich kaum an, er sprach mit leiser und monotoner Stimme. Und er schien von meinen Fragen ein wenig genervt zu sein. Schließlich war ich nicht der Erste, der ihn nach dem Warum fragte.

Sechs Wochen zuvor hatte Jonas das Fenster in seinem Zimmer geöffnet – und war hinausgesprungen. Aus dem dritten Stock. Er hat vermutlich nur deshalb überlebt, weil sich direkt vor dem Mehrfamilienhaus, in dem er mit seinen Eltern lebte, ein schmaler Grünstreifen befand, auf dem er aufgekommen war.

Zwanzig Minuten lang lag Jonas verletzt am Boden, bis ihn Passanten entdeckten und die Feuerwehr alarmierten. Unfallchirurgen in der Notaufnahme diagnostizierten eine schwere Schädelprellung und mehrere Knochenbrüche bei ihm, doch zum Glück nichts Lebensbedrohliches. Ein Psychologe im Krankenhaus stellte darüber hinaus eine schwere Depression fest und empfahl Jonas einen stationären Aufenthalt in einer Jugendpsychiatrie. Aber Jonas lehnte ab, er wollte nach Hause. Da er nicht volljährig war, hätten seine Eltern sich darüber hinwegsetzen können. Doch trotz großer Bedenken erklärten sie sich mit Jonas' Wunsch einverstanden.

So kam er kurz nach seiner Entlassung aus dem Krankenhaus aufgrund seiner anhaltenden Niedergeschlagenheit in meine Praxis.

Ob Kinder und Jugendliche überhaupt Depressionen haben können, werde ich oft gefragt. Unseren Kindern fehle es doch an nichts, höre ich häufig, nie sei es ihnen so gut gegangen wie heute. Sie sind melancholisch? Ja. Traurig? Natürlich. Aber Depressionen? Ist das nicht übertrieben? Eine »richtige« Depression hätten doch nur Erwachsene. Dieser Irrglaube ist immer noch weit verbreitet.

Doch was ist eigentlich der Unterschied zwischen negativen Gefühlszuständen und einer Depression? Nun, das ist nicht schwer zu erklären: Traurigkeit und melancholische Verstimmungen sind Gefühle, die jeder von uns kennt, so wie Glück und Kummer, Freude und Angst, Liebe und Einsamkeit. Diese Emotionen begleiten uns durch das gesamte Leben, sie gehören zu unserer Persönlichkeit. Sie sind nicht Zeichen einer Erkrankung, sondern Ausdruck unserer Gefühlswelt. Und die ändert sich oft täglich – mitunter sogar noch schneller.

Eine Depression hingegen ist eine psychische Erkrankung, die von einem Arzt diagnostiziert wird. Eine Depression kann bereits im Kleinkindalter auftreten. Davon betroffene Menschen spüren im Extremfall: nichts. Nur andauernde Leere und emotionale Taubheit.

Den Unterschied zwischen Traurigkeit und Depression nachzuvollziehen fällt psychisch gesunden Menschen vielfach schwer. Daher reagieren sie zuweilen genervt oder mit Unverständnis auf die Antriebslosigkeit eines depressiven Menschen. Häufig bekommen Betroffene zu hören, dass sie sich einfach nur zusammenreißen sollen, dann werde schon wieder alles gut. Doch das ist ein großer Irrtum.

Selbst ich als Facharzt kann manchmal nur erahnen, was diese innere Leere, diese gefühlte Hoffnungslosigkeit für die betroffenen Kinder und Jugendlichen bedeutet.

Es lässt sich ansatzweise nachvollziehen, wenn man das Theaterstück *Der Sohn* kennt: Der französische Schriftsteller Florian Zeller beschreibt darin sehr einfühlsam und geradezu exemplarisch den Gefühlszustand eines depressiven Jugendlichen: In Person des 17-jährigen Nicolas, der sich angesichts der Trennung seiner Eltern und der Anforderungen des bevorstehenden Abiturs innerlich immer weiter von seiner Umwelt zurückzieht.

Gleichzeitig sehnt sich Nicolas nach Hilfe. Seine Eltern sind jedoch mit ihren eigenen Problemen beschäftigt und stehen ihrem Sohn anfangs mit Unverständnis gegenüber. Mehr und mehr erkennen sie ihre eigene Hilflosigkeit gegenüber den immer deutlicheren Symptomen. Als die Eltern nach einem ersten Suizidversuch Nicolas gegen den ärztlichen Rat aus dem Krankenhaus wieder mit nach Hause nehmen, erschießt er sich kurz darauf während des Abendessens im Nebenzimmer. Die Eltern bleiben mit ihrer Trauer, ihrer Ratlosigkeit und ihren Schuldgefühlen zurück.

Wie bei Nicolas ist auch bei den meisten Betroffenen keine alleinige Ursache für ihre Depression zu finden; das gilt für Kinder genauso wie für Jugendliche und Erwachsene.

In jedem Fall aber gilt es für mich als Psychiater, der Hoffnungslosigkeit zu begegnen, die mit der Depression einhergeht, und gemeinsam mit den Betroffenen wieder eine Zukunftsperspektive zu entwickeln. Diese zwei Ziele sind von zentraler Bedeutung für die Behandlung.

Ich arbeite inzwischen seit mehr als 25 Jahren in der Kinder- und Jugendpsychiatrie. In dieser Zeit hat sich vieles verändert, in unserer Gesellschaft wie in meinem Fachgebiet. Depression ist nur eine, wenn auch eine sehr schwerwiegende psychische Erkrankung im

Kindes- und Jugendalter. Mit Sorge beobachte ich seit geraumer Zeit, dass die Zahl psychischer Leiden bei Kindern und Jugendlichen deutlich gestiegen ist und weiter steigt.

In der Öffentlichkeit wird diese Zunahme nicht genügend wahrgenommen – und wenn doch, so wird sie oft als Folge schulischer Probleme betrachtet. In die Diskussion geraten dann regelmäßig die Auswirkungen von Konzentrations- und Aufmerksamkeitssyndromen, die unter den Abkürzungen »ADS« (Aufmerksamkeitsdefizitstörung) und »ADHS« (wenn Hyperaktivität hinzukommt) bekannt sind.

In vielen Medien werden sie als Modediagnosen bezeichnet. Sie haben den Ruf, allein aufgrund schlechter Schulleistungen diagnostiziert und schließlich therapiert zu werden, damit ehrgeizige Eltern den Schulerfolg ihrer Kinder optimieren können. Dabei wird übersehen, dass gerade diese Art psychischer Störungen nicht zugenommen hat, weder in Deutschland noch anderswo.[1]

Eine Therapie ist gleichwohl enorm wichtig, da das AD(H)S – wenn es nicht ausreichend behandelt wird – zu zahlreichen sozialen Problemen und psychiatrischen Folgestörungen mit einem langen Leidensweg führen kann, vom Kindesalter bis weit ins Erwachsenenalter. Die alleinige Fokussierung auf Leistungsprobleme in der Schule greift daher zweifelsohne zu kurz.

Ein kurzer Rückblick in die noch junge Geschichte der medizinischen Beschäftigung mit psychischen Problemen von Heranwachsenden lohnt an dieser Stelle.

Bis zum Beginn der Neuzeit wurde die Kindheit nicht als eigenständige Lebensphase wahrgenommen. Kinder wurden vielmehr als kleine Erwachsene betrachtet. Sie wurden schon in jungen Jahren zur Arbeit herangezogen. Ihrer psychischen Entwicklung schenkte bis weit in das 17. Jahrhundert hinein kaum jemand Beachtung. Erst im Zuge der Aufklärung änderte sich die Einstellung zu Kindern. Sie wurden nun mehr und mehr als eigenständige Personen mit eigenen Bedürfnissen wahrgenommen.

Im Jahr 1887 erschien das erste deutschsprachige Lehrbuch zur Kinder- und Jugendpsychiatrie[2], verfasst von dem Psychiater und Universitätsprofessor Hermann Emminghaus (1845–1904), der sich intensiv mit naturwissenschaftlichen Aspekten psychiatrischer Erkrankungen beschäftigte. Er prägte den Begriff der Psychopathologie, der krankhaften Veränderung des Seelenlebens.

In der Folgezeit konnte sich die Kinder- und Jugendpsychiatrie nach und nach als eigenständiges Fachgebiet etablieren. Zunehmend setzte sich die Erkenntnis durch, dass die Kombination verschiedener Ansätze – etwa aus der Medizin, der Psychologie und der Heilpädagogik – für eine erfolgreiche Behandlung Heranwachsender notwendig ist.

Zudem gab es wertvolle neue Erkenntnisse zur normalen kindlichen Entwicklung und damit auch zur Abgrenzung zu psychischen Auffälligkeiten: Bahnbrechend waren insbesondere die Erkenntnisse des Entwicklungspsychologen Jean Piaget (1896–1980) zur kognitiven Entwicklung von Kindern und diejenigen der Ärztin und Reformpädagogin Maria Montessori (1870–1952), die wie niemand zuvor das Hauptaugenmerk auf die Beobachtung kindlicher Signale legte; auf dieser Grundlage entstanden die Montessorischulen und -kindergärten.

Die ersten Erwähnungen psychischer Störungen bei Kindern und Jugendlichen reichen allerdings viel weiter zurück. So berichtete bereits im 17. Jahrhundert eine wissenschaftliche Abhandlung aus England über Menschen mit starken Konzentrationsstörungen und motorischer Unruhe, bei denen man heute wahrscheinlich ein ADHS diagnostizieren würde.[3]

Und im *Struwwelpeter*, den Heinrich Hoffmann (1809–1894) im Jahr 1844 als Weihnachtsgeschenk für seinen Sohn verfasste, werden klassische kinderpsychiatrische Erkrankungen beschrieben:

Der Suppen-Kaspar hat Essstörungen, Hanns Guck-in-die-Luft Konzentrations- und Aufmerksamkeitsstörungen und der Zappelphilipp ist hyperaktiv. In der *Geschichte vom bösen Friederich* beschreibt Hoffmann einen »argen Wüterich«, der das Mobiliar zerschlägt und Tiere quält. Das entsprang nicht der blühenden Fantasie eines Schriftstellers, sondern beruhte auf eigener Beobachtung: Heinrich Hoffmann war Kinderarzt.

Auch Wilhelm Busch (1832–1908) beschrieb wenig später in der Bildergeschichte *Max und Moritz* (1865) eindeutige Störungen des Sozialverhaltens. Die zeitliche Nähe dieser Schriften war sicherlich kein Zufall, denn in der Epoche des Biedermeier wurde auch der Erziehung der Kinder zunehmend mehr Aufmerksamkeit geschenkt. In diese Zeit fällt daher nicht zufällig die Eröffnung des ersten deutschen Kindergartens im Jahr 1840 durch den Pädagogen Friedrich Fröbel (1782–1852).

In den *Heidi*-Geschichten der Schweizer Schriftstellerin Johanna Spyri (1827–1901), die erstmals 1880 und 1881 erschienen, kommen ebenfalls psychische Probleme zur Sprache: In der Person von Klara, die nach einem Kutschunfall, durch den sie ihre Mutter verliert, eine psychosomatische Gangstörung erleidet und im Rollstuhl sitzt. In der heilen Welt der Schweizer Berge lernt sie schließlich wieder zu laufen, indem sie emotionale Zuwendung durch Heidi erfährt, Zutrauen zu sich gewinnt und ihre Trauer über den Tod der Mutter überwindet.

Die Erkenntnisse über psychosomatische Störungen bei Kindern und Jugendlichen ließen im Laufe der Zeit ein ganz neues Fachgebiet entstehen – und führten zu einer zunehmenden Verzahnung mit der klassischen Kinderheilkunde, die rein körperliche Leiden behandelte. Das war ein Gewinn für beide Seiten.

Nach meinem Medizinstudium in Kiel und Berlin begann ich 1991 die Facharztausbildung im Rudolf-Virchow-Krankenhaus, damals die Universitätsklinik der Freien Universität Berlin. Die Fachrichtung der Kinder- und Jugendpsychiatrie gab mir die Möglichkeit, in zwei sehr unterschiedlichen Disziplinen Erfahrungen zu sammeln, die mich im Laufe des Studiums zunehmend interessierten: die Psychiatrie und die Kinderheilkunde. An einer Universitätsklinik arbeiten zu können, was zur damaligen Zeit keine Selbstverständlichkeit war, empfand ich als Privileg.

Es war spannend, mitzuerleben, wie in den Jahren nach der Wiedervereinigung die Medizin der Westberliner und Ostberliner Universitätskliniken nach und nach unter dem Dach der Humboldt-Universität zur heutigen Berliner Charité zusammenwuchsen. Dabei zeigte sich, dass die Vorstellungen über den Umgang mit psychisch erkrankten Kindern und Jugendlichen in vielen Bereichen übereinstimmten, in manchen aber auch deutlich voneinander abwichen.

Die Chefärztin einer Ostberliner Klinik berichtete in der Zeit, dass Magersucht (Anorexie) in den damaligen Ostblockstaaten so gut wie nicht vorkam, außer in Ungarn. Man könnte meinen, dass Magersucht aus ideologischen Gründen totgeschwiegen wurde. Aber das war nicht der Fall. In den osteuropäischen Ländern waren die westlichen Normen zum Körperbild noch weitgehend unbekannt; nur in Ungarn, das am stärksten an westlichen Lebenseinstellungen orientiert war, hatte sich das »westliche Schlankheitsideal« verbreitet.

Ein anderes Beispiel ist die Sauberkeitserziehung der Kleinkinder. Nach diagnostischen Kriterien gilt das unwillkürliche Einnässen eines Kindes (Enuresis) erst ab dem Ende des vierten Lebensjahres als psychiatrische Störung. In der ehemaligen DDR hingegen sollte die Sauberkeitserziehung schon im zweiten Lebensjahr abgeschlossen sein. Für viele ostdeutsche Familien ist das bis heute die Zeitspanne, die als normal empfunden wird.

Unterschiedliche gesellschaftliche Bedingungen und Erwartungen beeinflussen demnach die Wahrnehmung und Definition von

Krankheiten in entscheidender Weise. Bei Essstörungen haben sich die Gesellschaften schnell angeglichen, was bei anderen Krankheitsbildern nicht der Fall ist. Magersucht etwa ist heute in Ost- und Westeuropa annähernd gleich verteilt.[4]

Während des Studiums und meiner Ausbildung zum Facharzt war es mir immer wichtig, andere medizinische Bereiche kennenzulernen. Parallel zu meinem Medizinstudium habe ich in der Pflege erwachsener Psychiatrie-Patient*innen in einem Krankenhaus gearbeitet. Während der Facharztausbildung wechselte ich vorübergehend in die Kinderheilkunde der Berliner Charité. Zudem arbeitete ich eine Zeit lang in einer Klinik in England in der Neugeborenen-Intensivmedizin.

Meine Doktorarbeit habe ich dann auf dem Fachgebiet der Erwachsenenpsychiatrie geschrieben: über kognitive Prozesse bei Depressionen. Ich untersuchte, ob sich die mit einer Depression häufig auftretenden Konzentrations- und Leistungsstörungen nach einer erfolgreichen Therapie der Depression im gleichen Maße verbessern. Das war nicht der Fall. Sie hielten oftmals noch an und führten für längere Zeit zu Problemen im Alltag. Auch nach einer Besserung der Stimmung können Probleme im alltäglichen Leben also weiterbestehen. Für meine Arbeit als Kinder- und Jugendpsychiater ist das eine wichtige Erkenntnis. Hinter Konzentrations- und Aufmerksamkeitsstörungen verbergen sich mitunter ganz andere psychische Erkrankungen: neben Depressionen auch Angsterkrankungen, in seltenen Fällen bipolare Störungen und manchmal sogar beginnende Schizophrenien.

Nach meiner Rückkehr an die Charité intensivierte ich meine Kontakte in die Kinderneurologie, ein Gebiet, das sich mit Nervenerkrankungen im Kindesalter befasst. Dazu zählen beispielsweise Epilepsien, Stoffwechselerkrankungen, genetische Störungen, Fehlbildungen des zentralen Nervensystems, aber auch Kopfschmerzsymptome wie eine Migräne. Mir wurde rasch klar, dass diese Kinder ein deutlich erhöhtes Risiko haben, neben ihren körperlichen und kognitiven Problemen auch psychische Symptome zu entwickeln.

Inzwischen ist dieser Zusammenhang gut erforscht: Im Vergleich zu gesunden Kindern ist das Risiko für psychische Probleme deutlich erhöht.[5] Dennoch ist die Versorgung dieser manchmal schwer entwicklungsgestörten Kinder bis heute nicht ausreichend gewährleistet. Es fehlen speziell auf ihre besonderen Bedürfnisse ausgerichtete Behandlungsangebote. Vieles bleibt der Eigeninitiative der Eltern überlassen, die sich mit der Situation und der intensiven Pflege oft überfordert und alleingelassen fühlen.

Zwar weisen Fachleute immer wieder auf diesen Missstand hin, doch spezielle stationäre Behandlungsangebote gibt es kaum. Und die Ausbildungsrichtlinien der verschiedenen Psychotherapierichtungen tragen den speziellen Anforderungen, die eine Behandlung dieser Kinder mit sich bringt, nicht Rechnung.

Bis heute ist die Therapie solcher Mädchen und Jungen ein Schwerpunkt meiner Arbeit. Seit 2001 führe ich mit zwei wunderbaren Partnerinnen eine Gemeinschaftspraxis im Berliner Stadtteil Schöneberg. Unterstützt werden wir von einem Team von Expert*innen verschiedener Fachrichtungen: Psycholog*innen, Rehabilitationswissenschaftler*innen, Sozialarbeiter*innen, Sozialpädagog*innen, Gesundheits- und Krankenpfleger*innen sowie medizinischen Fachangestellten.

Mehr als 4000 Familien suchen uns jedes Jahr auf. Unser Einzugsgebiet reicht über alle Berliner Bezirke und die ostdeutschen Bundesländer bis nach Bayern und Niedersachsen. Viele Familien nehmen eine weite Anreise in Kauf, weil es bei ihnen vor Ort keine Anlaufstellen gibt. Spätestens nachdem die Diagnose gestellt ist, drängt sich jedoch die Frage nach einer wohnortnahen Behandlung auf.

Eine medikamentöse Behandlung lässt sich noch recht problemlos organisieren, anders bei psychotherapeutischen Behandlungen, die einen direkten Arzt-Patienten-Kontakt erfordern. Auch wenn die Zahl der Praxen im ländlichen Bereich langsam zunimmt, kommt es meist zu längeren Wartezeiten, und wertvolle Zeit geht dabei verloren. Die Familien müssen noch immer bis in die nächstgrößere Stadt fahren. Daher gilt es, nach Alternativen zu suchen. Wenn Engpässe bestehen, kann in manchen Fällen etwa eine Verhaltenstherapie durch eine Gesprächspsychotherapie ersetzt werden, für die es vielleicht ein größeres Angebot vor Ort gibt. Umgekehrt gilt das genauso. Dennoch bleibt die Unterversorgung ein Problem, das es zu lösen gilt.

In unserer Praxis behandeln wir das gesamte Spektrum psychiatrischer und psychosomatischer Erkrankungen. Dabei lernen wir Familien aus allen gesellschaftlichen Schichten kennen, erleben unterschiedliche kulturelle Einstellungen und sehr vielfältige Familienformen. Eines wird immer wieder deutlich: Alle Eltern eint die Sorge um eine gesunde Entwicklung ihrer Kinder. Doch viele Eltern sind unsicher, ob ihre Sorge es rechtfertigt, unsere Praxis aufzusuchen. Denn sie haben das Gefühl, dass die anderen Familien im Wartezimmer schwerwiegendere Probleme haben.

Ich kann nur immer wieder betonen, dass für mich der individuelle Leidensdruck der Kinder und Eltern ausschlaggebend dafür ist, ob sie uns um Hilfe bitten. Ob tatsächlich psychiatrische Hilfe notwendig ist, lässt sich oft bereits in einem ausführlichen Erstgespräch klären.

Manche Eltern empfinden auch eine große Scham und glauben, in der Erziehung ihrer Kinder etwas grundlegend falsch gemacht zu haben. Ich erwidere dann, dass für die meisten Fälle psychischer Erkrankungen nicht in erster Linie eine falsche Erziehung die Ursache ist. Aber das Erziehungsverhalten kann natürlich Auswirkungen auf den Verlauf einer Erkrankung haben. Daher ist es ein wichtiger

Teil der Anamnese, also des ausführlichen Arztgesprächs zu Beginn einer Behandlung. Von wesentlicher Bedeutung ist zudem die Stärkung der Kompetenz der Eltern; dazu gehört etwa das Wissen über eine Erkrankung und deren Behandlung.

Aufgrund zahlreicher neuer wissenschaftlicher Erkenntnisse haben sich die Therapie- und Diagnostikmöglichkeiten bei vielen psychischen Erkrankungen verbessert. Nach wie vor stehen aber das persönliche therapeutische Gespräch mit den Patient*innen sowie die Beratung der Eltern im Vordergrund. Neue und weiterentwickelte psychotherapeutische Ansätze sind hinzugekommen. Und ebenso – falls nötig – eine Behandlung mit modernen Medikamenten, die sich durch gute Verträglichkeit und weniger Nebenwirkungen auszeichnen (vgl. Kap. 2).

Grundsätzlich geben wir Mediziner*innen einer ambulanten Behandlung, bei der das Kind in der Familie bleibt, den Vorzug. Manchmal aber rate ich zu einem stationären Klinikaufenthalt. Das ist herausfordernd für die Familien: Eine Trennung vom eigenen Kind für drei bis sechs Wochen, manchmal noch länger, bei gleichzeitig eingeschränkten Besuchsmöglichkeiten ist eine große Belastung. Auch für die Kinder ist das mit Ängsten und Sorgen verbunden. Aber viele Patient*innen, denen ich dazu rate, profitieren von einer solchen längerfristigen stationären Therapie.

Glücklicherweise ist die Stigmatisierung psychischer Erkrankungen inzwischen deutlich zurückgegangen. Ein Praxisschild mit der Aufschrift *Kinder- und Jugendpsychiatrie* an der Hauswand schreckt nicht mehr ab. Es scheint zunehmend selbstverständlich zu sein, Hilfe bei psychischen Störungen in Anspruch zu nehmen. Ich stelle sogar fest, dass immer mehr Jugendliche von sich aus nach Beratung suchen. Von zehn Betroffenen äußern zwei bis drei selbst den Wunsch nach Hilfe. Eine solche Eigenmotivation verbessert die Erfolgsaussichten einer Therapie erheblich.

Doch an einem hat sich nichts geändert: Unsere Gesellschaft beschäftigt sich noch immer vor allem mit den Erkrankungen Erwachsener. Die Bedürfnisse und psychischen Probleme von Kindern und Jugendlichen werden viel zu selten in der Öffentlichkeit und in den Medien thematisiert. Wie psychische Erkrankungen bei Kindern entstehen und welche gesellschaftlichen Folgen das hat – das wird immer noch fast ausschließlich in medizinischen und psychologischen Fachkreisen diskutiert. Mit diesem Buch möchte ich dazu beitragen, das zu verändern.

Denn in den vergangenen Jahren konnte ich zwei besorgniserregende Entwicklungen beobachten: Die Zahl der Eltern und Kinder, die in unsere Praxis kommen, steigt stetig. Außerdem nimmt die Schwere der Erkrankungen zu.

Der Kinder- und Jugendreport der Krankenkasse DAK, der im November 2019 erschienen ist, bestätigt meinen Eindruck. Demnach leidet jedes vierte Schulkind in Deutschland unter einer psychischen Störung. Jedes hundertste Kind hat eine Depression diagnostiziert bekommen, ebenso jedes hundertste eine Angststörung. Beides tritt häufig zusammen auf. Jungen und Mädchen mit krankhaftem Übergewicht haben sogar ein zweieinhalb- bis dreimal so hohes Risiko für eine depressive Störung. Und leidet bereits ein Elternteil an einer Depression, so ist das Risiko für ein Kind um mehr als das Dreifache erhöht.

Hochgerechnet sind insgesamt etwa 238 000 Kinder in Deutschland im Alter von 10 bis 17 Jahren derart von Depressionen und Angststörungen betroffen, dass sie ärztlichen Rat suchen. Im Vergleich zum Vorjahr ist die Depressionshäufigkeit noch einmal um fünf Prozent gestiegen. Zugenommen haben auch psychosomatische Störungen, zu denen etwa Magen- und Darmbeschwerden, Kopf- und Rückenschmerzen sowie Ohrgeräusche und Schwindel zählen. Ähnliches gilt für Essstörungen, die längst nicht mehr nur Mädchen betreffen, und Lernstörungen.

Derzeit besuchen etwa elf Millionen Kinder und Jugendliche eine allgemeinbildende oder berufsbegleitende Schule. Legt man die Daten der DAK zugrunde, dann haben insgesamt etwa 3,7 Millionen Heranwachsende in Deutschland psychische Probleme. Das ist jeder Dritte.[6]

Sind diese Daten repräsentativ? Oder sind sie lediglich eine zufällige Erhebung einer einzelnen Krankenkasse?

Offenbar nicht. Denn sie schreiben eine Entwicklung fort, die die Studie zur Gesundheit von Kindern und Jugendlichen in Deutschland (KiGGS) des Robert-Koch-Instituts in Berlin seit 2003 dokumentiert. Die Ergebnisse zeigen, dass zu Beginn der Datenerhebung »nur« jedes fünfte Kind in der Altersgruppe von null bis 17 Jahren an psychischen Auffälligkeiten litt, es also deutlich weniger Betroffene gab als heute. Auch die erste Auswertung der zweiten Erhebungswelle der KiGGS-Studie bestätigt, dass die Erkrankungszahlen weiter zunehmen.

Was die KiGGS-Studie außerdem ergab: Kinder und Jugendliche, die in Familien mit niedrigem Einkommen aufwachsen, sind überdurchschnittlich häufig von psychischen Auffälligkeiten betroffen. So ist beinahe jedes vierte Mädchen und fast jeder fünfte Junge aus Familien mit wenig finanziellen Möglichkeiten psychisch auffällig, aber nur etwa jedes 15. Mädchen und jeder achte Junge aus Familien mit hohem sozioökonomischem Status.[7]

Ein Umstand, der nachdenklich machen muss. Zumal Kinderarmut in Deutschland zunimmt und laut einer Studie der Bertelsmann-Stiftung bereits auf 2,8 Millionen Kinder zutrifft. Am größten ist der Anteil – wenig überraschend – in den Stadtstaaten: Bremen, Hamburg und Berlin.[8]

Nun bedarf natürlich nicht jedes dritte Kind unmittelbar einer psychiatrischen oder psychotherapeutischen Behandlung. Aber die Heranwachsenden offenbaren mit ihren Problemen einen enormen persönlichen Leidensdruck. Besorgniserregend ist vor allem, dass klar erkennbare psychische Erkrankungen wie Depressionen und Angstzustände, Essstörungen wie Anorexie und Bulimie und Drogenmissbrauch weiter zunehmen. In diesem Zusammenhang ist es wichtig, darauf hinzuweisen, dass die zweithäufigste Todesursache im Jugendalter – nach Verkehrsunfällen – keine körperliche Krankheit ist, sondern ein Suizid.[9]

Bisher hat sich glücklicherweise keine*r unserer Patient*innen das Leben genommen, aber mit Suizidgedanken und suizidalen Handlungen sind wir häufig konfrontiert. Die Anlässe sind für Außenstehende manchmal schwer nachzuvollziehen, aber für die Kinder sind sie real und bedrohlich: Wenn etwa eine 5-Jährige nach einem Streit mit der Mutter das Fenster ihres Kinderzimmers öffnet und damit droht, hinauszuspringen, da sie sterben wolle. Oder ein 8-Jähriger, der wegen seines Lispelns derart gehänselt wird, dass er zu Hause immer einsilbiger wird und seinem Vater eines Abends sagt, dass es wohl besser wäre, wenn er gar nicht auf der Welt sei. Solche Fälle nehmen wir sehr ernst.

Gewiss haben junge Kinder entwicklungsbedingt noch keine Vorstellung davon, was der Tod bedeutet. Aber aus verbalen Ankündigungen können durchaus spontane Handlungen werden. Mitunter steckt hinter solchen Drohungen ein Machtkampf mit den Eltern, um eigene Wünsche durchzusetzen. Manchmal liegt aber auch eine tiefer gehende Belastung zugrunde, die es zu klären gilt.

Aufgrund der für mich äußerst plausiblen Zahlen zur Zunahme psychischer Erkrankungen von Heranwachsenden, die ich in meiner täglichen Arbeit bestätigt sehe, stellen sich drängende Fragen:

- Zeigt sich eine zunehmende Überforderung unserer Kinder angesichts der Anforderungen einer sich immer schneller wandelnden Gesellschaft?
- Welche Faktoren sind es genau, die für die Entwicklung von psychischen Störungen unserer Kinder ausschlaggebend sind?
- Können bereits Kinder und Jugendliche unter einem Burn-out-Syndrom leiden, weil sie den Anforderungen des Alltags und der Schule nicht mehr gerecht werden?
- Müssen wir davon ausgehen, dass Depressionen – nach den Herz-Kreislauf-Erkrankungen mittlerweile die zweithäufigste Volkskrankheit weltweit – oft schon in der frühen Kindheit beginnen?
- Welchen Einfluss haben psychischen Erkrankungen von Eltern auf die Entwicklung der Kinder?

Die Antworten auf diese Fragen sollten nicht länger nur in der medizinischen Fachwelt diskutiert werden. Sie müssen in die Gesellschaft getragen werden.

Insbesondere gilt es, unseren Blick auf die Pubertät zu richten. Denn gerade in dieser Phase kommt es zu starken Umbauprozessen im Gehirn. Das erklärt auch die emotionale Instabilität und Impulsivität vieler Jugendlicher und es verdeutlicht, weshalb sich aus emotionalen Krisen psychische Erkrankungen entwickeln können. Wenn weitere Risikofaktoren hinzukommen, wie eine genetische Vorbelastung, psychisch erkrankte Eltern oder familiäre Armut, ist dies umso mehr der Fall.

All diese Faktoren möglichst früh bei der Betrachtung jeder Patientin und jedes Patienten zu erkennen, ist die Aufgabe von Mediziner*innen und Psycholog*innen. Ein besonderes Augenmerk müssen wir auch auf die sozialen Umstände richten. Denn für diese sind wir als Gesellschaft verantwortlich, können sie beeinflussen und verändern. Nur dann ist effektive Hilfe überhaupt erst möglich.

Die größten Probleme für Kinder und Jugendliche entstehen oft dort, wo sie in direktem Austausch mit anderen stehen: in der Familie, in der Schule, im Freundeskreis sowie in sozialen Gruppen wie Sportvereinen. Dort sollten sie bestenfalls Geborgenheit und Zuwendung erfahren, aber auch Verlässlichkeit, die Vermittlung von Regeln im Zusammenleben und Bildung. Doch im Alltag kommt es in diesen sozialen Beziehungen immer wieder zu Problemen und Überforderungen, die das Risiko für psychische Erkrankungen erheblich steigern:

- In den Familien: durch instabile oder dysfunktionale Strukturen, etwa infolge einer konfliktreichen Trennung oder von Suchterkrankungen der Eltern.
- Durch schulischen Leistungsdruck: Lern- und Leistungsprobleme zählen zu den häufigsten Gründen, unsere Praxis aufzusuchen.
- Durch soziale Ausgrenzung und Mobbing: Fast ein Fünftel aller Schüler*innen war bereits Opfer von Onlinemobbing.[10]
- Durch übermäßigen Handy- und Internetkonsum: Das Suchtpotenzial der Neuen Medien ist enorm und überfordert viele Kinder und Jugendliche.

Diese Aspekte müssen offen diskutiert werden. Ich habe die Erfahrung gemacht, dass Kinder und Jugendliche in den meisten Fällen sehr bereitwillig darüber Auskunft geben, wenn Vertrauen aufgebaut ist und sie sich ernst genommen fühlen. Oftmals tun sich die Eltern deutlich schwerer damit, über Probleme zu sprechen, selbst wenn sie offensichtlich sind. Dadurch kann in der Familie eine Sprachlosigkeit entstehen, die zu einem emotionalen Rückzug und einer erheblichen zusätzlichen Belastung der Kinder führt.

Welche Konsequenzen ergeben sich aus der Beobachtung, dass Kinder und Jugendliche heute immer häufiger psychisch erkranken? Welche Bedeutung hat das für unser Zusammenleben in den Familien, in den Schulen, in einer sich ständig wandelnden Gesellschaft? Wie können wir Heranwachsende unterstützen, die unter einer psychischen Erkrankung leiden? Wie können wir sie bestenfalls überhaupt davor schützen, psychisch zu erkranken? Ist ein verlässliches und stabiles Elternhaus allein ausreichend, um ein gesundes Aufwachsen zu ermöglichen? Oder bedarf es zusätzlicher Unterstützung? Und die vielleicht wichtigste Frage: Was macht Kinder resilient, also widerstandsfähig gegen psychische Erkrankungen? Dazu wird intensiv geforscht. Denn immer wieder lässt sich beobachten, dass trotz vergleichbarer Vorbelastung und gleichen sozialen Verhältnissen das eine Kind psychisch erkrankt, ein anderes aber nicht.

Mit diesem Buch möchte ich versuchen, auf all diese Fragen Antworten zu geben. Einfache Erklärungsmuster gibt es dabei nicht. Die zahlreichen Fallschilderungen aus meiner langjährigen Berufspraxis geben zum einen den betroffenen Kindern und Jugendlichen eine Stimme. Zum anderen lassen sich wertvolle Erkenntnisse daraus ableiten. Zwar ist jedes Kind, jeder und jede Jugendliche und jede Familiengeschichte anders, gleichwohl ist festzustellen, dass niemand mit seinen Problemen alleine ist, wir alle können von den Erfahrungen anderer profitieren.

Und nicht zuletzt möchte ich mit diesem Buch die gesellschaftlichen Ursachen für die psychischen Erkrankungen von Kindern und Jugendlichen offen benennen. Denn nur, wenn wir diese kennen, können wir unsere Kinder wirkungsvoll schützen.

KAPITEL 1

AD(H)S, Autismus, Depression – Wenn Kinder und Jugendliche psychisch erkranken

Als Kinder- und Jugendpsychiater begegne ich seit vielen Jahren den unterschiedlichsten menschlichen Schicksalen und den unterschiedlichsten Krankheitsbildern. Manche Patient*innen sehe ich nur kurze Zeit, andere sind mehrere Jahre bei mir in Behandlung.

Mittlerweile kommen sogar Eltern mit ihren Kindern in unsere Praxis, die früher selbst bei uns in Therapie waren. Sie kommen aus eigenem Antrieb, nicht weil sie jemand geschickt hat. Das ist keineswegs ein Anzeichen übermäßiger Besorgnis. Die Eltern wissen vielmehr, dass es bei vielen Störungen ein genetisches Risiko für ihre Kinder gibt. Sie möchten ihren Kindern ersparen, was sie selbst in der Kindheit durchgemacht haben: belastende Zeiten in der Schule, im Sportverein oder im Umgang mit Freund*innen und innerhalb der Familie.

Häufig haben die Eltern bei ihren Kindern schon frühzeitig Probleme beobachtet, die sie selbst von früher kennen: beispielsweise Schwierigkeiten beim Lesen, Schreiben oder Rechnen – oder auch Konzentrations- und Aufmerksamkeitsprobleme und große innere Unruhe. Sie wissen aus eigener Erfahrung, dass diese Störungen sich nachteilig auf das soziale Leben, die schulischen Leistungen und damit auch auf das Wohlbefinden auswirken. Und ihnen ist klar, wie wichtig es ist, frühzeitig und genau hinzuschauen.

Andere Eltern, ohne eine solche biografische Erfahrung, fragen mich oft, wie sie denn möglichst schon im Anfangsstadium problematische Veränderungen bei ihren Kindern erkennen können, die Hinweise auf psychische Probleme geben. Auf diese Frage gibt es keinen allgemeingültigen Ratschlag.

Es ist vielmehr so: Der überwiegende Teil psychischer Erkrankungen beginnt schleichend und ist nicht sofort zu erkennen. Also nicht wie bei Fieber, das schlagartig auftritt und meistens nach kurzer Zeit wieder abklingt. Es sind eher kleine Verhaltensauffälligkeiten, die scheinbar plötzlich auftreten, und wieder verschwinden. Einige Zeit später kehren sie zurück, dann vielleicht schon deutlicher, etwa wenn ein Kind sich mehr und mehr von seiner Umwelt zurückzieht.

In solch einem Fall stellt sich mir die Frage, ob womöglich ein bestimmtes Ereignis die Probleme hervorgerufen hat – oder ob die Eltern schon zuvor ähnliche Symptome beobachtet haben. Ich frage nach, ob das Kind vielleicht grundsätzlich Probleme mit seinen Emotionen hat, also beispielsweise häufiger aggressiv oder traurig ist.

Darüber hinaus gibt es Auffälligkeiten, die zunächst gar nicht als problematisch wahrgenommen werden: etwa das nervöse Zucken eines Mundwinkels oder das Zwinkern eines Auges. So etwas wird als kindliche Marotte vielleicht nicht weiter beachtet. In vielen Fällen verschwindet es auch einfach wieder. Aber es kann sich auch um eine beginnende sogenannte Tic-Störung handeln. Insbesondere Kinder im Alter zwischen fünf und zehn Jahren sind davon betroffen.

Tic-Störungen und Tourette-Syndrom

Es handelt sich dabei um nicht kontrollierbare, regelmäßig oder unregelmäßig auftretende Muskelkontraktionen, meist im Gesichtsbereich. Oder auch ein Räuspern, ein Schmatzen oder ein Schnalzen mit der Zunge. Lassen sich solche Tics über einen längeren Zeitraum beobachten, muss unbedingt genauer hingeschaut werden. Denn die Symptome treten häufig gemeinsam mit anderen Problemen auf, etwa einem AD(H)S. Es sollte in jedem Fall eine Hirnstrommessung (EEG) vorgenommen werden, um andere Erkrankungen, wie zum Beispiel eine Epilepsie, auszuschließen. Aber auch virale und bakterielle Erkrankungen können einen Tic hervorrufen. Insofern sollten auch eine Streptokokkeninfektion und eine Borreliose infolge eines Zeckenbisses als Auslöser in Erwägung gezogen werden.

Die Mehrzahl der Tic-Störungen hat langfristig eine sehr gute Prognose. Viele klingen etwa ab dem 14. Lebensjahr ab. Dann müssen sie zwar weiterhin beobachtet werden, aber es ist keine Behandlung erforderlich.

Anders war es im Fall des heute 16-jährigen Sören, einem zugegebenermaßen etwas speziellen Fall.

Die Eltern kamen zu mir in die Praxis, als Sören elf Jahre alt war. Sie berichteten, dass ihr Sohn unwillkürliche Muskelkontraktionen im Gesicht und auch im Schulterbereich hatte. Außerdem stieß er seit drei Monaten unkontrollierte Laute aus. In der Schule war er deshalb schon mehrfach gehänselt worden.

Ich erlebte Sören als einen freundlichen und aufgeweckten Jungen, der den Schilderungen seiner Eltern ruhig und zugewandt folgte. Doch je länger das Gespräch dauerte, desto unruhiger wurde er. Gleichzeitig traten einige Tics im Mundbereich auf, die sich verstärkten und zu ausfahrenden Bewegungen der rechten Schulter und des Armes führten. Schließlich hörte ich auch ein Räuspern. Als ich Sören darauf ansprach, wirkte er zunächst ein wenig verlegen. Ich fragte ihn, ob er die Tics kontrollieren könne, was er bejahte. Allerdings könne er dann in der Schule dem Unterricht nicht mehr so gut folgen. Seine Leistungen hätten sich wohl deswegen verschlechtert.

Die Eltern erzählten, dass Sören schon immer ein unruhiges Kind gewesen sei. Mit fünf Jahren sei ihnen erstmals aufgefallen, dass er oft den rechten Mundwinkel verzog. Der Kinderarzt und die Erzieherin im Kindergarten hätten ihnen damals geraten, es einfach zu ignorieren und Sören nicht weiter darauf anzusprechen. Die Symptome verschwanden nach einigen Wochen tatsächlich wieder, quasi über Nacht.

In der Grundschule fiel es Sören aber von Beginn an schwer, sich für längere Zeit zu konzentrieren. Seine Eltern wurden von den Lehrer*innen mehrmals auf sein impulsives Verhalten angesprochen. Da Sören aber gut in die Klasse integriert war und auch gute Leistungen zeigte, wurde seine Impulsivität weitgehend toleriert.

In der 3. Klasse traten die Tics erneut auf. Diesmal jedoch nicht nur am Mundwinkel, auch die Nase und die Augenpartien waren betroffen. Der Kinderarzt nahm verschiedene Untersuchungen vor, die allerdings ohne Ergebnis blieben. Sören sollte schließlich sogar mittels einer Punktion Gehirnflüssigkeit aus dem Rückenmarkskanal entnommen werden, um auszuschließen, dass eine Borreliose das Gehirn befallen hatte.

Doch dazu kam es nicht mehr, da die Tics wiederum plötzlich verschwanden. Der Kinderarzt vermutete eine seelische Problematik und riet zu einer Psychotherapie, um der Ursache auf den Grund zu gehen. Nach langem Suchen fand die Familie einen psychoanalytisch orientierten Kindertherapeuten. Einen unbewussten seelischen Konflikt konnte der Therapeut rasch ausschließen. Auch mögliche Begleitstörungen wie eine Depression, eine Angst- und Zwangsstörung oder eine soziale Phobie waren nicht erkennbar. Nach einigen Monaten fiel dann wieder ein Räuspern auf – und auch die Tics traten erneut auf. Schließlich riet der Psychotherapeut den Eltern zu einem Termin in der Kinder- und Jugendpsychiatrie, um die Symptome fachärztlich abklären zu lassen.

Ich vereinbarte mit den Eltern und Sören einen Intelligenztest sowie einen Konzentrations- und Aufmerksamkeitstest. Dabei geht es mir nicht nur um die Testergebnisse. Vielmehr lässt sich während dieser Untersuchungen gut beobachten, ob unter der Anstrengung die Tic-Symptome verstärkt auftreten. Sörens Untersuchungsergebnisse zeigten eine hohe Intelligenz, aber deutliche Probleme in Bezug auf seine Konzentration und Aufmerksamkeit. Je stärker Sörens Konzentration abnahm, desto intensiver machten sich die Tics bemerkbar. Anzeichen für eine Depression oder eine Zwangserkrankung ergaben sich bei meinen Untersuchungen nicht.

Aufgrund der Symptomatik und der Vorgeschichte stellte ich die Diagnose eines Tourette-Syndroms. Dabei handelt es sich um eine Kombination aus gleichzeitig auftretenden motorischen und sprachlichen Tics. Im Extremfall führt es zum Grimassenschneiden, Herumwerfen des Kopfes und zum Herausschleudern aggressiver oder obszöner Ausdrücke. Man nimmt an, dass bei Betroffenen aufgrund einer Gehirnreifungsstörung die Bewegungskontrolle eingeschränkt ist. Untersuchungen haben ergeben, dass einzelne Hirnbereiche anders ausgebildet bzw. durchblutet sind als bei Gesunden.

In weniger schweren Fällen, können Betroffene die Symptome bis zu einem gewissen Grad selbst steuern. Manchmal lässt sich diese Selbststeuerungsfähigkeit allein durch eine Verhaltenstherapie erlangen, mitunter muss sie durch ein Medikament unterstützt werden. Dazu riet ich auch bei Sören. Diese Behandlung sollte seine Konzentrations- und Aufmerksamkeitsfähigkeit verbessern. Tatsächlich konnte er sich im Lauf der Zeit wieder besser auf schulische Dinge fokussieren, gleichzeitig ließen die Tics nach.

Heute ist Sören 16 Jahre alt. Er berichtet zwar, dass er ab und an noch den Impuls verspürt, einen Tic auszuführen – er muss es aber nicht mehr tun. Insofern sind die Symptome fast völlig verschwunden. Ein Tourette-Syndrom ist nach heutigem Stand der Wissenschaft zwar nicht vollständig heilbar, aber zumindest gut kontrollierbar.

Zwangsstörungen

Andere Kinder und Jugendliche zeigen ein extrem kontrollierendes Verhalten. Sie vergewissern sich zum Beispiel immer wieder, ob das Licht in allen Zimmern ausgeschaltet ist. Oder ob ihre Stifte auf dem Schreibtisch exakt parallel ausgerichtet sind und in einem genauen Abstand voneinander liegen. Einige waschen sich ständig die Hände oder können benutzte Gegenstände nicht mehr berühren. Viele Erwachsene kennen so etwas in milder Form: das Bedürfnis, wiederholt zu kontrollieren, ob die Haustür tatsächlich abgeschlossen und der Herd oder das Bügeleisen wirklich ausgestellt ist.

Bei Kindern wird solchen Verhaltensweisen anfangs oft nicht weiter Beachtung geschenkt. Denn Rituale sind gerade bei Jüngeren nicht ungewöhnlich. Sie haben sogar wichtige Funktionen, wirken der Angst vor Dunkelheit, dem Alleinsein oder dem Einschlafen entgegen. Das sogenannte magische Denken bei kleineren Kindern nutzen Eltern intuitiv, indem sie beispielsweise ein Kuscheltier mit ins Bett geben, damit das Kind nicht allein ist und sich beschützt fühlt.

Auch ich nutze das magische Denken durchaus therapeutisch, indem ich den Eltern jüngerer Kinder zum Beispiel empfehle, bei Angst vor Dunkelheit gemeinsam einen Traumfänger zu basteln, der über dem Bett aufgehängt wird. Traumfänger dienen dazu, schlechte Träume einzufangen, so wird es den Kindern vermittelt. Das eigentlich bedeutsame Ritual ist jedoch das gemeinsame Anfertigen. Es kann gerade jüngeren Kindern helfen, die Furcht vor der Dunkelheit ein Stück weit zu überwinden, da die beschützende Funktion der Eltern ja mit dem Traumfänger verbunden ist. Liegt den Ängsten keine tiefer liegende Problematik zugrunde, ist dieses Ritual insofern hilfreich.

Das magische Denken und kleinkindliche Rituale verschwinden meist im Alter von ungefähr acht Jahren. Ab diesem Alter nehmen jedoch Zwangssymptome zu. Lange Zeit ging man davon aus, dass Zwangserkrankungen bei Kindern und Jugendlichen nur selten vorkommen. Ein entsprechendes Verhalten wurde eher als übertriebenes Ordnungs- oder Sauberkeitsverhalten interpretiert. Heute weiß man, dass Zwangserkrankungen bei Kindern und Jugendlichen ebenso wie bei Erwachsenen auftreten.

Grundsätzlich brauchen auch Erwachsene Rituale. Sie erleichtern das soziale Leben und unterstützen uns im Alltag. Man denke nur an das Zähneputzen: Wenn wir als Kind beginnen, uns täglich morgens und abends die Zähne zu putzen, wird die Zahnpflege zu einem festen Ritual. Und wir müssen nicht jedes Mal von Neuem daran erinnert werden, sondern machen es fast automatisch. Wenn wir allerdings nach jeder Mahlzeit eine Stunde lang Zähne putzen, bis das Zahnfleisch blutig ist, und nicht anders handeln können, dann ist dies ein Hinweis auf eine ernst zu nehmende Zwangserkrankung.

Während uns Rituale also das Leben erleichtern, sind Zwangshandlungen und Zwangsgedanken überaus belastend und quälend für die Betroffenen.

Insbesondere die mit Zwangshandlungen oft zusammen auftretenden Zwangsgedanken werden bei Kindern und Jugendlichen vielfach nicht erkannt. Wenn ein Kind sich mehrfach am Tag zehn Minuten die Hände wäscht, fällt das auf. Doch welche Gedanken in seinem Kopf herumkreisen, erfahren andere nur, wenn das Kind darüber spricht. Die Problematik bei Zwangserkrankungen liegt darin, dass sie häufig gemeinsam mit einer Angststörung, einer Depression oder auch einer Magersucht auftreten.

Zur Entstehung einer Zwangserkrankung gibt es unterschiedliche Erklärungsmodelle. Zu den wichtigsten gehören ungelöste innere Konflikte und der Versuch, starke Ängste abzuwehren. Oder auch die systematische Fehl- oder Überbewertung bestimmter Gedanken.

Letzteres traf auf die 17-jährige Maja zu.

Die Jugendliche war seit einiger Zeit aufgrund einer Depression in Behandlung bei einer Psychotherapeutin. Maja berichtete während der Therapie zunehmend über Zwangsgedanken. Das Mädchen erinnerte sich außerdem daran, dass es bereits als Kind zeitweise Kontrollzwänge gehabt hatte. Es sei ihr nicht möglich gewesen, das Haus zu verlassen, ohne sich immer wieder zu vergewissern, dass die Türen geschlossen und alle Lichter gelöscht waren. Nach einiger Zeit seien diese Zwänge aber von allein verschwunden.

Zu der Depression war es gekommen, nachdem ihre Mutter an einer Krebserkrankung verstorben war. Maja hatte daraufhin starke Schuldgefühle entwickelt, da sie während der Pubertät heftige Konflikte mit ihren Eltern ausgetragen hatte. Sie fühlte sich gewissermaßen mitschuldig an der Krankheit und am Tod ihrer Mutter.

Die Psychotherapeutin hielt es aufgrund der für Maja extrem belastenden Zwangsgedanken für sinnvoll, die Behandlung medikamentös zu begleiten. Da sie aber selbst keine Medikamente verschreiben darf, hatte sie Maja geraten, mich aufzusuchen.

In einem solchen Fall können bestimmte Antidepressiva hilfreich sein, die auf den Botenstoff Serotonin wirken. Ich besprach mit Maja ausführlich die notwendigen Voruntersuchungen sowie mögliche Nebenwirkungen des Medikaments. Und ich erklärte ihr, dass ein solches Präparat sich erst nach und nach im Körper anreichert, es also einige Zeit dauert, bis eine Wirkung zu spüren ist. In der Regel vergehen einige Wochen, bevor Patient*innen eine deutliche Veränderung wahrnehmen. Auch verschwinden die Zwangssymptome nicht einfach, aber sie sind dann zumindest nicht mehr so quälend und drängend.

Ich vereinbarte mit Maja regelmäßige und häufige Kontrolltermine. Das ist vor allem zu Beginn einer Behandlung von Bedeutung, denn viele Patient*innen – auch Erwachsene – setzen ihr Medikament in den ersten Tagen ab. Meist, weil sie keine Wirkung verspüren, keine Möglichkeit der ärztlichen Rücksprache besteht oder weil sie nicht genügend über die Wirkungen und Nebenwirkungen aufgeklärt wurden.

Um das zu vermeiden, muss ich als Arzt nicht für jede Kontrolle einen persönlichen Termin vereinbaren. Der Kontakt lässt sich auch über E-Mail und Telefon herstellen. Im Fall von Maja war es so, dass sie nach vier Wochen berichtete, dass ihre Gedanken deutlich weniger quälend für sie waren. Ein erster Schritt zur Unterstützung der Psychotherapie war also getan.

Leider verlaufen nicht alle Behandlungen von Zwangsstörungen positiv. Häufig ist eine längere stationäre Behandlung notwendig. In jedem Fall sind eine frühzeitige und ausführliche Diagnostik sowie Therapie wichtig, da Zwangserkrankungen chronisch werden können. Daher sollten Eltern, wenn sie auffälliges Kontrollverhalten bei ihrem Kind feststellen, immer auch an die Möglichkeit einer beginnenden Zwangserkrankung denken.

Schlafstörungen

Weitere Probleme, die im Kleinkindalter auftreten können, sind Ein- und Durchschlafstörungen sowie das nächtliche Bettnässen. Beim Bettnässen älterer Kinder sollte zunächst immer ausgeschlossen werden, dass eine körperliche Ursache vorliegt, wie zum Beispiel eine geringe Blasenkapazität oder eine unzureichende Bildung des antidiuretischen Hormons (ADH), das im Schlaf das unkontrollierte Wasserlassen verhindert. Lässt sich kein körperlicher Grund finden, sollten psychische Ursachen in Betracht gezogen werden: bei Grundschulkindern zum Beispiel Lern- und Leistungsprobleme, Entwicklungsstörungen oder auch ein AD(H)S.

Auch Schlafstörungen treten in jüngeren Jahren häufig auf. Schon aufgrund der rasant fortschreitenden Kindesentwicklung braucht es oft lange, bis sich ein regelmäßiger Schlafrhythmus herausbildet. Dass jedes Kind frühzeitig schlafen lernen kann, wie in manchen Ratgebern zu lesen ist, stimmt aus meiner Erfahrung nur bedingt. Auch die vielfach beworbenen Schlaftrainings ändern daran nicht immer grundlegend etwas. Viele Familien setzen sich stark unter Druck. Sie haben das Gefühl, etwas falsch gemacht zu haben, wenn ihr Kind keinen stabilen Schlafrhythmus hat. Oftmals vergrößert dieser Druck das Problem weiter, auch die Eltern finden in der Nacht nur noch unregelmäßig Schlaf. Und manche Eltern verlassen sich auf die falschen Ratgeber. So war es im Fall der 6-jährigen Paula.

Der Vater des Mädchens bestand darauf, dass seine Tochter grundsätzlich allein in ihrem Zimmer einschlafen solle. Seine Frau oder er lasen Paula am Abend eine längere Gutenachtgeschichte vor, dann verließen sie das Zimmer. Nur eine kleine Nachtlampe gab noch etwas Licht. Nach kurzer Zeit kam Paula immer aus ihrem Zimmer und sagte, sie habe Angst und könne nicht einschlafen. Meist endete es nach stundenlangem Hin und Her damit, dass Paula im Bett ihrer Eltern schlief.

Die Eltern erzählten mir, dass sie einen Ratgeber über gesundes Schlafen gekauft hätten. Darin sei zu lesen, dass die Fähigkeit, allein einschlafen zu können, für die Entwicklung der Selbstständigkeit von Kindern außerordentlich wichtig sei. Weiterhin führten sie an, dass es wohl mittlerweile nebenwirkungsfreie Schlafmittel für Kinder gebe. Von mir wünschten sie sich eine Beratung und gegebenenfalls die Verschreibung eines Schlafmittels. Sie hofften, Paula werde damit schnell einen normalen Rhythmus finden.

Ich sah jedoch keine Notwendigkeit, Paula ein Schlafmittel zu verschreiben – ohnehin gibt es keine gänzlich nebenwirkungsfreien Präparate. Eine Ausnahme ist vielleicht das körpereigene Hormon Melatonin, das unter anderem den Tag-Nacht-Rhythmus steuert. Ein Medikament mit diesem Hormon kann zum Beispiel Menschen mit Autismus helfen, ihre Einschlafphase zu verbessern.

Ich sprach Paulas Eltern auf den offensichtlichen Widerspruch ihrer Argumentation an: Einerseits sollte Paula einen natürlichen Schlafrhythmus finden, anderseits sollte er durch ein medizinisches Präparat beschleunigt werden. Außerdem halte ich die Aussage in dem Ratgeber für falsch, dass ein guter Schlafrhythmus automatisch die Selbstständigkeitsentwicklung fördert. Ein solcher Rat ist aus meiner Sicht zumindest dann problematisch, wenn Eltern – wie im Fall von Paula – nicht auch die möglichen negativen Auswirkungen bedenken. Gerade der Druck, unbedingt einschlafen zu müssen, macht es den Kindern oft unmöglich, abends zur Ruhe zu kommen.

Ich schlug Paulas Eltern stattdessen vor, erst einmal die Einschlafsituation zu verändern – und Paula zu erlauben, eine Einschlafgeschichte auf einer CD zu hören. Das war ihr laut Ratgeber nämlich nicht gestattet. Der Vater war zunächst dagegen, da Paula dann ja nicht mehr selbstständig einschlafe. Letztlich konnten die Mutter und ich ihn aber überzeugen. Außerdem sollten die Eltern für einige Wochen ein Schlafprotokoll führen, also notieren, wann Paula einschläft, ob sie zwischendurch wach wird und wie lange sie schläft. Das ist sinnvoll, um den bestehenden Schlafrhythmus auszuwerten und zu schauen, inwieweit überhaupt eine Problematik besteht.

Vier Wochen später hatte sich die Situation deutlich entspannt. Das Schlafprotokoll hatte keine pathologischen Auffälligkeiten gezeigt. Paula fand schneller in den Schlaf, da sie nicht mehr den andauernden Druck der Eltern spürte. Dadurch gab es weniger Konflikte am Abend. Nach drei Monaten hatte Paula mithilfe der Einschlafgeschichten und durch den verminderten Druck der Eltern einen relativ konstanten Einschlafrhythmus gefunden. Allerdings wachte sie nachts weiterhin oft auf und kam dann zu ihren Eltern ins Bett.

Dass Kinder nicht allein in ihrem Bett schlafen wollen, ist für viele Eltern ein immer wiederkehrendes Thema. Ich halte die »Bettflucht« im Grundschulalter nicht für problematisch. Wenn ich den Eltern zudem erkläre, dass die Dunkelziffer der Grundschulkinder, die noch regelmäßig bei ihren Eltern schlafen, hoch ist, ist das für viele eine große Entlastung. Dennoch ist es für mich als Arzt in jedem Fall wichtig, zu überprüfen, ob eine Schlafstörung womöglich das Symptom einer anderen Erkrankung ist. Sie entsteht zum Beispiel häufig bei einer Depression oder Angsterkrankung.

Bei Kindern mit AD(H)S kann sich die Einschlafphase über mehrere Stunden hinziehen. Sie sind derart reizüberflutet, dass sie nicht abschalten können und nicht zur Ruhe finden. Erst wenn die jeweilige Grunderkrankung behandelt wird, bessert sich auch die Ein- oder Durchschlafstörung. Kleinere Kinder berichten manchmal von »Monstern« unter ihrem Bett oder von der Angst vor Einbrechern. Das ist oft der Versuch, ein eher unbestimmtes Gefühl der Angst fassbar zu machen. Bis zu einem gewissen Grad ist Angst eine nützliche Emotion, denn sie bewahrt uns vor Gefahren. Aber mitunter kann sie derart stark werden, dass sie das tägliche Leben massiv beeinträchtigt.

Ich lerne in der Praxis immer wieder Kinder und Jugendliche kennen, die seit Monaten nicht mehr zur Schule oder aus dem Haus gehen. Sie berichten davon, dass sie am Abend lange Zeit wach liegen und grübeln, weil sie beispielsweise Angst vor dem nächsten Schultag haben. Wenn Kinder oder Jugendliche sich grundsätzlich weigern, zur Schule zu gehen oder das Haus zu verlassen, ist es wichtig, dass Eltern dies nicht ignorieren oder wegdiskutieren, sondern das Problem ernst nehmen und sich therapeutischen Rat holen, um die Hintergründe aufzuklären und gegebenenfalls einen schweren Verlauf zu verhindern.

Depressionen

Das Erleben von Ängsten und Trauer ist von zentraler Bedeutung für die Persönlichkeitsentwicklung. Traurigkeit hat, solange sie nicht über mehrere Wochen anhält und das Alltagsleben lähmt, nichts mit einer Depression zu tun. Gefühlsschwankungen sind ein ganz normaler Bestandteil unserer Persönlichkeit und des täglichen Lebens. Wird beispielsweise ein Elternteil schwer krank oder stirbt, kommt es nicht selten zu einer unvermittelt auftretenden Angststörung bei Kindern oder auch zu einer massiven Trauerreaktion mit depressiven Symptomen. Ähnliches kann aber bereits bei weniger gravierenden Problemen in der Kita, der Schule, in der Familie oder im Freundeskreis auftreten.

Insbesondere Trauerreaktionen sind sehr unterschiedlich ausgeprägt. Ritualisierte Abläufe, etwa bei Beerdigungen, helfen uns Erwachsenen, mit unseren Gefühlen umzugehen. Und auch für Kinder sind sie hilfreich: So ritualisieren viele Familien intuitiv die Beerdigung des verstorbenen Hamsters oder Wellensittichs, da dies für Kinder oft die erste Erfahrung mit dem Tod ist. Ihnen fällt der Abschied leichter, wenn das Haustier in einem schönen Behältnis im Garten bestattet, als wenn es schlicht in den Mülleimer geworfen wird.

Jüngere Kinder zeigen häufig keine für die Eltern ersichtlichen Zeichen von Trauer. Das wird fälschlicherweise vielfach als fehlendes Mitgefühl interpretiert. Andere Kinder reagieren eher mit Aggressivität und einer Verweigerungshaltung, was letztlich ein Zeichen dafür ist, dass sie mit der Situation überfordert sind.

Dahinter steht, dass Kinder oftmals noch nicht erfahren haben, wie sich ein Verlust anfühlt. Und sie haben noch keine Vorstellung davon, dass der Verlust unwiderruflich ist. Vor allem wenn die Nachricht über einen Trauerfall nur auf der Schilderung einer Person beruht, ist es für Kinder schwierig, eine Trauerreaktion zu zeigen; schließlich haben sie nicht selbst die Erfahrung des Verlusts gemacht. Insofern müssen wir als Erwachsene verstehen, dass die Reaktion der Kinder nichts mit mangelnder Empathiefähigkeit zu tun hat.

Insgesamt kommen schwere traumatische Erfahrungen im Jugendalter gar nicht so selten vor: Laut einer Studie berichten 25,5 Prozent der männlichen und 17,7 Prozent der weiblichen Befragten zwischen 14 und 24 Jahren davon, bereits ein traumatisches Ereignis erlebt zu haben. Dazu zählten unter anderem schwere eigene Unfälle, sexuelle Übergriffe und Misshandlungen, aber auch Todesfälle Verwandter durch Gewalteinwirkung.

Infolgedessen entwickelten mehr als fünf Prozent der Befragten klassische Symptome einer posttraumatischen Belastungsstörung. Von dieser schwerwiegenden Erkrankung waren doppelt so viele Mädchen wie Jungen betroffen – auf sie wirken sich traumatische Erfahrungen also deutlich stärker aus.[1] Typische Symptome einer posttraumatischen Belastungsstörung sind sogenannte Flashbacks, die in Form eines visuellen Wiedererlebens von Situationen, aber auch in Form von Geräuschen oder Gerüchen auftreten. In vielen Fällen kommt es zu Albträumen und Panikattacken.

Bei Kindern und Jugendlichen sind die Symptome meist nicht so stark ausgeprägt wie bei Erwachsenen. Daher muss im Verdachtsfall immer sorgfältig nachgefragt werden. Denn unentdeckt kann sich ein Trauma lebenslang nachteilig auf den Alltag auswirken. Besonders häufig ist das bei sexuellem Missbrauch der Fall. Die Kinderschutzambulanzen, die es an immer mehr Kliniken gibt, sind in diesem Zusammenhang hilfreiche Anlaufstellen. Hier können Verdachtsfälle geklärt und professionelle Hilfen angeboten werden. Außerdem besteht die Möglichkeit, Kleidungsstücke oder Gegenstände aufzubewahren, ohne dass unmittelbar polizeiliche Ermittlungen aufgenommen werden. Sollte es später zu einer Anzeige kommen, lassen sich so erneute langwierige Befragungen vermeiden, die für die Betroffenen meist sehr belastend sind.

Viele Erkrankungen erstrecken sich über einen längeren Zeitraum und bedürfen daher auch einer mehrjährigen Behandlung.

Wie bei dem 16-jährigen Alexis.

Der Jugendliche kam mit seinen Adoptiveltern zu mir in die Praxis. Wie so häufig, waren auch bei ihm nachlassende Schulleistungen und sozialer Rückzug der Grund für eine Terminvereinbarung. Die Eltern berichteten, dass Alexis immer weniger Interesse an seinen Hobbys zeige und sich Gesprächen zunehmend entziehe.

Alexis bat darum, zunächst mit mir allein zu sprechen. Anfangs war er etwas verlegen und schien nicht recht zu wissen, wie er beginnen solle. Ich fragte ihn erst einmal nach seiner Schule, Freunden und Hobbys. Und erfuhr, dass Alexis eine Sekundarschule besuchte, er aber – anders als in der Grundschulzeit – einen festen Freundeskreis hatte. Früher sei er aufgrund seiner Unsicherheit oft von anderen Jungs geärgert worden. Um sich nichts anmerken zu lassen, habe er sich besonders cool gegeben. Seine Mitschüler*innen hätte genau das wahrscheinlich gestört. Damals habe er sich immer sehr allein gefühlt.

Da nachlassende Schulleistungen auch mit einem Drogenkonsum zusammenhängen können, fragte ich Alexis, ob er Cannabis konsumiere. Die meisten Jugendlichen sind nicht besonders überrascht über diese Frage. Das Kiffen ist bei ihnen inzwischen weit verbreitet, nicht nur in einer Großstadt wie Berlin – und das Gefahrenbewusstsein ist gering. Er gab zu, dass er vor allem am Wochenende mit Freunden kiffe. Seine Eltern wüssten davon nichts. Alexis meinte, auf ihn wirke das Cannabis beruhigend. Er glaube aber nicht, dass das Kiffen etwas mit seinen Problemen zu tun habe.

Nachdem ich das Thema Drogen angesprochen hatte, vertraute sich Alexis mir immer mehr an. Ungefähr vor einem Jahr, erzählte er, habe er plötzlich eine zunehmende Traurigkeit verspürt. Er habe damals viel darüber nachgedacht, woher er komme und wer wohl seine biologischen Eltern seien. Er habe recht früh gewusst, dass er adoptiert worden war. Und das sei für ihn eigentlich nie ein Problem gewesen. Aber jetzt müsse er immer häufiger daran denken.

Zunächst habe er sich sogar für seine Gedanken geschämt, da er seine Adoptiveltern liebe und sie nicht verletzen wolle. Seine Eltern hätten immer offen mit ihm über seine Herkunft gesprochen. Trotzdem habe er das Gefühl, sie mit seinen Gedanken zu verraten. Seit zwei Monaten fühle er sich zudem antriebslos und liege oft stundenlang auf seinem Bett. Er schaffe es kaum, zur Schule zu gehen, und sei sehr unkonzentriert. Am Abend grübele er lange, wie es ihm später einmal gehen werde. Er habe große Angst vor der Zukunft. Meine Frage, ob er schon einmal Suizidgedanken gehabt habe, verneinte er.

Ich bat dann die Eltern zum Gespräch hinzu. Diese berichteten, dass sie in großer Sorge über den zunehmenden Rückzug ihres Sohnes seien. Außerdem waren ihnen an Alexis Unterarmen Ritzspuren aufgefallen, über die sie sehr erschrocken waren. Seine große Traurigkeit hatten sie vor einem Jahr nicht bemerkt, nun aber schon. Alexis verabrede sich nicht mehr mit seinen Freunden, das Basketball-Training habe er zudem immer häufiger ausfallen lassen.

Ich erfuhr nun auch den Hintergrund der Adoption. Die ersten sechs Monate hatte Alexis in einer Kurzzeitpflegestelle verbracht. Seine Adoptiveltern hatten ihn dann zunächst als Pflegekind aufgenommen und später adoptiert. Über die biologischen Eltern ist nicht viel bekannt. Die leibliche Mutter war bei der Geburt noch ein Teenager und vermutlich mit der Situation überfordert. Sie hat Alexis sehr schnell zur Adoption freigegeben und nie versucht, mit ihm Kontakt aufzunehmen. Der Vater ist unbekannt. Die Adoptiveltern sind immer offen mit Alexis' Vorgeschichte umgegangen und haben all seine

Fragen so weit wie möglich beantwortet. Sie haben mit ihm vereinbart, dass er mit 18 Jahren Kontakt zum Jugendamt aufnehmen und Informationen über seine biologischen Eltern einholen kann.

Alexis' motorische und sprachliche Entwicklung war zunächst unauffällig verlaufen, allerdings hatte er als kleines Kind große Angst vor Trennungen von den Adoptiveltern. Zudem hatte er viel geweint. Nachdem die Eltern noch ein leibliches Kind bekommen hatten, war Alexis sehr eifersüchtig gewesen und hatte mit dem Geschwisterkind rivalisiert. Am Abend hatte er immer lange gebraucht, um einzuschlafen, und er war oft nachts wach geworden. Im Kindergarten war Alexis ruhig und zurückhaltend gewesen, hatte nur vorsichtig Kontakt zu anderen Kindern aufgenommen. Er sah den anderen Kindern lieber beim Spielen zu, als selbst aktiv mitzuspielen.

In der Grundschule hatte sich ein ähnliches Bild gezeigt. In den ersten Klassen war Alexis zurückhaltend, seine Schulleistungen waren unauffällig. In der 3. Klasse wollte er dann eine Zeit lang nicht zur Schule gehen, weil er von zwei Mitschülern gemobbt wurde. Der Klassenlehrer hatte zwar sofort eingegriffen, gleichzeitig jedoch Alexis' mangelndes Selbstbewusstsein kritisiert. Daraufhin hatte die Familie sich an eine Psychotherapeutin gewandt, die jedoch keine Notwendigkeit für eine längerfristige Therapie sah.

Schon zu der Zeit hatte Alexis Zukunftsängste und Verlustängste. Ein Satz von ihm war: »Was wird passieren, wenn meine Eltern sterben, außer meiner Schwester habe ich dann ja niemanden mehr.« Er war oft traurig gewesen und hatte viel geweint.

Alexis erzählte mir, dass er vor sechs Monaten mit dem Ritzen begonnen habe. Schon früher habe er sich heftig gekratzt, wenn er gestresst gewesen sei. Aber dann habe er zusätzlich eine Rasierklinge benutzt. Er zeigte mir die Schnittwunden an den Unterarmen, die glücklicherweise nur oberflächlich waren. Ein solches selbstverletzendes Verhalten hat zunächst nichts mit Suizidgedanken zu tun. Die Jugendlichen empfinden den Schmerz als solchen gar nicht stark.

Das Ritzen dient ihnen vielmehr dazu, innere Spannungen abzubauen.

Für die Betroffenen ist der innere Zwang zu einem solchen selbstschädigenden Verhalten belastend, wie auch für die Angehörigen und mich als Arzt. Aber selbst wenn man sich hilflos fühlt angesichts des Ritzens und um den großen Leidensdruck weiß, sollte das nicht zu Aktionismus führen, wie etwa einer sofortigen Klinikeinweisung. Wichtig ist in dieser Situation, die Ursachen der inneren Anspannung anzusprechen und das Selbstverletzen als ein Symptom einer in vielen Fällen schweren emotionalen Belastung zu begreifen. In solchen Fällen ist eine langjährige psychotherapeutische und manchmal auch begleitende medikamentöse Behandlung hilfreicher.

Die weiteren Untersuchungen ergaben, dass bei Alexis eine mittelschwere Depression vorlag. Die Persönlichkeitsdiagnostik zeigte, dass er eher selbstunsicher ist und ihm wirksame Strategien fehlen, um mit seinen Emotionen und Affekten umzugehen. Aufgrund seiner Verlustängste konnte oder wollte er aggressive Impulse nicht nach außen ausleben, sondern richtete sie zunehmend gegen sich selbst. Das Ritzen führte jedoch nicht zu dem erhofften Spannungsabbau. Ohne Behandlung, so wurde mir klar, würde er die Intensität der Selbstverletzung wahrscheinlich nach und nach steigern.

Vermutlich hat die Erkenntnis, dass sich seine biologischen Eltern – aus welchen Gründen auch immer – gegen ihn entschieden hatten, zu einer Traumatisierung geführt, die dann in eine Depression mündete. Diese hatte sich vermutlich schon früh entwickelt, war aber lange unentdeckt geblieben. Aufgrund der komplexen Symptomatik mit der langen Vorgeschichte riet ich Alexis zu einer analytischen Psychotherapie. Dieses sehr langfristige Verfahren geht unter anderem auf Sigmund Freud zurück, den Begründer der Psychoanalyse. Die Aufgabe des Therapeuten besteht bei dieser Therapieform darin, den Patient*innen Verdrängtes bewusst zu machen. Gleichzeitig sah ich die Notwendigkeit, Alexis ein Antidepressivum zu verschreiben.

Seit zwei Jahren ist Alexis nun in Behandlung. Die depressiven Symptome haben sich nach einem Jahr zurückgebildet, sodass die medikamentöse Behandlung beendet werden konnte. Die analytische Therapie hilft ihm nun, die Verlustängste zu überwinden und gleichzeitig ein besseres Selbstwertgefühl zu entwickeln.

Zu Depressionen wie bei Maja und Alexis kommt es zunehmend häufiger bei Kindern und Jugendlichen, wobei die Symptome sich je nach Alter unterscheiden. Einen guten Überblick über alterstypische Symptome bietet die folgende Tabelle:[2]

Tab. 1: Alterstypische Symptome im Kindes- und Jugendalter für eine Depression

Kleinkindalter 1–3 Jahre	– vermehrtes Weinen – Ausdrucksarmut – erhöhte Irritabilität – gestörtes Essverhalten – Schlafstörungen – Spielunlust
Vorschulalter 4–6 Jahre	– wirkt traurig – psychomotorische Hemmung – Ängstlichkeit – Appetitlosigkeit – Schlafstörungen – introvertiertes Verhalten – aggressives Verhalten

Schulkinder 7–12 Jahre	– verbale Berichte über Traurigkeit – psychomotorische Hemmung – Zukunftsangst – Ängstlichkeit – Appetitlosigkeit – Schlafstörungen – introvertiertes Verhalten – aggressives Verhalten – suizidale Gedanken
Pubertät/Jugend 13–18 Jahre	– vermindertes Selbstwertgefühl – Lustlosigkeit, Apathie, Konzentrationsmängel – Stimmungslabilität – psychosomatische Beschwerden – Gewichtsverlust – Schlafstörungen – zirkadiane Schwankungen des Befindens – Suizidalität

Quelle: Klaus Minde, Norman Sartorius, Beate Herpertz-Dahlmann, Franz Resch, Michael Schulte-Markwort, Andreas Warnke (Hrsg.): Entwicklungspsychiatrie, Biopsychologische Grundlagen und die Entwicklung psychischer Störungen. Mit freundlicher Genehmigung von Schattauer © J.G. Cotta'sche Buchhandlung Nachfolger GmbH, Stuttgart

Selbstverständlich weist nicht jedes einzelne der in der Tabelle angegebenen Verhaltensmerkmale unmittelbar auf eine depressive Erkrankung hin. Treten jedoch mehrere Merkmale gehäuft und über einen längeren Zeitraum auf, sollten Eltern an eine mögliche depressive Störung denken und diese ärztlich abklären lassen.

Die Gründe für eine depressive Erkrankung sind vielfältig. Einschneidende traumatische Ereignisse wie ein Unfall, ein Todesfall oder Missbrauch können Ursache sein, ebenso unbewusste Konflikte mit nahestehenden Menschen. Selbst lang anhaltende starke Schmerzen können ein Grund sein, ebenso eine chronische körperliche Erkrankung wie Diabetes oder eine Behinderung. Nicht selten gibt es auch eine genetische Vorbelastung, dann sind oder waren Familienmitglieder schon von Depressionen betroffen.

Für eine gute Behandlung ist es wichtig, möglichst genau die Ursachen einzugrenzen. So ist beispielsweise bei einer genetisch bedingten Depression mit familiärer Häufung eine medikamentöse Behandlung sinnvoller als eine psychoanalytische Therapie, da in diesem Fall unbewusste Konflikte nicht die entscheidende Rolle spielen. Bei einem externen Auslöser wie etwa einer Traumatisierung kann hingegen eine Verhaltenstherapie sinnvoll sein, die dem Kind aufzeigt, wie es mit der Situation umgehen kann.

Depressionen treten zudem vielfach nicht allein auf. Nicht selten entwickeln Kinder und Jugendliche gleichzeitig eine Angststörung oder eine Zwangserkrankung, mitunter sogar Anzeichen einer Psychose, also Halluzinationen, Wahnvorstellungen oder Realitätsverlust. In seltenen Fällen kann es auch zu einer bipolaren Störung kommen, bei der sich stark depressive Phasen mit manischen Phasen ablösen, in denen das Kind unkontrolliert erregt, wütend und überaktiv ist.

AD(H)S

Der häufigste Anlass, aus dem Eltern zu mir als Kinder- und Jugendpsychiater kommen, sind schulische Lern- und Leistungsstörungen. Dahinter verbergen sich, wie bereits mehrfach beschrieben, oft weitere Probleme. Meist geht es aber zunächst einmal um die

Abklärung, ob ein Aufmerksamkeitsdefizitsyndrom vorliegt, das mit oder ohne Hyperaktivitätsstörung auftreten kann.

So auch im Fall der 10-jährigen Sina.

Sinas Familie ist bei mir inzwischen seit mehreren Jahren in Behandlung. Ursprünglich hatte die Mutter um einen Termin für ihre Tochter gebeten, denn es gab immer viel Streit zwischen den beiden. Sina war in schulischen Dingen zwar sorgfältig, aber auch sehr langsam und sie verlor sich in Details. Es gelang ihr oft nicht, Prioritäten zu setzen. Sie schob zudem viele Dinge vor sich her.

Die Mutter hatte mit der Klassenlehrerin zwar darüber gesprochen, aber die Lehrerin war der Ansicht, das Problem werde sich schon von allein lösen. Als in der 3. Klasse erstmals Noten vergeben wurden, stand Sina bei Klassenarbeiten unter großem Druck, da sie nie alle Aufgaben schaffte. Entsprechend schlecht waren ihre Noten. Schon seit Beginn der Schulzeit hatte Sina immer wieder Bauchschmerzen – die machten sich nun zunehmend bemerkbar. Abends konnte sie nicht mehr gut einschlafen. Und bevorstehende Klassenarbeiten machten ihr solche Angst, dass sie nicht zur Schule gehen konnte.

Sinas frühkindliche Entwicklung war unauffällig verlaufen. Das Mädchen hatte schnell laufen und sprechen gelernt, insbesondere im Vergleich zu ihrem zwei Jahre jüngeren Bruder. Im Kindergarten war Sina dadurch aufgefallen, dass sie sich schnell aus Gruppensituationen zurückzog, still in einer Ecke saß und malte. Das Malen macht ihr bis heute viel Freude, sie ist sehr fantasievoll. Zu den anderen Kindern hatte sie trotz ihrer zeitweiligen Zurückgezogenheit aber immer guten Kontakt. Nachdem sie von Kindergeburtstagen nach Hause kam, war sie jedoch oft völlig erschöpft.

Ich lernte Sina als freundliches Mädchen kennen. Sie interessierte sich sofort für die Spielsachen im Raum und fragte mich nach den Bildern an den Wänden. Sie wolle später Künstlerin werden, sagte sie. Das Zuhören in der Schule falle ihr aber nicht leicht, erwähnte sie, da es in der Klasse so laut sei. Bei Stillarbeiten beginne sie häufig zu malen, weil ihr schnell langweilig sei. Sie denke dann an viele andere Dinge und vergesse, mit der Aufgabe zu beginnen. Sie wolle aber eine gute Schülerin sein und sei traurig, wenn ihr das nicht gelinge. Sie habe dadurch das Gefühl, ihre Eltern zu enttäuschen.

Zum Ende des Erstgesprächs besprach ich mit Sina und ihrer Mutter das weitere Vorgehen: Sina sollte einen Intelligenztest sowie einen Konzentrations- und Aufmerksamkeitstest absolvieren. Ihre Mutter bekam einige Fragebögen zum Ausfüllen, in denen es um das Verhalten ihrer Tochter ging. Und wir baten auch die Klassenlehrerin um eine Einschätzung.

Die Tests zeigten, dass Sina über eine gute Intelligenz verfügte, aber Probleme hatte, sich längere Zeit zu konzentrieren und aufmerksam zu bleiben. Sie antwortete oft vorschnell und machte Flüchtigkeitsfehler. Auch die Einschätzungen der Mutter und der Lehrerin bestätigten, dass Sina sich leicht ablenken ließ. Beide gaben außerdem an, dass Sina ihnen regelmäßig von Bauchschmerzen berichtet. Ein Kinderarzt hatte bereits mehrfach eine körperliche Ursache ausgeschlossen. Zwischenzeitlich gab es sogar den Verdacht auf eine Migräne; ich veranlasste daraufhin eine Hirnstrommessung, aber auch die war unauffällig.

Für mich ergab sich aus den Befunden und der Vorgeschichte ein klares Bild: Sina hatte ein Aufmerksamkeitsdefizitsyndrom.

Fachleute gehen davon aus, dass Mädchen mit dieser Problematik häufig gar nicht oder erst sehr spät wahrgenommen und daher oft falsch diagnostiziert werden, was unter anderem daran liegt, dass Mädchen im Kindergarten- und Grundschulalter im Vergleich zu Jungen meist eine höhere soziale Kompetenz aufweisen und sich mehr bemühen, die an sie gestellten Anforderungen zu erfüllen. Aufgrund dessen werden sie als ruhig und zurückhaltend erlebt und fallen nicht besonders auf.

Viele Mädchen zeigen trotz ihrer Probleme gute bis sehr gute Schulleistungen. Auch das ist ein Grund, warum AD(H)S bei ihnen oft nicht in Betracht gezogen wird. Der bestehende Leidensdruck der Mädchen bleibt dadurch unentdeckt.

All dies besprach ich mit Sinas Mutter. Und dann passierte, was in solchen Situationen häufig passiert: Sinas Mutter machte sich Vorwürfe und fragte, ob sie die Probleme ihrer Tochter durch eine falsche Erziehung verursacht habe. Ich konnte sie beruhigen. Die Probleme ihrer Tochter seien keineswegs die Folge der Erziehung oder gar einer falschen Erziehung. Auch eine ungesunde Ernährung, wie oft von Eltern vermutet wird, scheidet als Ursache aus.

Aufmerksamkeitsdefizit- und Hyperaktivitätsstörungen sind, wie viele andere psychiatrische Störungen auch, multifaktoriell bedingt. Das heißt, ihnen liegen meist mehrere Ursachen zugrunde. Oftmals gibt es eine genetische Belastung in der Familie. Es finden sich, wenn man genau hinschaut, vielfach auch andere Familienmitglieder mit einer ähnlichen Problematik, auch wenn sie bei ihnen offiziell nie diagnostiziert wurde.

Außerdem gibt es neurobiologische Ursachen wie eine verminderte Ansprechbarkeit der für die Signalübertragung und die Informationsverarbeitung im Gehirn wichtigen Botenstoffe Dopamin und Noradrenalin. Diese sind unter anderem für die Motorik und die Aufmerksamkeit von Bedeutung. Zwar gibt es bislang keine Erkenntnisse darüber, ob das Gehirn eines Kindes mit AD(H)S grundsätzlich andere Strukturen hat, wohl aber, dass das Hirnvolumen etwas vermindert ist. Genauer gesagt, dass es über weniger graue Hirnsubstanz verfügt, das sind die Verbindungen zwischen den Nervenzellen im Gehirn.[3] Diese Vernetzung scheint bei den betroffenen Kindern verlangsamt zu verlaufen – und behindert dadurch Lernprozesse, die für die Entwicklung wichtig sind.

Dennoch spielt auch das Erziehungsverhalten der Eltern, ihr Umgang mit dem Kind, eine entscheidende Rolle: zwar nicht bei der Entstehung der Erkrankung, wohl aber für ihren Verlauf. Daher ist die Beratung der Eltern besonders bedeutsam. Darüber hinaus gibt es störungsspezifische Elterntrainings, die in unserer Praxis angeboten werden, aber auch von Jugendämtern und anderen öffentlichen Trägern. Denn je mehr die Eltern über AD(H)S wissen, desto besser können sie damit umgehen, desto seltener kommt es zu familiären Konflikten.

Ein vermeintlich banales Beispiel, um Konflikte zwischen Eltern und Kind zu vermeiden, ist die Vereinbarung klarer Absprachen, die helfen, den Alltag besser zu strukturieren. Die Androhung von Strafen – »Wenn du jetzt das, was ich dir gesagt habe, nicht machst, darfst du das, was du gerne möchtest, genauso wenig!« – hat bei AD(H)S, wie in vielen anderen Bereichen auch, keine positiven Auswirkungen auf das Verhalten. Motivationshilfen hingegen – »Wenn du die Aufgaben jetzt wie besprochen erledigst, darfst du dafür schneller oder auch länger das machen, was du dir gewünscht hast!« – animieren Kinder oftmals dazu, sich mehr anzustrengen und Dinge zu erledigen.

Von großer Bedeutung ist es außerdem, Eltern und Kindern zu vermitteln, dass Menschen mit AD(H)S sehr viele positive Eigenschaften haben, etwa ein hohes Maß an Kreativität und ein großes Gerechtigkeitsempfinden. Sie entwickeln häufig neue Ideen und sind aufgrund ihrer höheren Risikobereitschaft zudem eher bereit als andere, diese Ideen umzusetzen.

Ich riet Sina aufgrund ihrer emotionalen Belastung, die durch ihre Bauch- und Kopfschmerzen noch verstärkt wurde, zu einer Verhaltenstherapie. Diese gilt bei AD(H)S als Psychotherapie der ersten Wahl. Sie soll den Patient*innen konkrete Methoden vermitteln, mit denen sich seelische Probleme und psychische Erkrankungen bewältigen lassen. Dabei geht es, anders als in der Psychoanalyse, nicht um eine langfristige Aufarbeitung der gesamten Lebensgeschichte, sondern darum, Wege zu finden, das störungsbedingte Verhalten und die damit verbundenen Einstellungen zu verändern.

Im Mittelpunkt einer solchen psychotherapeutischen Behandlung stehen unter anderem sogenannte Selbstinstruktionstrainings. Dabei lernt ein Kind, einen »inneren Monolog« zu führen oder laut zu denken, indem es etwa Aufgaben im Haushalt oder Schulaufgaben in mehrere Schritte zerlegt und anhand von Fragen wie: »Was soll ich jetzt genau tun?«, bis zu Fragen zur Selbstkontrolle: »Habe ich alles richtig gemacht?«, sein Handeln überprüft. Ziel der Behandlung ist es, dass die Patient*innen nach einiger Zeit eigenständig ihr Verhalten verändern können.

In die Therapie eingebettete Konzentrationstrainings können darüber hinaus zu einer verbesserten Wahrnehmung sozialer Reize und dadurch zu einer Verminderung von Konflikten beitragen. Oft eskalieren eigentlich banale Konflikte deshalb, weil die Kinder mit ihren Gefühlen und den aufgenommenen Reizen überfordert sind und dadurch ihre Impulsivität nicht mehr steuern können. Daher ist es sinnvoller, eine Lösung für einen Konflikt erst dann zu suchen, wenn sich diese Anspannung wieder gelöst hat. Ich erhoffte mir für Sina durch eine Therapie auch einen Rückgang ihrer Bauch- und Kopfschmerzen.

Auch die Verschreibung eines Medikaments gegen die Konzentrations- und Aufmerksamkeitsprobleme hielt ich in ihrem Fall für sinnvoll, vor allem aufgrund ihrer langen Vorgeschichte und der Kopf- und Bauchschmerzen. Dabei geht es keinesfalls darum, wie oft unterstellt wird, ein Kind ruhigzustellen. Tatsächlich führt ein richtig gewähltes Psychopharmakon zu einer Verbesserung der Konzentrations- und Aufmerksamkeitsfähigkeit. Da die motorische Unruhe und die Hyperaktivität durch die mit den Konzentrations- und Aufmerksamkeitsproblemen verbundene Reizüberflutung mitverursacht werden, zeigt sich auch hier eine positive Veränderung. Und die Wahrnehmung intensiviert sich, weil das Kind nun beispielsweise genauer die Stimmungen anderer Menschen erkennen und interpretieren kann, was weniger Konflikte entstehen lässt.

Positiv wirkt sich ein Medikament vielfach auch auf die Schulleistungen aus, was in der Folge zu einer Steigerung des Selbstwertgefühls und zu einer besseren Lernmotivation führt. Der Wunsch nach besseren Schulleistungen allein ist für mich jedoch niemals der ausschlaggebende Grund für eine Verschreibung eines Medikaments. Entscheidend ist vielmehr immer der persönliche Leidensdruck.

Auch wenn man es oft hört, ist es ist meiner Erfahrung nach nicht so, dass viele Eltern darauf drängen, ihren Kindern Psychopharmaka zu geben, damit sie erfolgreicher in der Schule sind. Die deutliche Mehrheit der Familien steht Medikamenten eher zurückhaltend gegenüber. So auch in Sinas Fall.

Ihre Mutter konnte meine Empfehlung zwar nachvollziehen, wollte zunächst aber abwarten, was die Verhaltenstherapie bewirkt. In so einem Fall ergibt es natürlich keinen Sinn, Familien zu einem Medikament zu drängen. Aber ich rate dann zumindest dazu, einen konkreten Zeitraum zu definieren, an dessen Ende die empfohlene Behandlung auf ihre Wirksamkeit überprüft und gegebenenfalls kritisch hinterfragt wird.

Zu Beginn des folgenden Schuljahres vereinbarte Sinas Mutter erneut einen Termin in meiner Sprechstunde. Die Verhaltenstherapie hatte zwar dazu geführt, dass Sina weniger Angst hatte, in die Schule zu gehen. Die Konzentrations- und Aufmerksamkeitsprobleme hatten sich jedoch kaum gebessert. Am Nachmittag und Abend war Sina häufig erschöpft und sie hatte nur wenig Kontakt zu ihren Mitschüler*innen. Auf Rat der Lehrerin wiederholte Sina dann die 3. Klasse. Aber schon nach kurzer Zeit zeigten sich wieder dieselben typischen Probleme. Aus diesem Grund sprach mich Sinas Mutter schließlich von sich aus auf eine medikamentöse Behandlung an.

Natürlich musste ich zunächst prüfen, ob das ADS weiterhin vorlag. Nicht nur die Schilderungen der Mutter, auch ein erneuter Konzentrationstest bestätigten das. Wir zeichneten dann noch ein Elektrokardiogramm (EKG) auf, um Sinas normale Herzaktivität festzustellen – und um feststellen zu können, ob sich daran im Laufe der Behandlung durch das Medikament gegebenenfalls etwas ändert.

Außerdem wurde ein Blutbild angefertigt, um daraus ableiten zu können, ob das Medikament eventuell Einfluss auf die Funktion verschiedener Organe hat. Und natürlich klärte ich Sina und ihre Mutter eingehend über die Wirkungen und Nebenwirkungen des von mir empfohlenen Medikaments auf. Sina verschrieb ich ein Stimulanzium (Methylphenidat), das in der Behandlung von Konzentrations- und Aufmerksamkeitsstörungen nach wie vor als Mittel der ersten Wahl gilt.

Bereits nach kurzer Zeit zeigte sich eine Wirkung. Nun ging es in einem nächsten Schritt darum, die richtige Dosierung zu finden. Meist beginne ich für ein paar Tage mit einer niedrigen Dosierung, um festzustellen, ob das Mittel vertragen wird. Danach erhöhe ich die Dosierung langsam. Dabei halte ich enge Rücksprache mit der Familie. Die optimale Dosierung richtet sich sowohl nach den Empfehlungen im Beipackzettel, aber noch mehr nach der subjektiv empfundenen Wirksamkeit. Diese misst sich an der Verbesserung der sozialen Teilhabe und am Ausmaß der emotionalen Stabilisierung, nicht an der Besserung der Schulnoten. Zudem liegen zahlreiche wissenschaftliche Studien vor, die Anhaltspunkte für eine wirksame Dosierung geben.

Sina konnte sich schon mit einer niedrigen Dosierung des Medikaments nach und nach besser in der Schule konzentrieren. Vor allem aber war sie am Nachmittag deutlich gelöster und aktiver. Zudem ließen die Kopf- und Bauchschmerzen nach.

Sinas Mutter war überaus froh über diese Entwicklung. Sie gestand mir, dass sie gewisse Schuldgefühle habe, weil sie nicht schon vor einem Jahr meiner Empfehlung gefolgt war, doch ich konnte sie beruhigen. Ich sagte ihr, dass sie vor einem Jahr vermutlich viele Gründe gefunden hätte, das Medikament nach kurzer Zeit wieder abzusetzen, weil sie damals nicht davon überzeugt war, dass es Sina helfen würde. Um es noch einmal deutlich zu sagen: Letztlich hat jede medizinische Behandlung nur dann gute Erfolgschancen, wenn die Beteiligten auch tatsächlich davon überzeugt sind, dass sie hilfreich ist.

Sinas Mutter hatte außerdem noch ein anderes Anliegen. Bereits bei unserem allerersten Termin hatte ich gefragt, ob Konzentrationsprobleme wie bei Sina auch bei anderen Familienmitgliedern aufgetreten seien. Damals hatte sie diese Frage verneint. Nach der Einschulung ihres Sohnes Florian hätten sich nun jedoch auch bei ihm ähnliche Probleme gezeigt. Auch bei ihm diagnostizierte ich ein ADS und empfahl neben einer Verhaltenstherapie ebenfalls eine medikamentöse Behandlung. Dieses Mal waren beide Elternteile sofort einverstanden. Bereits nach einiger Zeit zeigte sich auch bei Florian eine deutliche Besserung der Symptome.

Schließlich stellte sich noch etwas heraus, was keineswegs ein Einzelfall ist: Der Vater erzählte mir, dass die Behandlung seiner Kinder ihm klargemacht habe, dass er selbst offenbar ganz ähnliche Schwierigkeiten hat. Seit der Kindheit schiebe er Aufgaben vor sich her und erledige sie erst im allerletzten Moment. Mehrfach habe er deshalb beruflich wie privat Ärger bekommen. Infolgedessen seien sogar bei ihm Panikattacken aufgetreten. Eine Zeit lang habe er übermäßig viel Alkohol getrunken und Wutausbrüche gehabt, die er sich nicht erklären konnte. Da er als Selbstständiger sein eigener Chef sei und seine

Frau ihn immer unterstütze, habe sein Verhalten jedoch nie schwerwiegende Konsequenzen gehabt.

Mit großer Wahrscheinlichkeit hat auch der Vater ein ADS. Allerdings lassen mit zunehmendem Alter viele der typischen Symptome meist deutlich nach, vor allem die Hyperaktivität und Impulsivität. Eine generelle Unaufmerksamkeit oder auch das Aufschieben eigentlich notwendiger Aufgaben (Prokrastination) hält sich jedoch oftmals sehr hartnäckig. Vor allem, wenn die Betroffenen im Kindes- und Jugendalter keinerlei Therapie bekommen haben. Auch daher ist eine möglichst frühzeitige Diagnostik wichtig.

Sinas Vater hat – nach langer Suche nach einem passenden Therapeuten – eine Psychotherapie begonnen und ein Medikament erhalten. Dadurch konnte er sich besser fokussieren und auch seinen Alltag leichter bewältigen. Fühlte er sich stark überfordert, kam es jedoch weiterhin zu Panikattacken. In jedem Fall ist es absolut sinnvoll, sich auch als Erwachsener noch behandeln zu lassen. Allerdings stellen sich Erfolge unter Umständen nicht mehr so schnell ein wie in jungen Jahren.

Leider gibt es im Erwachsenenbereich immer noch zu wenige Therapeut*innen und Fachärzt*innen, die sich mit diesem Störungsbild auskennen. Ähnliches gilt für den Übergang vom Jugendalter zum Erwachsenenalter.

Grundsätzlich ist es wichtig, einen AD(H)S-Verdacht möglichst früh abzuklären, um mit einer Behandlung beginnen zu können. Entwicklungsverzögerungen der Motorik und Sprache oder hyperaktivem Verhalten sollten unbedingt schon im Kindergarten Beachtung geschenkt werden. Denn das wächst sich längst nicht bei jedem Kind von allein aus. Behandlungen setzen im Kindergartenalter häufig auf funktioneller Ebene an, etwa mit einer Sprach- oder Bewegungstherapie (Logo- oder Ergotherapie). Die Eltern zum Umgang mit dem jeweiligen Störungsbild zu beraten ist ein weiterer zentraler Aspekt. Medikamente sollten bei Kindern im Vorschulalter nur sehr zurückhaltend und in Ausnahmefällen verschrieben werden.

Wie schon in der Einleitung angedeutet, gibt es wohl kaum eine Störung im Kindes- und Jugendalter, die in der Öffentlichkeit so kontrovers diskutiert wird wie das AD(H)S. Regelmäßig höre und lese ich, dass es eine solche Störung gar nicht gebe. Es handele sich um eine Modekrankheit oder eine Verlegenheitsdiagnose. Überehrgeizige Eltern ließen ihrem Nachwuchs gefährliche Medikamente zur Leistungssteigerung verabreichen. Und Lehrer*innen würden das unterstützen, damit lebhafte Kinder ruhiggestellt seien und den Unterricht nicht störten. Das ist falsch. Die meisten Eltern stehen den Medikamenten eher skeptisch gegenüber, wie exemplarisch der Fall von Sina zeigt.

Unbestritten ist aber, dass es eine Zeit lang zu zahlreichen Verschreibungen von Methylphenidat (z. B. Ritalin) von nicht oder nur wenig mit diesem Störungsbild vertrauten Ärzt*innen kam. Im Jahr 2002 erfolgte daher ein Beschluss des Bundesgesundheitsministeriums und der psychiatrischen und neurologischen Fachgebiete sowie der Kinderärzt*innen: Demnach sollten erstmalige Verschreibungen im Kindesalter nur von Fachärzt*innen wie Kinder- und Jugendpsychiater*innen oder Kinderärzt*innen mit spezieller Weiterbildung erfolgen.

Die Übernahme europaweit gültiger Kriterien zur Verordnung von Methylphenidat im Jahr 2010 durch den Gemeinsamen Bundesausschuss (GBA) der Krankenkassen und Leistungserbringer legte fest, dass derartige Medikamente nur von Spezialist*innen für Verhaltensstörungen – wie von mir als Kinder- und Jugendpsychiater – verordnet werden dürfen.[4] Seither ist zu beobachten, dass die Verschreibungshäufigkeit von AD(H)S-Medikamenten kontinuierlich zurückgegangen ist.[5]

Früher gab es also zweifellos Fälle, in denen Methylphenidat leichtfertig verschrieben wurde. Gleichwohl ist davon auszugehen, dass heute nach wie vor ein nicht unerheblicher Anteil von Kindern und Jugendlichen nicht ausreichend diagnostiziert wird – und daher auch keine bestmögliche Behandlung bekommt.

Dabei gibt es für die Störung klare diagnostische Kriterien:[6]

- Konzentrationsstörungen und Unaufmerksamkeit, gegebenenfalls verbunden mit einer Hyperaktivität, sind in den letzten sechs Monaten aufgetreten.
- Die Probleme müssen in unterschiedlichen sozialen Situationen auftreten, also nicht nur in der Schule oder nur zu Hause.
- Die Probleme müssen schon vor dem zwölften Lebensjahr begonnen haben.
- Die Probleme wirken sich deutlich negativ auf das soziale oder schulische Leben aus.

Die in der Einleitung erwähnte KiGGS-Studie des Berliner Robert-Koch-Instituts zeigt, dass jedes zwanzigste Kind im Alter von 3 bis 17 Jahren bereits eine AD(H)S-Diagnose erhalten hat. Das entspricht in etwa der Häufigkeit in vielen anderen Ländern; in den USA liegt sie allerdings höher. Die Studie verdeutlicht zudem, dass Jungen viereinhalbmal häufiger als Mädchen betroffen sind.[7]
Ein Grund dafür ist sicherlich, dass Jungen oft lebhafter, motorisch agiler und aggressiver sind als Mädchen. Diese haben eher reine Konzentrations- und Aufmerksamkeitsprobleme ohne Hyperaktivität und fallen dadurch weniger auf. Jungen fällt es schwerer, sich in ein Schulsystem einzufügen, das aufgrund der deutlich geringeren Anzahl von Grundschullehrern weiblich dominiert ist. Unterschiedliche Erwartungen und auch Rollenvorstellungen an das Verhalten der Jungen tragen aus meiner Erfahrung zu erheblichen

Konflikten in der Schule bei. Der Leidensdruck ist jedoch bei beiden Geschlechtern gleich groß.

> Wer AD(H)S für eine Modediagnose hält, übersieht, dass diese Störung zahlreiche Folgeprobleme nach sich ziehen kann: insbesondere Angsterkrankungen und Depressionen finden sich gehäuft.

Diese entwickeln sich natürlich vor allem dann, wenn die Betroffenen nicht behandelt werden. Aufgrund der Hyperaktivität und Impulsivität kommt es in der Folge auch zu einem gesteigerten Risikoverhalten. Das wiederum erhöht die Gefahr eines Drogenkonsums. Beginnt der vor dem 14. Lebensjahr, führt das – so zeigen Langzeituntersuchungen – zu einem deutlich erhöhten Risiko einer späteren Suchterkrankung im frühen Erwachsenenalter.[8]

Eine ganz besondere Gruppe von Patient*innen sind für mich Kinder und Jugendliche mit Entwicklungsstörungen, die zudem körperliche und/oder geistige Behinderungen haben. Sie stehen vor besonders großen Herausforderungen – und das jeden Tag.

Auch die Diagnostik ist hier eine komplexe Angelegenheit. Mit einigen der Patient*innen kann ich in einfacher Sprache einen Zugang zu ihren Symptomen und Problemen finden. Mit anderen ist aufgrund ihrer eingeschränkten Sprachfähigkeit eine normale Kommunikation nicht möglich.

Dann sind die Verhaltensbeobachtungen und Informationen der Eltern, Erzieher*innen und Lehrer*innen für mich von besonderer Bedeutung. Auf diese Weise lassen sich wichtige Unterscheidungen treffen: ob etwa eine Konzentrations- und Aufmerksamkeitsstörung bei einem Kind Teil der geistigen Behinderung ist – oder das

Kind die AD(H)S erst im Lauf der Zeit entwickelt hat. Die Therapie richtet sich nach dem, was sich im jeweiligen Fall als zutreffend herausstellt. Manchmal sind soziale Kompetenztrainings allein schon hilfreich, in anderen Fällen kann eine zusätzliche medikamentöse Behandlung notwendig sein.

Immerhin haben sich das Verständnis und die Akzeptanz in der Gesellschaft für die Betroffenen inzwischen verbessert: Menschen mit Downsyndrom arbeiten als Schauspieler*innen oder kreieren eigene Modelinien. Menschen mit Autismus haben spätestens seit dem Film *Rain Man* mit Dustin Hoffman eine größere Aufmerksamkeit erfahren. Greta Thunberg, die mit dem Asperger-Syndrom – einer Form autistischer Störungen – diagnostiziert ist, hat mit ihrem Einsatz für den Klimaschutz weltweit das Bewusstsein vieler Menschen verändert. Und nicht zuletzt gibt es in der amerikanischen Sesamstraße seit einiger Zeit eine Puppe, die ein autistisches Mädchen darstellt.

Autismus

Mit den unterschiedlichen Autismusformen habe ich häufig zu tun. Eine eindeutige Ursache dieser Erkrankung konnte trotz weltweiter Forschung bisher nicht ermittelt werden. Vermutet werden Veränderungen im Erbgut, die womöglich zu Auffälligkeiten in der Gehirnentwicklung führen, was wiederum das Zusammenspiel der Botenstoffe durcheinanderbringt.

Allerdings konnte bislang kein Gen im Erbgut gefunden werden, das eindeutig mit Autismus in Verbindung steht. Die Ursachenforschung ist bei schweren Entwicklungsstörungen grundsätzlich schwierig. Trotz vieler medizinischer Fortschritte können etwa zwei Drittel aller schweren Entwicklungsstörungen ursächlich nicht erklärt werden. Das ist für viele Eltern und auch für mich als Mediziner sehr unbefriedigend.

Dennoch kommen immer wieder Familien mit zahlreichen Vorbefunden von Kinderärzt*innen, Psycholog*innen und manchmal auch Heilpraktiker*innen in meine Sprechstunde, die oftmals unbestimmte Verdachtsdiagnosen enthalten. Die Eltern sind, was mehr als verständlich ist, auf der Suche nach der *einen* Diagnose, die dem Problem ihres Kindes einen Namen gibt. Viele haben große Schuldgefühle, stellen sich die Frage, ob sie während der Schwangerschaft etwas falsch gemacht haben oder ob während der Geburt vielleicht eine unbemerkte Komplikation aufgetreten ist, die nicht erkannt wurde. Diese Frage kann ich leider auch nicht immer ausreichend beantworten. Aber ich vermittle den Eltern, dass es den Kindern weitaus mehr hilft, nach ihren Stärken zu suchen und ihre bestehenden Fähigkeiten möglichst umfassend zu fördern. Denn jedes Kind, unabhängig vom Grad seiner Behinderung oder von der Stellung einer Diagnose, hat das Recht auf eine intensive und angemessene Unterstützung, von der es profitiert.

Wenn ich die Diagnose bei einem Kind gestellt habe, muss ich einigen Eltern im Auswertungsgespräch erstmals mitteilen, dass eine schwere körperliche oder geistige Behinderung vorliegt oder eine tief greifende Entwicklungsstörung wie Autismus. Solche Gespräche brauchen viel Zeit und belasten auch mich emotional. Denn ich weiß natürlich genau, dass Eltern Träume und Wünsche für ihre Kinder haben. Und in dem Moment erfahren sie, dass diese nicht in Erfüllung gehen werden.

Die Reaktionen sind sehr unterschiedlich: Manche Eltern reagieren anfangs sehr rational, aber mit großer Trauer. Andere zeigen ganz offen ihre Verzweiflung, ja auch Wut, die sie mitunter auf mich als Überbringer der schlechten Nachricht projizieren.

In den meisten Fällen bestätige ich letztlich das, was die Eltern schon lange Zeit gespürt haben: dass ihr Kind zum Beispiel als Baby sehr ruhig war oder umgekehrt extrem viel geschrien hat; dass es als Baby nicht auf Kontaktaufnahme reagiert hat, vielleicht nicht gern in den Arm genommen wurde, beim Wickeln oder beim Stillen nicht die Signale der Mutter, wie das Anlächeln, verstanden hat.

Viele Eltern bemerken also frühzeitig, dass etwas in der Entwicklung ihres Kindes nicht normal verläuft. Und doch dauert es oft lange, bevor sie mit ihren Beobachtungen ernst genommen werden. Zweifelsohne ist die Entwicklungsspannbreite bei sehr jungen Kindern noch groß und viele vermeintliche Defizite verschwinden glücklicherweise von selbst. Aber der häufig gehörte Satz, dass sich die Probleme schon von allein auswachsen werden, hilft meist nicht weiter und frustriert viele Eltern. Daher empfehle ich allen Eltern, frühzeitig ihre Sorgen anzusprechen, wenn sie auffällige Signale bei ihren Kindern wahrnehmen.

> Je jünger ein Kind ist, desto unsicherer ist die Diagnose einer schweren geistigen Entwicklungsstörung. Insbesondere die kognitiven Fähigkeiten lassen sich erst ab etwa dem fünften Lebensjahr bestimmen. Und so kann auch eine Autismusdiagnose mit hinreichender Sicherheit erst ab diesem Zeitpunkt gestellt werden.

Sofern tatsächlich eine gesicherte Diagnose feststeht, ist es wichtig, dass regelmäßige Untersuchungen stattfinden. Allein schon deshalb, weil sich das Krankheitsgeschehen bei Kindern – aufgrund ihrer im Vergleich zu Erwachsenen großen Entwicklungsdynamik – ständig verändern kann. Immer wieder zeigt sich, dass Entwicklungsrückstände zum Teil aufgeholt werden. Ebenso wichtig ist, dass die Kinder entsprechend gefördert werden. Je früher man mit der Förderung beginnt, desto mehr kommt sie dem Kind zugute. Meine Aufgabe ist es, festzustellen, welche konkreten Fördermaßnahmen am hilfreichsten sind. Bei einem jungen Kind mit einer Sprachentwicklungsverzögerung kann zunächst eine Ergotherapie sinnvoll sein, da die Entwicklung der Motorik auch die Sprache beeinflusst; sinnvoller sogar als eine Logopädie, die direkt auf die Sprachentwicklung zielt.

Manchmal habe ich es auch mit Kindern und Jugendlichen zu tun, die sich in Fantasiewelten flüchten und mit fiktiven Personen sprechen. In solchen Fällen kann, muss aber nicht zwingend, eine Schizophrenie vorliegen. Denn oftmals ist es so, dass diese imaginierten Fantasiewelten den Betroffenen einfach helfen, mit ihren Ängsten und Überforderungen im Alltag zurechtzukommen.

So war es bei Jana, einer 16-Jährigen mit geistiger Behinderung.

Jana lebte nach der Trennung ihrer Eltern seit ihrem 14. Lebensjahr in einer Wohngruppe für Kinder und Jugendliche mit geistigen Behinderungen außerhalb von Berlin. Das künstlerisch begabte Mädchen hatte recht lang gebraucht, um sich dort wohlzufühlen, sich schließlich aber gut eingelebt. An den Wochenenden besuchte sie ihre Eltern abwechselnd. Wenn Jana in die Wohngruppe zurückkam, bemerkten die Betreuer*innen, wirkte sie immer sehr angespannt. Und ihnen fiel auch auf, dass Jana zunehmend Selbstgespräche führte. Sie schien mit einer bestimmten Person zu sprechen.

Die Betreuer*innen vermuteten eine Schizophrenie. Daher wollten sie Jana nicht an einer Reise teilnehmen lassen, für die sie ausgewählt worden war, weil sie erfolgreich an einem Kunstwettbewerb teilgenommen hatte. Das war auch der Grund, weshalb Jana mit einer Erzieherin in meine Sprechstunde kam.

Mir war schnell klar, dass sich das Mädchen sprachlich gut ausdrücken konnte und dass es sich bei seinen Selbstgesprächen nicht um akustische Halluzinationen handelte, wie sie typischerweise bei einer Schizophrenie auftreten. Auch hatte sich Janas Gefühlsleben nicht verschlechtert, was ebenfalls bei einer Schizophrenie zu erwarten gewesen wäre.

Ich erfuhr aber von ihr, dass die Wochenenden für sie belastend waren, weil ihre Eltern den jeweils anderen immer wieder schlechtredeten. Daher hatte sich Jana eine fiktive Person geschaffen, die sie Martha nannte, mit der sie über ihre Gedanken und Gefühle sprechen konnte. Das entlastete sie. Verstärkt hatten sich die Selbstgespräche durch die Aufregung über die bevorstehende Reise. An der konnte sie, nachdem ich den Schizophrenieverdacht ausgeräumt hatte, dann glücklicherweise teilnehmen.

Obwohl sich der Schizophrenieverdacht nicht bestätigt hatte, hielt ich eine Behandlung für notwendig. Denn die Belastung durch die konfliktreiche Trennung von Janas Eltern bestand weiter. Daher brachte ich Jana mit der Kunsttherapeutin zusammen, die Teil unseres Praxisteams war. In dieser noch recht jungen therapeutischen Ausrichtung wird etwa mit Farben, Ton, Steinen oder auch Fotografien gearbeitet, über die Patient*innen einen besseren Zugang zu ihren Emotionen und ihrem inneren Erleben finden sollen. Eine wichtige Rolle spielen innere Bilder, also die visuelle Vorstellung, beispielsweise von Konfliktsituationen. Indem Patient*innen Situationen malerisch oder auch mit Tonfiguren darstellen, können sie sie besser wahrnehmen und auch variieren und verändern. Das ermöglicht neue Handlungsspielräume und die Möglichkeit, besser mit ihnen umzugehen.

Für Jana bedeutete es, dass sie ihre eigenen Gefühle wie die Trauer über die Trennung der Eltern, aber auch die Wut über deren Umgang miteinander, besser für sich einordnen konnte. Leider wird eine solche Behandlung nicht von den gesetzlichen Krankenkassen bezahlt, auch wenn wir und viele andere Therapeut*innen damit sehr gute Erfahrungen machen. Für Jana konnten wir die Behandlung im Rahmen unseres sozialpsychiatrischen Konzepts der

Praxis anbieten. Manchmal werden die Kosten auch im Rahmen der Kinder- und Jugendhilfe von den Jugendämtern übernommen.

Anders lag der Fall bei dem 16-jährigen Max.

Während seiner komplizierten Geburt hatte Max nicht genügend Sauerstoff bekommen, was sein Gehirn geschädigt und zu einer geistigen Behinderung geführt hatte. Max konnte nur kurze Sätze sprechen. Allerdings verstand er recht gut, was andere von ihm wollten. Zudem hatte er aufgrund einer Spastik erhebliche motorische Bewegungseinschränkungen und bekam Medikamente gegen seine Epilepsie. Sein Kinderneurologe, der ihn schon seit Jahren betreute, überwies Max zu mir, da sich sein Verhalten in letzter Zeit stark verändert hatte. Die Eltern berichteten, dass ihr Sohn grundlos aggressiv geworden sei und sehr unruhig. Manchmal führe er so etwas wie Selbstgespräche, lache plötzlich und schaue hinter sich, obwohl niemand sonst im Raum sei. Auch seine Betreuerin in der Behinderteneinrichtung hatte das bemerkt.

Damit drängte sich bei ihm der Verdacht einer Schizophrenie auf, zumal es mütterlicherseits bereits mehrere Fälle von schizophrenen Erkrankungen in der Familie gab. Da eine sprachliche Verständigung mit Max nicht möglich war, bat ich die Eltern, typische Unruhezustände mit einem Smartphone aufzunehmen. Die Familie besaß auch noch einige ältere Videoaufnahmen, sodass ich den Krankheitsverlauf gut nachvollziehen und analysieren konnte. Außerdem sprach ich mit seiner Lehrerin und der Betreuerin.

Der Verdacht bestätigte sich tatsächlich. Max hatte eine Psychose mit vermutlich akustischen und visuellen Halluzinationen, also eine Schizophrenie. In seinem Fall war die Wahl des Medikaments schwierig, weil viele der Mittel als Nebenwirkung Epilepsien verstärken können. Unter denen litt Max aber ohnehin schon. Erst nach mehreren Anläufen mit unterschiedlichen Medikamenten ließen sich die Symptome der Schizophrenie langsam zurückdrängen.

Krankhafte Unruhe und Aggressivität sind die häufigsten Gründe, aus denen Kinder mit geistiger Behinderung zu mir überwiesen werden. Den Betroffenen fällt ihr Verhalten meist nicht auf – und wenn, dann nehmen sie es nicht als problematisch wahr. Aber ihr Umfeld leidet darunter, wenn die Kinder aggressiv gegenüber anderen werden oder auch gegen sich selbst. Wenn eingespielte Abläufe im Alltag plötzlich nicht mehr funktionieren. Wenn die Kinder plötzlich vieles verweigern, sich extrem zurückziehen oder jede Distanz zu anderen verlieren, vielleicht sogar sexualisiertes Verhalten an den Tag legen.

Wir alle haben eine mehr oder weniger große Toleranzschwelle, um mit Konflikten umzugehen; unsere Selbstkontrolle hilft uns dabei. Bei Menschen mit kognitiven Beeinträchtigungen und starken Entwicklungsstörungen kommt es dagegen zuweilen schneller zu einem Kontrollverlust, weil sie Signale anderer Menschen und deren Emotionen nicht richtig interpretieren können. So entstehen Situationen, die sie schlicht überfordern und langfristig dazu führen, dass ihre Stressresistenz weiter abnimmt.

Ich treffe in der Regel erst auf die Betroffenen, wenn die Probleme so groß geworden sind, dass die Kinder in pädagogischen Einrichtungen oder in der Familie zunehmend isoliert sind. Die Ursachen für aggressives Verhalten sind vielfältig. Bei einigen wenigen genetischen Störungen, wie zum Beispiel dem Lesch-Nyhan-Syndrom (LNS), kann es Teil der genetisch bedingten Symptomatik sein. In der Mehrzahl handelt es sich jedoch um eine sogenannte reaktive Aggression: Das Verhalten ist dann eine unkontrollierte Antwort des Betroffenen auf vermeintliche Provokationen. Vermeintlich deshalb, weil die betroffene Person Signale anderer Menschen nicht richtig interpretieren kann und sich angegriffen fühlt, ohne dass sie es tatsächlich wird. Erschwerend kommt oftmals eine mangelnde Impulskontrolle hinzu.

Es darf nicht übersehen werden, dass aggressives Verhalten immer auch ein Mittel der Kommunikation ist, insbesondere wenn die Betroffenen nicht sprechen können. Insofern wäre es kontraproduktiv, jegliche Aggression rigoros zu unterbinden.

Sehr berührt hat mich in diesem Zusammenhang die therapeutische Beziehung zu Ben, einem autistischen Jungen, den ich im Alter von sechs Jahren zum ersten Mal traf.

Ben zeigte typisch autistisches Verhalten. Er konnte kaum Kontakt zu anderen aufnehmen, zu sprechen vermochte er gar nicht, oder er wollte es nicht. Selbst ein längerer Blickkontakt zu mir war ihm im gesamten Verlauf der Behandlung über 15 Jahre nicht möglich. Die wichtigste Bezugsperson war seine alleinerziehende Mutter, mit der er mittels Gesten kommunizierte.

Die Autismusdiagnose war bereits in einer Klinik gestellt worden. Die Mutter suchte nun nach einem Kinder- und Jugendpsychiater, der Ben langfristig betreute. Das gelingt in einer Praxis besser als in einer Klinik, wo die Ansprechpartner*innen häufig wechseln. Für die Eltern ist es sehr anstrengend, die Krankengeschichte ihres Kindes immer wieder von Neuem zu erzählen. Und auch für die Kinder ist eine feste Ansprechperson besser, die es über viele Jahre vertrauensvoll begleitet.

Sofern keine akuten Probleme auftreten, vereinbare ich mit den Familien einen Termin für eine jährliche Kontrolluntersuchung. Bei kurzfristigem Bedarf können sie jederzeit einen schnelleren Termin bekommen. Aber das liegt natürlich im Ermessen der Eltern. Da sich Bens Mutter nicht erneut meldete, ging ich davon aus, dass entweder keine Probleme bestanden oder sie anderweitig betreut wurde.

Erst vier Jahre später kam der nunmehr 10-jährige Ben mit seiner Mutter erneut in meine Sprechstunde. In der Schule gab es zunehmend Probleme aufgrund von Bens großer Unruhe und seinen stereotypen Verhaltensweisen. Beispielsweise lief er immer wieder im Kreis herum und zerstörte Unterrichtsmaterialien. Wenn ihn die Lehrer*innen zu bremsen versuchten, schrie Ben laut auf und war oftmals so erregt, dass die Mutter ihn aus der Schule abholen musste. Mehrfach war Ben in der Schule zudem aggressiv geworden.

Seine Mutter befürchtete, ihren Arbeitsplatz zu verlieren, weil sie sich so häufig tagsüber um ihren Sohn kümmern musste. Außerdem war sie von der Schule vor die Wahl gestellt worden: Entweder kümmere sie sich um eine medikamentöse Behandlung oder am besten gleich um eine stationäre Aufnahme von Ben in einem Krankenhaus. Andernfalls, so hieß es, sei eine Beschulung nicht mehr möglich.

Das hielt ich für keine gute Idee. Zum einen gibt es ohnehin nur wenige Kliniken mit heilpädagogischen Fachstationen. Zum anderen ist der Klinikaufenthalt für die Betroffenen eine große Belastung: Die ihnen so wichtigen ritualisierten Tagesabläufe werden plötzlich unterbrochen, was große Ängste hervorrufen kann. Vielfach werden die Kinder außerdem schon nach kurzer Zeit mit dem Hinweis wieder entlassen, dass eine Behandlung in häuslicher Umgebung besser sei. Dieses Hin und Her ist auch für die Eltern sehr anstrengend. Für mich ist das manchmal eine unhaltbare Situation.

Ohne Frage ist eine medikamentöse Behandlung, wie sie in diesem Fall von der Schule gewünscht wurde, oft sinnvoll. Sie kann die Symptome sowie den Leidensdruck effektiv lindern und helfen, den Betreffenden sozial besser zu integrieren. Bevor ich aber entscheide, ein Medikament zu verschreiben, schaue ich mir das soziale Umfeld meiner Patient*innen genau an. So ist es wichtig, zu wissen, ob die Symptome nicht vielleicht Folge einer individuellen Überforderung sind. Realistischere Anforderungen können dann schon die Symptome lindern. Und eine medikamentöse Behandlung wäre nicht nötig.

Bens Verhaltensweisen waren eindeutig Teil seiner Autismussymptome. Sie würden also immer wieder auftreten und sich höchstens in Art und Intensität verändern. Natürlich hatte Ben auch gute Tage, aber auch viele weniger gute Tage, an denen er nicht belastungsfähig und unruhig war. Ich hatte den Verdacht, dass illusorische Vorstellungen über Bens Verhalten dazu geführt hatten, dass die Schule sich für eine medikamentöse Behandlung aussprach. Diese Annahme bestätigte sich in meinen Gesprächen mit seinen Lehrer*innen. Für sie war entscheidend, dass der Schulalltag möglichst problemlos und störungsfrei verlief. Sie sahen nicht, dass Bens Verhaltensauffälligkeiten nicht einfach durch ein Medikament gestoppt werden können. Ein Medikament birgt außerdem die Gefahr, dass andere unerwünschte Verhaltensweisen auftreten.

Deshalb sprach ich mich gegen die Gabe eines Medikaments aus. Es gelang mithilfe des Jugendamts, einen Schulhelfer zu bewilligen, der Ben im Unterricht begleitete und unterstützte. Darüber hinaus kamen Ben und seine Mutter nun häufiger in meine Sprechstunde, damit ich die Entwicklung des Jungen besser im Blick hatte. Bei den Terminen sprach ich immer nur mit der Mutter. Mein eigentlicher Patient schien mich zu ignorieren, was er aber nicht tat, wie ich später feststellen sollte.

Auch wenn es so wirkt, als sei eine Patientin oder ein Patient teilnahmslos, würde ich niemals in einem Termin über sie oder ihn sprechen. Es ist vielmehr wichtig, die Patient*innen direkt anzusprechen und mit einzubeziehen, selbst wenn das Gespräch praktisch ausschließlich mit den Eltern oder Betreuer*innen stattfindet.

Einige Zeit lief es ganz gut bei Ben. Doch im Jugendalter nahmen die Probleme wieder deutlich zu. Ben wurde zunehmend aggressiv gegen andere, aber auch gegen sich selbst – ohne dass ein direkter Zusammenhang mit bestimmten Auslösern zu erkennen war. Aus dem Grund riet ich nun doch zu einer medikamentösen Behandlung.

Bei Bens Symptomatik war mir bewusst, dass er wahrscheinlich über eine sehr lange Zeit Medikamente einnehmen müsste. Bei der

Verschreibung sind also die Langzeitnebenwirkungen, wie zum Beispiel mögliche negative Einflüsse auf die Motorik, zu bedenken, die nach dem Absetzen des Medikaments fortbestehen können. Insofern ist es wichtig, dass der Betreffende zwar eine wirksame Dosis erhält, diese aber so gering wie möglich ist.

Ich empfahl ein sogenanntes Neuroleptikum, eigentlich ein Medikament zur Behandlung von Schizophrenie. Viele Untersuchungen zeigen jedoch eine positive Wirkung bei aggressivem Verhalten, und das schon bei einer niedrigen Dosierung. Tatsächlich hatte die Medikamentengabe einen Rückgang der Aggressionen zur Folge. Mehrere Versuche, das Medikament aufgrund des positiven Verlaufs wieder abzusetzen, scheiterten aber. Die aggressiven Impulse traten dann schnell wieder auf. Ben hat das Medikament schließlich bis zum Ende der Behandlung bei mir eingenommen.

Mit vollendetem 21. Lebensjahr dürfen die Patient*innen aufgrund der gesetzlichen Bestimmungen nicht weiter von mir als Kinder- und Jugendpsychiater behandelt werden. Eigentlich ist das ein sinnvoller Schritt, weil aus Kindern schließlich Erwachsene werden. Wie bei vielen anderen Störungen ist dieser Übergang jedoch vielfach schwierig, weil erfahrene Ansprechpartner*innen fehlen. Hier besteht aus meiner Sicht ein dringender Handlungsbedarf, um jungen Erwachsenen eine reibungslose Weiterbehandlung zu ermöglichen.

Bens Mutter und ich vereinbarten einen letzten Termin zur Verabschiedung. Ich sagte Ben, dass ich schon ein wenig traurig sei, mich von ihm nach so langer Zeit verabschieden zu müssen. Und dass ich mich sehr gefreut hatte, ihn so lange begleiten zu dürfen. Daraufhin knetete er intensiv seine Finger und schaute mich zum allerersten Mal etwas länger an. Dann stand er plötzlich auf und ging wortlos um meinen Schreibtisch herum auf mich zu. Er tippte mit zwei Fingern seiner rechten Hand kurz zweimal auf meine Schulter. Danach ging er zurück zu seinem Stuhl und setzte sich, ohne mich noch einmal anzuschauen.

Für mich war das sehr berührend. Ein Zeichen, dass er eine Beziehung zu mir aufgebaut hatte. Die Mutter lächelte mich an, und ich hatte das Gefühl, in der langjährigen Behandlung einiges richtig gemacht zu haben.

Seit Beginn meiner Tätigkeit in der Berliner Charité, also lange bevor ich die Arbeit in der Praxis aufgenommen habe, interessierte ich mich für autistische Kinder. Selbst an der großen Universitätsklinik hatte ich zunächst kaum autistische Kinder als Patient*innen. Nach der Jahrtausendwende wurden es deutlich mehr, nicht nur an der Charité, sondern weltweit. Und das hatte einen Grund.

Dazu muss man einen kurzen Blick auf die Geschichte des Autismus werfen. Bis in die 1970er-Jahre galt der frühkindliche Autismus als Teil der Schizophrenien und nicht als eigenständige Störung. Dann erkannte man zunehmend, dass die zentralen Symptome eines Autismus nichts mit den typischen halluzinatorischen Symptomen oder dem Persönlichkeitsverfall einer Schizophrenie zu tun haben, sondern vielmehr ein eigenständiges Störungsbild vorliegt. In der Folgezeit wurde zwischen drei Autismusausprägungen unterschieden, die zu den sogenannten tief greifenden Entwicklungsstörungen gehören:

- Dem Asperger-Syndrom, einer Autismusform mit normaler Intelligenz.
- Dem frühkindlichen Autismus, der meist vor dem dritten Lebensjahr auftritt.
- Dem atypischen Autismus, bei dem nicht alle diagnostischen Kriterien vollständig erfüllt sind.

Heute geht man davon aus, dass man es mit einem Spektrum von Symptomen zu tun hat, die sich allein in ihrem Schweregrad voneinander unterscheiden. Daher spricht man auch von Autismusspektrumstörungen. Dieses »Spektrum« wird allerdings manchmal so interpretiert, dass bereits ein leichtes Rückzugsverhalten oder das eingeschränkte Verständnis sozialer Zusammenhänge zu einer Autismusdiagnose führt. Das ist sicher ein wichtiger Grund der steigenden Fallzahlen und eine kritikwürdige Entwicklung.

Denn es muss bedacht werden, dass sich solche Verhaltensmuster häufig im Rahmen unseres ganz normalen Verhaltensspektrums bewegen und wenig mit einer psychischen Störung zu tun haben. Das wird leider oft nicht beachtet – nicht nur in der Kinder- und Jugendpsychiatrie (vgl. Kap. 7).

Menschen mit Asperger-Syndrom und andere hochfunktionale Autist*innen würden nicht sagen, dass sie sich als psychisch erkrankt empfinden. Sie sehen die Welt nur auf ihre ganz spezielle Weise. Das trifft natürlich genauso auf andere psychische Erkrankungen zu. Und genau das sage ich den Familien der Betroffenen auch – und manches Mal hilft es ihnen, gelassener auf ihr Kind zu schauen. Sich weniger seinen Schwächen als vielmehr seinen Stärken zuzuwenden. Und sich weniger dem Anpassungsdruck der Gesellschaft an das zu unterwerfen, was als normal gilt und was als abweichend.

Welche Folgen ein negativer Blick haben kann, zeigt das Beispiel eines meiner Asperger-Patienten.

Er hatte sich, ohne das Syndrom zu erwähnen, bei einem großen Konzern in Berlin um eine Lehrstelle beworben und wurde angenommen. Da der Jugendliche ein gutes Verhältnis zu seinem Ausbilder hatte und die Probezeit ohne Probleme verlaufen war, erwähnte er seinen Autismus. Zwei Tage vor dem Ende der Probezeit wurde dem Jugendlichen trotz bis dahin guter Leistungen und eines unauffälligem Sozialverhaltens gekündigt – ohne Angabe von Gründen.

Was eine etwas andere Sichtweise bewirken kann, zeigt das Beispiel eines über lange Zeit von mir betreuten Kindes, mittlerweile ein erwachsener Mann.

Der Junge hatte ein Asperger-Syndrom, war sehr intelligent, aber nicht in der Lage, regelmäßig am Unterricht teilzunehmen. Er fühlte sich durch die vielen Mitschüler*innen und die große Lautstärke stark gestresst. Mehrfach hatte er bereits die Schule gewechselt – und stand kurz davor, seine Schullaufbahn ohne Abschluss zu beenden. Alle Schulleitungen hatten zwar signalisiert, auf die besonderen Anforderungen seiner Entwicklungsstörung einzugehen und den Jungen zu unterstützen. Doch folgten den Worten keine Taten.

Das Gymnasium, auf dem die Eltern des Jungen zuletzt einen Platz bekommen hatten, war die letzte Chance auf einen Abschluss. In diesem Fall besprach die Schulleitung mit den Eltern, dass sie nicht auf die übliche Anwesenheitspflicht bestehe, aber verlange, dass der Junge ansonsten sein Bestes gebe, um ein gutes Abitur zu machen. Das war zwar eigentlich nicht mit dem Berliner Schulgesetz vereinbar, aber ein unkonventioneller Weg, der am Ende zum Erfolg führte. Der Schüler lernte praktisch ausschließlich zu Hause, war aber zu den Klausuren und den Abiturprüfungen anwesend – und gehörte am Ende zu den jahrgangsbesten Abiturient*innen. Inzwischen studiert er Mathematik.

Die überwiegende Mehrzahl der Autist*innen kann nicht allein leben und ist regelmäßig auf Hilfe angewiesen. Dagegen wird in der Öffentlichkeit oftmals ein übertrieben positives Bild dieser tief greifenden Entwicklungsstörung vermittelt. Die positiven Eigenschaften werden zum Beispiel stark betont und als Vorteil dargestellt: Die Schwierigkeit, soziale Kontakte aufzunehmen, wird als eingeschränktes Interesse an Small Talk umgedeutet oder als ausschließliches Interesse, tiefe und enge Freundschaften einzugehen.

Das Spezialinteresse an bestimmten Themen wird mit dem Bestreben gleichgesetzt, sich nur mit wirklich interessanten Themen zu befassen.

> Die positivistischen Umschreibungen autistischer Verhaltensweisen führen zu einer verzerrten Wahrnehmung der tatsächlichen Probleme.

Das ist ein weiterer Grund, warum bei Kinder- und Jugendpsychiatern wie mir zunehmend Eltern in die Sprechstunde kommen, die einen Autismus bei ihrem Kind vermuten. Die ärztlich diagnostizierten Fallzahlen autistischer Syndrome bleiben allerdings konstant. Autismus ist weiterhin eine, zumindest aus psychiatrischer Sicht, seltene Störung der Persönlichkeitsentwicklung.

Viele Autist*innen verspüren einen hohen Leidensdruck. Die immer wiederkehrenden Routinen und Rituale können ihren gesamten Alltag bestimmen. Eine jugendliche Asperger-Autistin erzählte mir einmal, dass sie jeden Morgen zur gleichen Uhrzeit duschen müsse. Erst wenn die Tropfen aus dem Duschkopf mit der richtigen Temperatur und der richtigen Intensität auf ihren Kopf prasseln würden, könne sie das Duschritual beenden. Dafür benötige sie manchmal Stunden unter der Dusche und verpasse so den Unterricht.

Dieses Verhalten lässt an eine Zwangsstörung denken, was aber nicht zutrifft. Autistische Menschen neigen zu ritualisierten, sich wiederholenden Verhaltensweisen und bevorzugen feste Routinen, um ihre oftmals als chaotisch wahrgenommene Umwelt zu strukturieren. Abweichungen wie ein veränderter Schulweg, umgestellte Möbel, ein neuer Tagesablauf oder Gegenstände, die nicht mehr an ihrem üblichen Platz zu finden sind, können Unsicherheit, Stress und mitunter sogar Panik hervorrufen.

Ein anderer autistischer Patient berichtete mir, dass er jeden Morgen zur exakt gleichen Uhrzeit den Bus zur Schule nehmen und sich auf den immer gleichen Sitz setzen muss. Verspätet sich der Bus, kann er nicht mehr einsteigen und verpasst den Schulbesuch. Das belastet ihn so sehr, dass er aggressiv gegen sich selbst wird und sich in den Unterarm beißt. Die Eltern müssen ihren Sohn dann von der Bushaltestelle abholen, nachdem sie von der Schule benachrichtigt wurden, dass ihr Sohn dort nicht angekommen ist.

Die Probleme von Autist*innen im sozialen Alltag werden auch durch die Geschichte des 19-jährigen Alexander deutlich.

Den Jungen kenne ich seit seinem zwölften Lebensjahr. Seine Mutter kam mit ihm zu mir in die Praxis, weil ein Autismusverdacht bestand. Alexander hatte erhebliche Lern- und Kontaktschwierigkeiten in der Schule und sprach etwas eigentümlich, wie seine Mutter erzählte. Als kleines Kind hatte er rasch sprechen gelernt, von sich aber immer nur in der dritten Person als »der Alexander« gesprochen. Außerdem hatte er neue Wörter erfunden. Selbst seine Eltern haben ihn dann oftmals kaum verstehen können, nur seiner jüngeren Schwester schien das noch zu gelingen. Alexander bezeichnete seine Wortschöpfungen als »Geheimcode«. Eine irgendwie geartete Funktion dieses Codes war jedoch nicht ersichtlich.

Eine sorgfältige Autismusdiagnostik ist sehr aufwendig. Das Wichtigste sind die ausführliche Klärung der Vorgeschichte sowie die psychiatrische Untersuchung. Zufällige Videoaufnahmen können bei der Diagnose zudem eine entscheidende Hilfe sein. Wie sich herausstellte, war Alexander ein normal begabter Junge mit vielfältigen Interessen, vor allem für Sprachen hatte er ein Faible. Zur letzten Fußballweltmeisterschaft hatte er innerhalb einer Woche alle Nationalhymnen in den jeweiligen Landessprachen auswendig gelernt und konnte deren Melodien singen.

Das kann man durchaus als Anzeichen einer Sonder- oder Inselbegabung werten, wie sie für einige Autist*innen typisch ist. Eine andere Bezeichnung für diese Inselbegabung ist das sogenannte Savant-Syndrom. So werden herausragende Fähigkeiten auf bestimmten Gebieten beschrieben. Im Film *Rain Man*, in dem Dustin Hoffman einen Autisten mit einem absolut fotografischen Gedächtnis spielt, wird das eindrücklich gezeigt.

Bei Alexander ergaben die psychologischen Tests sowie die Verhaltensbeobachtungen allerdings kein einheitliches Bild. Insofern ging ich trotz des auffälligen Verhaltens zunächst nicht von einem Autismus aus. Die Symptome passten aber auch nicht zu anderen psychischen Störungen. Alexanders Mutter bat mich um weitere Termine für ihren Sohn, um zumindest seine soziale Kompetenz zu verbessern. Da ich mir, was die Diagnose betraf, nicht sicher war, erschien mir das als gute Möglichkeit, den Jungen näher kennenzulernen und seinen Problemen auf die Spur zu kommen.

Alexander war weiterhin kaum in der Lage, ein längeres Gespräch mit mir zu führen. Er verlor sich in Selbstgesprächen und brach die ersten Sitzungen nach spätestens 15 Minuten ab. Er schien kein echtes Interesse an Gesprächen zu haben. Ihm war es vor allem wichtig, seine eigenen Themen anzubringen, etwa Fragen zur Semantik verschiedener Sprachen oder physikalische Gesetze, die ihn interessierten. Ich konnte mir gut vorstellen, dass seine Mitschüler*innen ablehnend darauf reagierten. Auch schien Alexander nur wenig in der Lage zu sein, flexibel auf neue Situationen zu reagieren.

Da unsere Praxis in der Nähe eines großen Parks liegt, bot ich Alexander an, einen Spaziergang zu machen. Ein solches Angebot mache ich häufiger. Vielen meiner Patient*innen fällt es in der Atmosphäre des Parks und beim Gehen leichter, über sich und ihre Probleme zu sprechen.

Auch bei Alexander zeigte sich eine deutliche Veränderung seines Verhaltens. Zunächst fiel mir auf, dass er Eindrücke von den Umgebungsgeräuschen und den Menschen im Park sehr schnell aufnahm und sie kommentierte. Er selbst wirkte dabei deutlich entspannter als in der Praxis.

Als uns aber Jugendliche entgegenkamen, verhielt er sich sehr seltsam: Wie unter einer Art Zwang ging er mehrere Meter zurück und berührte mit den Fingern den Boden. Ich fragte ihn, ob er beschreiben könne, was in ihm vorgeht, und was das zu bedeuten habe. Eine Antwort konnte oder wollte er mir aber nicht geben.

Ich ging davon aus, dass es bei dem einem Spaziergang durch den Park bleiben werde. Tatsächlich aber findet seither jede unserer Begegnungen im Park statt. Und es gibt immer neue Gesprächsthemen – banale Dinge wie die neuesten Fußballergebnisse vom Wochenende, aber auch aktuelle politische Themen.

Anfangs schien meine Meinung für ihn nicht unbedingt wichtig zu sein. Doch im Lauf der Zeit änderte sich das. Er vergewisserte sich nun regelmäßig, ob ich seine Sicht der Dinge nachvollziehen könne. Manchmal wurde er dabei konfrontativ, wenn ich nicht mit seinen politischen Ansichten übereinstimmte. Dann lief Alexander einfach weg, was für mich aufgrund der Aufsichtspflicht natürlich heikel war. Aber nach und nach konnte er auch abweichende Meinungen ertragen.

Das ritualisierte Verhalten bei Begegnungen mit anderen Jugendlichen im Park blieb jedoch bestehen. Es zeigten sich zudem weitere Verhaltensweisen, die auf einen Autismus hindeuteten. War der Park bei schönem Wetter voller Menschen, signalisierte Alexander schnell sein Unwohlsein. War er gestresst von den vielen Geräuschen spielender Kinder oder den Stimmen der Erwachsenen, brach er die Stunde mit mir regelmäßig frühzeitig ab. Seine innere Anspannung bemerkte ich auch daran, dass er seine Geheimsprache in Selbstgesprächen nutzte. Ihm diente sie offensichtlich zur Stressreduktion.

Obwohl Autist*innen nachgesagt wird, dass sie sehr auf sich bezogen sind und in ihrer eigenen Welt leben, haben viele den Wunsch nach engeren Beziehungen zu Gleichaltrigen. Insbesondere bei jüngeren Kindern scheitert das aber vielfach an den unterschiedlichen Interessen.

Bei Alexander wurde deutlich, dass für ihn das Thema Einsamkeit von Bedeutung war und er durchaus den Wunsch nach einer engeren Freundschaft hegte. Außerdem wurde irgendwann, wie bei allen Menschen, die Sexualität für ihn wichtig. Ich hatte das Thema zur Sprache gebracht, Alexander hatte aber zunächst nicht darauf reagiert. Erst nach einiger Zeit sprach er das Thema von sich aus an. Er fragte anfangs vorsichtig, dann zunehmend interessierter, wie Menschen sich kennenlernen würden und warum man meist Paare sehe, die aus seiner Sicht gleichaltrig seien.

Alexander orientierte sich zunehmend an Erwachsenen und stellte mir viele Fragen über Beziehungen. Da die Erwachsenen, so sagte er, ihn viel besser verstünden als die Gleichaltrigen. Mit ihnen könne er gut reden. Seine zunehmende Neugierde und sein Vertrauen hat ein erwachsener Betreuer ausgenutzt, mit dem Alexander während eines Projekts zu tun hatte, das er in den Ferien besuchte: Es kam zu einem sexuellen Übergriff. Alexander konnte sich zwar erfolgreich wehren, und es kam zu einer Strafanzeige. Dennoch war für ihn das Vertrauen in verlässliche Beziehungen verloren gegangen.

Sexuelle Übergriffe auf Menschen mit Behinderung sind leider keine Seltenheit. Viele Täter*innen gehen davon aus, dass die Betroffenen den Missbrauch nicht schildern können oder ihnen kein Glauben geschenkt wird. Glücklicherweise stimmt Letzteres nicht – das ist die Erfahrung, die ich als gerichtsmedizinischer Gutachter gemacht habe.

Erfreulicherweise gab es bei Alexander keine lang anhaltenden Folgeerscheinungen. Es erwies sich als äußerst hilfreich, dass seinen Schilderungen voll und ganz geglaubt wurde. Es lässt sich sogar sagen, dass sein Selbstvertrauen durch die positive Bewältigung des Übergriffs gewachsen ist. Doch es gestaltete sich nun noch schwieriger für ihn, stabile Beziehungen zu anderen Menschen einzugehen.

Seit mehreren Jahren befindet sich Alexander inzwischen bei mir in Behandlung. Die regelmäßigen Therapiestunden im Park, egal bei welchem Wetter, sind zu einem wichtigen Fixpunkt für ihn geworden. An einem verregneten Tag im Mai war Alexander plötzlich ganz aufgeregt. Er fragte mich, ob ich mein Handy dabeihätte und eine Pfütze fotografieren könne. Für mich war es nur eine Pfütze, graues Regenwasser. Später betrachtete ich das Foto auf dem Computerbildschirm. Und sah plötzlich eine farbenreiche Spiegelung der Bäume mit ihren grünen Blättern im Wasser.

Dieses Foto ist für mich ein überaus schönes Beispiel für die spezielle Wahrnehmung von Autist*innen – viele Details, die sie bemerken, entgehen uns. Es zeigt gleichzeitig, dass Autist*innen ständig einer gewaltigen Reizüberflutung ausgesetzt sind. Und genau das macht das normale Alltagsleben für sie so herausfordernd.

Seine für Außenstehende sonderbaren Rituale muss Alexander auch weiterhin bei unseren Parkspaziergängen praktizieren. Und zu allen wichtigen Sportereignissen singt er mir weiterhin die Nationalhymnen der teilnehmenden Länder in den Landessprachen laut im Park vor. Auf viele Parkbesucher*innen wirkt sein Verhalten erwartungsgemäß befremdlich. Manche schauen peinlich berührt zur Seite, andere bleiben fast mit offenem Mund stehen, einige wenige kommentieren das Verhalten abfällig. Alexander bleibt das natürlich nicht verborgen.

Meist ignorieren wir die Bemerkungen und gehen einfach weiter, um unseren Gesprächsfaden nicht abreißen zu lassen. Aber gerade bei Jugendlichen und Kindern fühle ich mich manchmal bemüßigt, zu reagieren. Diese sind dann verlegen, manche entschuldigen sich auch. Ob es hilft, Einstellungen zu verändern, weiß ich nicht. Aber ich wünsche mir, dass ich dazu beitragen kann, den Umgang mit besonderen Menschen im Alltag zu verbessern. Durch die Spaziergänge mit Alexander bekomme ich eine ungefähre Vorstellung davon, wie es Menschen mit Behinderung in der Öffentlichkeit geht.

Alexander hat nach dem Ende der Schule zunächst mehrere Praktika über einen privaten Träger absolviert, der sich auf die berufliche Eingliederung von Autist*innen spezialisiert hat. Auch aufgrund seiner zunehmenden Offenheit ist er mittlerweile fest in einer Gartenbaufirma angestellt. Seine Vorgesetzten schätzen seine genaue Arbeitsweise. Und sein detailliertes Wissen über Pflanzen, das er sich innerhalb kurzer Zeit angeeignet hat.

Wie wir in diesem Kapitel gesehen haben, gibt es vielfältige Gründe, weshalb Kinder und Jugendliche psychisch erkranken. In vielen Fällen sind die Ursachen schnell zu erkennen, und die Symptome gehen durch eine Therapie mit der Zeit zurück oder lassen sich zumindest gut kontrollieren. Bei einigen Patient*innen dauert es allerdings länger, bis eine Ursache gefunden wird und die Symptome nachlassen.

Meist ist nicht ein ganz bestimmter Grund auszumachen, der zu einer Erkrankung geführt hat. Kinder und Jugendliche bewegen sich in unterschiedlichen Lebenswelten, die alle einen Einfluss auf das psychische Befinden haben – bestenfalls einen positiven, mitunter aber auch einen negativen. So ist eine Erkrankung in der Regel multifaktoriell zu erklären.

Das wichtigste Lebensumfeld ist zweifelsohne die Familie. Im Vorschulalter nehmen dann die Erzieher*innen im Kindergarten zunehmend Einfluss auf die Entwicklung der Kinder. Mit dem Eintritt in die Schule erweitert sich die Lebenswelt für Heranwachsende noch einmal entscheidend. Schließlich verbringen viele von ihnen an den Wochentagen tagsüber mehr Zeit außerhalb der Familie als gemeinsam mit den Eltern. Aber auch die Erfahrungen im Sportverein oder in der Musikstunde machen sich in der eigenen Biografie bemerkbar.

All diese Lebensumfelder tragen – in unterschiedlichem Maß – eine Verantwortung für die Gesundheit von Kindern und Jugendlichen. Der Rolle der Familie (Kap. 4) und der Rolle der Schule (Kap. 5) sind in diesem Buch jeweils eigene Kapitel gewidmet.

KAPITEL 2

Gefährdete Kinderseele – Wenn professionelle Hilfe gefragt ist

Zunächst möchte ich ein Missverständnis aufklären, mit dem ich häufig konfrontiert bin, wenn Familien zum ersten Mal in meine Sprechstunde kommen. Ich frage die Anwesenden anfangs immer, was ich denn für die Familie oder das Kind tun könne. Als Antwort höre ich regelmäßig den folgenden Satz: »Mir wurde geraten, mich aufgrund der Probleme meines Kindes an einen Kinderpsychologen zu wenden.«

Wenn ich darauf erwidere, dass sie bei mir leider an der falschen Adresse sind, wenn sie einen Psychologen suchen, ist das Erstaunen groß. Ich erkläre ihnen, dass ich kein Psychologe bin. Und auch kein Kinderarzt. Den Eltern ist nicht vorzuwerfen, dass sie die Unterschiede der Fachgebiete nicht kennen. Das geht selbst manchen Mediziner*innen nicht anders: So findet sich auf Überweisungen von Kinderärzt*innen an mich häufig der Vermerk »Kinderpsychologie«.

Tatsächlich bin ich Facharzt für Kinder- und Jugendpsychiatrie und -psychotherapie. Natürlich gibt es Überschneidungen zwischen den Fachgebieten der Psychologie und Psychiatrie, aber eben auch deutliche Unterschiede. Worin liegen diese? Was unterscheidet Kinder- und Jugendpsychiater*innen von Kinderärzt*innen oder Psycholog*innen?

Die Kinder- und Jugendpsychiatrie beschäftigt sich mit der Diagnostik, Behandlung und Vorbeugung von psychischen, psychosomatischen und neurologischen Erkrankungen von Kindern und

Jugendlichen. Auch Erkenntnisse der Pädagogik sowie der Sozialarbeit sind für meine Arbeit von Bedeutung. Diese Vielfalt macht das Fachgebiet für mich so interessant. Ein wesentlicher Teil der fachärztlichen Ausbildung nach dem Medizinstudium ist neben der psychiatrischen und neurologischen Weiterbildung eine mehrjährige psychotherapeutische Ausbildung. Dazu zählen Therapierichtungen wie die tiefenpsychologische Gesprächspsychotherapie, die Verhaltenstherapie, die Psychoanalyse sowie die systemische Therapie oder Familientherapie.

Psycholog*innen haben hingegen kein Medizinstudium absolviert. Und längst nicht alle von ihnen sind auch Psychotherapeut*innen. Das werden sie nur nach einer mehrjährigen Zusatzausbildung, die sich an das Psychologiestudium anschließt (künftig ist es Studierenden auch möglich, direkt ein Studium der Psychotherapie zu beginnen). Kinderärzt*innen haben wiederum ein Medizinstudium absolviert und sich danach im Rahmen ihrer Facharztausbildung auf Kinder und Jugendliche spezialisiert. Sie haben in der Regel keine spezielle psychologische oder psychiatrische Ausbildung durchlaufen.

Gegen eine Beteiligung meines Fachgebietes an einer Behandlung gibt es manchmal gewisse Vorbehalte: Psychotherapeut*innen argumentieren mitunter gegenüber Eltern, dass es den therapeutischen Prozess störe, wenn sich eine weitere Person in die Behandlung mit einschaltet oder gar ein Medikament verschreibt. Letzteres ist Mediziner*innen vorbehalten, Psychotherapeut*innen und Psycholog*innen dürfen keine Medikamente verschreiben. In einigen Fällen erweckt es den Eindruck, als würden Kinderärzt*innen sich nicht trauen, die psychischen Probleme der Kinder und Jugendlichen offen zu benennen. Im Extremfall werden Verhaltens- oder Lernprobleme sogar als mögliche Hochbegabung eingestuft.

Glücklicherweise geht es aber auch anders. In unserer Praxis stehen wir mit Kinderärzt*innen und Psychotherapeut*innen in regelmäßigem Austausch. Diese kündigen die Patient*innen an und beschreiben deren Problematik, bevor sie zu uns kommen. Wir entscheiden dann, ob ein zeitnaher Termin notwendig ist. Beim Erstkontakt lässt sich oft schon klären, ob zusätzlich zur Psychotherapie zum Beispiel eine begleitende medikamentöse Behandlung sinnvoll ist.

In der Sprechstunde stellt sich bei einigen vermeintlich psychischen Problemen immer wieder heraus, dass ein rein körperliches Problem vorliegt, das in einer Kinderarztpraxis untersucht werden sollte. Eisenmangel kann etwa durchaus zu Antriebsarmut, in selteneren Fällen auch zu depressiven Symptomen, führen. Und hinter wiederkehrenden Gedächtnislücken steckt manchmal eine Epilepsie, die abgeklärt werden muss. Die Vernetzung der ärztlichen Disziplinen gewährleistet eine optimale Versorgung von Patient*innen und ist von zentraler Bedeutung.

Erster Schritt: Anamnese

Ich habe überwiegend mit Patient*innen zu tun, bei denen zu Beginn eine ausführliche Diagnostik erforderlich ist. Zunächst geht es darum, die Vorgeschichte der Erkrankung in Erfahrung zu bringen – das ist die sogenannte Anamneseerhebung. Das Gespräch beginne ich in der Regel gemeinsam mit den Eltern und Kindern; danach spreche ich separat sowohl mit den Erziehungsberechtigten als auch mit den Kindern. Jugendliche ab 14 Jahren können auch mit mir allein sprechen; insbesondere ältere Jugendliche nehmen dieses Angebot häufig wahr. Sie können außerdem, unabhängig von den Eltern, Termine mit mir vereinbaren. Diese Erstgespräche benötigen viel Zeit, mitunter setzen wir mehrere Termine dafür an. Sie finden in dem Einvernehmen statt, dass mit dem Inhalt der Gespräche vertraulich umgegangen wird – wie es die ärztliche Schweigepflicht vorsieht.

In der Anamneseerhebung erfrage ich, welche Symptome das Kind jeweils zeigt und wie lange sie bereits andauern. Dabei ist es wichtig für mich, zu erfahren, wann genau die Symptome auftreten, etwa nur in der Schule oder im Kindergarten oder auch zu Hause. Berichten Eltern von Kindergartenkindern, dass sich ihr Kind nur zu Hause gegenüber ihnen oder den Geschwistern auffällig verhält, ist das für mich zunächst eher beruhigend. Denn es bedeutet, dass das Kind grundsätzlich die Normen und Werte eines angemessenen Sozialverhaltens verinnerlicht hat. Es vermag offenbar Impulse und Emotionen in verschiedenen sozialen Situationen zu kontrollieren. Es lässt meist nur dort seinen Emotionen freien Lauf und lotet die Grenzen des Handelns aus, wo es sich sicher fühlt: in der familiären Umgebung.

Ich erkundige mich dann weiter, wie die bisherige körperliche und emotionale Entwicklung verlaufen ist. Ob es womöglich Probleme während der Schwangerschaft oder der Geburt gegeben hat. Und ich suche nach Hinweisen auf Entwicklungsverzögerungen, beispielsweise Probleme, sich sprachlich auszudrücken, oder eine ungewöhnlich große Trennungsangst im Kindergartenalter. Oder es zeigen sich Entwicklungsvorsprünge, das Kind hat eventuell besonders früh zu laufen und zu sprechen begonnen oder eine Klasse übersprungen. Hilfreich bei der Einschätzung der Entwicklung sind auch die gelben Vorsorgeuntersuchungshefte, die von den Kinderärzt*innen nach den jeweiligen Früherkennungsuntersuchungen ausgefüllt werden.

Viele Familien, die zu mir kommen, haben zuvor schon die Ambulanz einer Klinik aufgesucht oder ein sozialpädiatrisches Zentrum, also eine von Kinderärzt*innen geleitete ambulante Einrichtung zur Behandlung erkrankter Kinder und Jugendlicher. Sie wünschen von mir eine ärztliche Zweitmeinung oder eine Weiterbehandlung. Manche Eltern bringen gleich dicke Aktenordner mit Arztbriefen und Einschätzungen zur Untersuchung mit. Oft sind sie schon seit Jahren auf der Suche nach einer Antwort für die Probleme ihres Kindes.

Andere Eltern verschweigen, dass es einen Vorbefund gibt. Sie möchten eine »unabhängige« Meinung von mir. Doch insbesondere die Entwicklungsschritte der Kinder sind für meine Einschätzung wichtig und damit alle vorherigen Befunde. Denn sie erlauben einen Vergleich mit meinen aktuellen Untersuchungsergebnissen. Sie zeigen zudem, wie sich ein Kind über die Zeit entwickelt hat, welche Behandlungsversuche zuvor schon unternommen wurden und wie sie verlaufen sind.

Ebenfalls interessant sind für mich die Einstellungen der Eltern zu Erziehungsfragen. Ziehen sie an einem Strang oder sind sie grundsätzlich unterschiedlicher Meinung? Denn wird ein Elternteil vom anderen ständig vor dem Kind korrigiert, kann es dazu führen, dass der kritisierte Elternteil als Erzieher weniger ernst genommen wird.

Ich möchte das am Beispiel der 5-jährigen Anna erläutern, in deren Fall ich – wie in allen Fällen, aber hier in besonderem Maße – Mutter und Vater mit einbezog.

Das Mädchen, so viel erfuhr ich beim Erstgespräch von den Eltern, war der Mutter gegenüber zunehmend aggressiv und hörte nicht mehr auf sie. Zudem hatte sie ab und an am Tag eingenässt, obwohl sie schon längst trocken war. Schließlich eskalierte die Situation an einem Tag, an dem Anna sich weigerte, aus ihrem Zimmer zum Mittagessen zu kommen. Bereits in den Wochen zuvor hatte Anna immer wieder die Aufforderungen ihrer Mutter ignoriert. Als die immer hilfloser gewordene Mutter sich nicht mehr zu helfen wusste und Anna anschrie, öffnete das Mädchen ein Fenster und drohte, hinauszuspringen. Daraufhin vereinbarte ihre höchst besorgte Mutter einen Termin in unserer Praxis.

Anna zeigte sich mir gegenüber als etwas schüchternes Mädchen, das während des Gesprächs zunächst auf dem Schoß seiner Mutter saß. Doch schnell begann sie, mein Sprechzimmer zu erkunden, und fragte, ob sie die Spielmaterialien nutzen dürfe. Während ich mit den Eltern sprach, spielte Anna ausgiebig und kommentierte, was sie tat. Man darf sich nicht täuschen: Auch wenn Kinder in ein Spiel vertieft zu sein scheinen, hören sie genau zu, was die Erwachsenen besprechen. Daher erkläre ich immer im Erstgespräch, dass ich – wenn möglich – mit den Eltern, aber auch mit den Kindern, allein sprechen möchte. Nicht alles soll und muss in Anwesenheit der Kinder besprochen werden.

Annas Verhalten, sowohl während des Gesprächs mit den Eltern als auch später allein in einer Spielsituation, deutete auf eine altersgemäße Entwicklung hin. Aufgrund ihrer Sprachentwicklung ging ich von einer guten kognitiven Begabung aus. Mein Eindruck wurde durch die Schilderung der Eltern bestätigt: Anna sei im Kindergarten beliebt, verhalte sich sehr sozial und habe eine gute Auffassungsgabe.

Ich bat Anna, mir etwas über ihre Gründe zu sagen, warum sie aus dem Fenster springen wollte. Anna wirkte zunächst etwas verlegen. Schließlich sagte sie, dass ihre Mutter so geschrien habe und sie wütend gewesen sei, weil ihre Mutter verboten hatte, dass ihre Freundin am Nachmittag zum Spielen kommt. Auf meine Frage, was es für sie bedeuten würde, zu sterben, erwiderte sie, dass man dann etwas länger als sonst schlafen würde. Ihre Eltern habe sie aber sehr lieb und ihre Freundinnen auch.

Den nächsten Termin vereinbarte ich allein mit Annas Eltern. Denn jüngeren Kindern fällt die Trennung von ihren Eltern schwer und sie bleiben ungern allein im Wartezimmer zurück. Sind sie aber dabei, kann es sein, dass sie – wie Anna im Erstgespräch – versuchen, die Situation zu kontrollieren beziehungsweise zu dominieren. Sie machen zum Beispiel immer wieder auf sich aufmerksam, indem sie aus dem Zimmer laufen oder die Eltern drängen, sofort nach Hause zu gehen. Ein förderliches Gespräch ist dann kaum möglich.

Mir wurde schnell klar, dass Annas Mutter dem Mädchen immer genau erklären wollte, warum sie etwas darf und etwas anderes nicht. Der Vater handhabte das offenbar anders. Die Mutter räumte ein, dass Anna auf die klaren Ansagen ihres Vaters deutlich besser reagiere. Das, so sagte sie, sei aber nicht ihre Vorstellung von Erziehung. Sie als Eltern hätten über die »richtige« Erziehung zunehmend gestritten, auch vor Anna.

Ihre Tochter habe mit der Zeit immer weniger auf sie gehört und sie schließlich einfach ignoriert oder so lange diskutiert, bis sie aufgegeben habe. Mehrmals habe Anna sogar versucht, sie zu schlagen oder zu treten. Sie habe sich in diesen Situationen hilflos gefühlt. Eigentlich habe sie eine perfekte Mutter sein wollen. Und Anna sei gewiss kein aggressives Kind. Offenbar war es so, dass der erfolgreichere Umgang des Vaters mit Anna die Frustration der Mutter und ihren Ärger noch erhöht hatte.

Der Vater erzählte, dass er im Laufe der Zeit eine Rolle in der Familie übernommen habe, die von ihm ursprünglich gar nicht gewollt gewesen sei. Er habe bemerkt, dass seine Frau Anna gegenüber immer hilfloser geworden sei. Wenn er dann in die Konflikte eingriff, entlud sich der Ärger seiner Frau anschließend über ihn. Er habe jedoch mit Anna die Erfahrung gemacht, dass sie viel besser mit klaren Aufforderungen zurechtkomme als mit wortreichen Erklärungen.

Wir vereinbarten daraufhin noch mehrere Folgetermine. Mir war es wichtig, den Eltern zu erklären, dass ihre Meinungsverschiedenheiten über das Vorgehen in der Erziehung nicht in Anwesenheit von Anna angesprochen werden sollten. Besser war es, diese unter vier Augen zu klären.

Solche Gespräche sind – auch wenn es auf Laien vielleicht so wirkt – keine klassische Erziehungsberatung, sondern sie sind Teil der sogenannten Psychoedukation, die auch bei psychotherapeutischen Behandlungen stattfindet. In ihnen geht es um die Aufklärung über die Ursachen psychischer Probleme, über die Symptome und den Verlauf psychischer Erkrankungen. Denn je mehr die Eltern über die Zusammenhänge wissen, desto größer ist die Wahrscheinlichkeit, dass ihrem Kind geholfen werden kann. Es geht also nicht um eine »richtige« oder »falsche« Erziehung. Es geht vielmehr um die Stärkung der Kompetenzen der Eltern und Patient*innen im Umgang mit der Erkrankung.

Bei Annas Eltern stellte sich heraus, dass die andauernden Streitereien auch die Paarbeziehung belastet hatten. Die Familie war vor zwei Jahren aus beruflichen Gründen nach Berlin gezogen und hatte keine Verwandten, die sie unterstützen konnten. Das Familienleben war geprägt von den ständigen Machtkämpfen der Eltern. Für sie wurde zunehmend die Beziehung zueinander zum Thema ihrer Konflikte und weniger Annas Verhalten.

Im Verlauf der Gespräche zeigte sich, dass die Eltern mehr und mehr eine gemeinsame Erziehungshaltung gegenüber Anna fanden. Ich erklärte ihnen, dass sich Annas Verhalten jedoch zunächst nur langsam verändern werde. Sie war es schließlich, die durch ihr Verhalten die familiäre Situation zu bestimmen schien und dadurch ihren Willen oftmals durchsetzen konnte. Und sie besaß, wie alle Kinder, ein sehr feines Gespür dafür, wie es ihren Eltern geht und wie sie auf sie einwirken kann. Bei Anna hatte die Diagnostik keine kinderpsychiatrische Erkrankung gezeigt, sie war kerngesund. Das eigentliche Problem war der Paarkonflikt ihrer Eltern.

Tatsächlich nahmen die Häufigkeit und die Intensität der Konflikte zwischen Mutter und Tochter immer weiter ab. Ich vermittelte die Familie zudem an eine Erziehungsberatungsstelle. Und nach sechs Monaten konnte ich feststellen, dass sich die familiäre Situation deutlich entspannt hatte.

Auch bei getrennt lebenden Eltern finden sich häufig unterschiedliche Erziehungsvorstellungen. Das ist nicht grundsätzlich problematisch, da es ohnehin neue Rituale und Regeln im Alltag gibt, wenn Vater oder Mutter eine neue Partnerschaft eingehen. Für die Kinder ist vor allem wichtig, dass sie bei beiden Elternteilen Erziehungsvorstellungen vorfinden, die nicht grundlegend auseinanderliegen.

Manchmal werden über Erziehungsfragen unbewusst Probleme in der Partnerschaft ausgetragen, die letztlich zur Trennung der Eltern führen. In einem solchen Fall ist eine Trennungsmediation sinnvoll, in der sich die Eltern im Beisein eines neutralen Vermittlers darauf verständigen, wie sie mit den gemeinsamen Kindern umgehen.

Verhaltensauffälligkeiten von Kindern sind in vielen Fällen aber auch eine Folge von Veränderungen im sozialen Umfeld: Ein Elternteil wird arbeitslos, die Eltern trennen sich plötzlich oder das Kind wird in der Schule ausgegrenzt.

Ganz anders war die Situation bei dem 5-jährigen Junus.

Die Eltern erzählten mir, dass der Junge im Kindergarten regelmäßig dadurch auffiel, dass er sich aus Gruppenaktivitäten zurückzog und nicht gern aktiv an Spielen teilnahm. Auch der Morgenkreis schien ihn zu überfordern. Häufig stand er auf, setzte sich wortlos in eine Ecke und beschäftigte sich mit Bilderbüchern. Junus sprach nur wenig und orientierte sich eher an den älteren Kindern und den Erzieher*innen.

Der Junge wuchs zweisprachig auf, seine Mutter sprach Deutsch mit ihm, sein Vater Türkisch. Anders als bei seinen beiden älteren Schwestern hatte sich eine Sprachentwicklungsstörung in beiden Sprachen gezeigt. Daher war er auf Rat des Kinderarztes mit drei Jahren an ein sozialpädiatrisches Zentrum verwiesen worden. Dort wurde eine leichte Entwicklungsverzögerung diagnostiziert. Aufgrund des Alters von Junus wurde den Eltern jedoch geraten, mit einer Behandlung abzuwarten. Denn vermutlich sei die Zweisprachigkeit die Ursache der Probleme, die sich sicher im Laufe der Zeit von selbst lösen würden. Der Kinderarzt hatte Junus etwas später aber doch noch eine Sprachtherapie verschrieben, zu der er auch regelmäßig ging.

Die Sprachprobleme verbesserten sich jedoch nicht wesentlich, und weil Junus sich im Kindergarten weiterhin zurückzog, vermuteten die Erzieherinnen, dass der Junge womöglich autistisch sei. Die Eltern waren darüber natürlich sehr besorgt und verunsichert, nachdem sie sich im Internet über Autismus informiert hatten.

Als wir uns kennenlernten, war Junus, wie Anna, zunächst sehr zurückhaltend. Für mich beginnt die Diagnostik schon bei der Begrüßung im Wartezimmer. Nimmt ein Kind Blickkontakt auf, wenn ich mich vorstelle, oder zeigt es nur wenig Interesse? Manche, vor allem ältere Kinder, verweigern jegliche Begrüßung und signalisieren so, dass es nicht ihre Idee war, zu mir in die Praxis zu kommen. Wie verhalten sich daraufhin die Eltern und Bezugspersonen? Den meisten ist dieses Verhalten unangenehm und sie reagieren dementsprechend peinlich berührt. Andere machen den Eindruck, als hielten sie das für völlig normal. Das kann ein erster Hinweis auf eine Laisser-faire-Erziehung sein, die sich durch passives Elternverhalten auszeichnet.

Junus schaute mich bei der Begrüßung nur kurz an und folgte dann seinen Eltern, ohne zu zögern, in mein Sprechzimmer. Während ich mit den Eltern die Entwicklung von Junus besprach, die bis auf die Sprachprobleme unauffällig war, beobachtete ich sein Verhalten. Ein solches Multitasking, also eine geteilte Aufmerksamkeit auf das Verhalten des Kindes und das Gespräch mit den Eltern, ist für meine Arbeit unabdingbar, um möglichst viele Informationen über meine Besucher*innen zu erhalten.

Nach einer Weile stand Junus auf und lief im Zimmer umher, ohne sich längere Zeit mit einem Spielzeug zu beschäftigen. Das Spielzeug ist nicht zufällig im Raum verteilt. Vielmehr ist es so angeordnet, dass ich gut beobachten kann, wofür die Kinder sich interessieren und wie sie damit spielen. Junus griff scheinbar wahllos einige Figuren heraus, stellte sie wieder zurück und interessierte sich schnell für die nächsten Figuren. Ein Spiel fand nicht statt.

Ich teilte meine Beobachtung den Eltern mit – und sie bestätigten diese. Zu Hause sei es ganz ähnlich. Ebenso beim Einkaufen, da nehme Junus ständig Sachen aus den Regalen. Das Spielen mit den älteren Schwestern gelinge hingegen deutlich besser. Junus benötige einen sehr strukturierten Tagesablauf, spontane Aktivitäten seien kaum möglich. Regelmäßig komme es bei Abweichungen zu Wutausbrüchen. Ausgeprägte Rituale oder andere auffällige Verhaltensweisen hätten sie jedoch nicht beobachtet. Abends komme Junus nur schlecht zur Ruhe und brauche viel Zeit, um einzuschlafen. Auch am Morgen benötige er viel Zeit und vergesse regelmäßig, sich anzuziehen.

Junus ließ sich im Gegensatz zu Anna aber gut von den Eltern trennen. Die Eltern konnten auf meine Bitte hin problemlos im Wartezimmer Platz nehmen. Ich versuchte dann, Junus für ein gemeinsames Spiel zu begeistern, was jedoch nur kurzfristig gelang. Ich hatte nicht das Gefühl, dass er an einem gemeinsamen Spiel mit mir interessiert war. Wieder nahm er wahllos Spielzeug aus dem Regal, um bereits kurze Zeit später das Interesse daran zu verlieren.

Er erzählte mir, dass es im Kindergarten immer sehr laut sei. Er wolle dann lieber für sich allein sein. Er habe einen Freund, mit dem er oft spiele. Was sie gemeinsam machen, könne er aber nicht sagen. Es sei immer wieder etwas anderes. Lieber spiele er aber mit seinen Schwestern, die seien nicht so wild.

Die Verhaltensbeobachtung sowie das direkte Gespräch, wie in diesem Fall mit Junus, dienen dazu, einen sogenannten psychopathologischen Befund zu erheben. Er dient in der Psychiatrie dazu, psychische Auffälligkeiten festzustellen – genauso, wie Untersuchungen durch Kinderärzt*innen darauf angelegt sind, körperliche Krankheiten festzustellen. Bei jungen Kindern gelingt das in erster Linie über die Verhaltensbeobachtung, bei älteren Kindern und Jugendlichen über das direkte Gespräch.

Über diese beiden Wege mache ich mir ein Bild davon, wie ein Kind Kontakt aufnimmt, wie gut es sich konzentrieren kann, wie stark es seine Aufmerksamkeit fokussieren kann und wie die kognitive Entwicklung verläuft. Zudem stelle ich fest, welche sprachlichen Fähigkeiten vorhanden sind, wie Kinder Wörter betonen, wie sie auf Stimmungswechsel reagieren und wie sie ihre Mimik und Gestik einsetzen. Sind diese gleichbleibend, reduziert oder überschießend, womöglich der Situation nicht angepasst? Weiter beobachte ich, wie die Grundstimmung des Kindes ist: eher depressiv gefärbt oder überschwänglich und euphorisch? All das kann Hinweise auf psychische Erkrankungen geben.

Bei älteren Kindern und Jugendlichen, die sich von ihrem Umfeld zurückziehen oder depressive Symptome zeigen, frage ich auch direkt nach suizidalen Gedanken und, sofern sie vorkommen, wie konkret sie sind. Jugendliche frage ich zudem nach Alkohol- oder Drogenkonsum. Und danach, ob sie schon einmal akustische oder visuelle Halluzinationen gehabt haben – und wenn ja, wie häufig und wann sie zuletzt aufgetreten sind.

Der so gewonnene psychopathologische Befund lässt in Kombination mit der Beurteilung der bisherigen Kindesentwicklung Schlüsse auf mögliche Erkrankungen zu. Am Ende des Erstgespräches muss ich dann Hypothesen zur Frage bilden, ob tatsächlich eine psychische Störung vorliegt. Wenn ich zu dem Schluss komme, dass eine psychische Störung vorliegen könnte, bespreche ich, welche weiteren Untersuchungsverfahren sinnvoll sind. Es gibt zum Beispiel Intelligenz- und Konzentrationstests sowie Verfahren zur Persönlichkeitsdiagnostik. Zudem muss ich überlegen, ob weitere Untersuchungen anderer Fachrichtungen notwendig sind, wie genetische Blutuntersuchungen oder eine Magnetresonanztomografie (MRT). Eine normale Blutabnahme oder auch eine Hirnstrommessung (EEG) zum Ausschluss einer Epilepsie können wir eigenständig in der Praxis vornehmen.

Bei Junus fielen mir vor allem seine Sprachprobleme und eine recht kurze Aufmerksamkeitsspanne auf. Es gelang ihm nicht, sich für längere Zeit mit etwas zu beschäftigen. Insgesamt aber verhielt er sich unauffällig und hatte keine Mühe, meine Fragen zu verstehen und darauf zu antworten.

Ursprünglich waren seine Eltern aufgrund eines Autismusverdachts zu mir gekommen. Einige Symptome wie der soziale Rückzug in der Kita und das Einfordern von Routinen im Alltag sprachen zunächst durchaus dafür. Doch die – abgesehen von den Sprachproblemen – unauffällige Entwicklung des Jungen war untypisch für einen Autismus. Beide Elternteile bestätigten zudem, dass Junus als Säugling schnell Blickkontakt zu ihnen aufgenommen und mit sechs Monaten erstmals mit einem Lächeln auf seine Umgebung reagiert hatte. Im Vergleich zu seinen älteren Schwestern habe ihr Sohn sich zwar etwas langsamer, ansonsten aber nicht grundsätzlich anders entwickelt. Bis zum Besuch des Kindergartens habe es keine weiteren Auffälligkeiten gegeben.

Wegen der unklaren Anamnese und des nicht eindeutigen Erstbefundes einer leichten Entwicklungsverzögerung schlug ich den Eltern zur weiteren Abklärung eine umfassende Diagnostik in unserer Praxis vor, um insbesondere den Verdacht auf einen Autismus zu bestätigen oder zu widerlegen.

Derartige Untersuchungen können die anfänglichen Befunde der psychiatrischen Untersuchung in sinnvoller Weise ergänzen. Für die unterschiedlichen Altersbereiche – vom zweiten Lebensjahr bis in das Erwachsenenalter – gibt es unterschiedliche Module, die die jeweiligen Entwicklungsstadien in Bezug auf soziale und emotionale Kontaktaufnahme und -gestaltung erkennen lassen. Solche Aufgaben sind bei jüngeren Kindern eher spielerischer Natur. Bei Jugendlichen oder Erwachsenen kann es sich auch um organisatorische Aufgaben, wie das Planen einer Feier, handeln. Zusätzlich werden von uns Untersuchungen vorgenommen, die zeigen, inwiefern ein Kind Emotionen bei anderen Menschen richtig erkennt und wie ausgeprägt seine Fähigkeit ist, Annahmen über deren Gefühle, Erwartungen und Absichten zu treffen (vgl. *Theory of Mind* in Kap. 3) ist. Autist*innen besitzen diese Fähigkeiten entweder gar nicht oder können nur sehr eingeschränkt die Emotionen ihrer Mitmenschen deuten.

Vielen Eltern sind sicher die Geschichten von *Thomas, der kleinen Lokomotive* bekannt, die regelmäßig im Kinderkanal (KiKA) ausgestrahlt werden und sich an Vorschüler*innen richten. Auf den Lokomotiven sind Gesichter zu erkennen, die grundlegende Emotionen wie Freude und Trauer, Zorn und Angst oder Erstaunen und Ekel zeigen. Thomas erlebt mit seinen Freunden allerlei Abenteuer, die natürlich stets gut ausgehen. Die wenigsten wissen dabei vermutlich, dass diese Geschichten auf Studienmaterial beruhen, das einer der namhaftesten britischen Autismusforscher, Simon Baron-Cohen, mit entwickelt hat.

Wir setzen dieses Material in unserer Praxis bei jüngeren Kindern ein; ebenso Testverfahren zur Erfassung der Intelligenz, der Konzentrationsfähigkeit und der fokussierten Aufmerksamkeit wie bei den älteren Kindern und Jugendlichen.

Die Untersuchung von Junus beinhaltete darüber hinaus Fragebögen für die Eltern und die Erzieher*innen der Kita. Deren Beobachtungen sind ein wichtiger Beitrag, zumal der Verdacht eines Autismus zuerst durch die dortigen Mitarbeiter*innen geäußert wurde. In das Gesamtbild können weiterhin die Einschätzungen von Ergotherapeut*innen oder Logopäd*innen mit einfließen, bei denen die Kinder zuvor in Behandlung waren.

Manche der Tests und Untersuchungen sind eher spielerisch angelegt, andere erfordern Anstrengung. Das ist durchaus gewollt, da wir auf diese Weise sehen, wie lange sich ein Kind konzentrieren und inwieweit es seine Impulse kontrollieren kann. Meist stellen die Kinder schnell fest, dass die gestellten Aufgaben für sie interessant sind und Spaß machen. Dann sind sie motiviert und bei der Sache. Mit dem Einverständnis der Familien zeichnen wir die eine oder andere Untersuchung auch per Video auf, um darüber anschließend im Team diskutieren zu können.

Bei allen Untersuchungen, unabhängig davon, wie aufwendig und zeitintensiv sie sind, muss bedacht werden, dass sie nur eine Momentaufnahme des aktuellen Entwicklungsstandes sind. Je jünger ein Kind ist, desto größer ist die Wahrscheinlichkeit, dass sich seine Verhaltensweisen aufgrund der normalen Entwicklung nach kurzer Zeit verändern. Daher empfehle ich den Eltern grundsätzlich regelmäßige Nachuntersuchungen.

All das klingt sehr aufwendig, und das ist es auch. Nicht bei jeder Verdachtsdiagnose ist eine umfassende testpsychologische Untersuchung notwendig. Doch nur so kann den Kindern, insbesondere bei komplexen Störungen, nachhaltig geholfen werden – und können Entwicklungen vermieden werden, die sich nachteilig auf ihr gesamtes weiteres Leben auswirken.

Bei Junus zeigten sich letztlich keine eindeutigen Anzeichen eines Autismus. Er kam immer freudig zu den Untersuchungen, sie machten ihm großen Spaß. Er hatte weder grundlegende Schwierigkeiten, Emotionen zu erkennen, noch soziale Zusammenhänge zu verstehen. Die Leistungsdiagnostik zeigte ein gutes Intelligenzniveau mit Schwierigkeiten in den sprachlichen Fähigkeiten.

Es war deutlich zu sehen, dass Junus ein sozial zurückgezogenes Kind war. Auch hatte er Probleme mit seiner Konzentration, und seine Aufmerksamkeitsspanne war nur kurz. Er ließ sich schnell ablenken, was es ihm schwer machte, manche der Tests zu bewältigen. Außerdem war seine Geschwindigkeit beim Lösen von Aufgaben grundsätzlich geringer als die von Gleichaltrigen.

Die Ergebnisse besprach ich schließlich ausführlich mit Junus' Eltern. Die wichtigste Nachricht war für sie erst einmal, dass sich der Autismusverdacht nicht bestätigt hatte. Ich erklärte ihnen, dass der Hinweis der Erzieherinnen allerdings durchaus nachvollziehbar gewesen sei: Die Kombination aus der Sprachentwicklungsstörung mit den Schwierigkeiten der Konzentration und Aufmerksamkeit führten bei Junus zu einer Reizüberflutung im quirligen Kindergarten – und so fungierte der Rückzug aus der Gruppe als eine Art Schutzmechanismus. Das kann man durchaus als Autismus fehlinterpretieren.

Jedoch wiesen die Konzentrations- und Aufmerksamkeitsprobleme aus meiner Sicht vielmehr auf eine andere kinderpsychiatrische Störung hin: ein Aufmerksamkeitsdefizitsyndrom (ADS).

Normalerweise würde man ein solches ADS nicht bereits im Vorschulalter diagnostizieren. Denn viele der Denk- und Verhaltensmuster, die von dieser Störung betroffen sind, entwickeln sich erst in diesem Alter. Inzwischen weiß man aber, dass sowohl Autismus als auch ein ADS zum Teil sehr ähnliche Symptome hervorrufen, insbesondere bei jüngeren Kindern mit Sprachentwicklungsstörungen. Daher ist eine möglichst frühzeitige Abgrenzung wichtig, um die passende Therapie zu wählen.

In solchen Fällen ist es außerdem bedeutsam, nach familiären Vorbelastungen zu fragen. Und tatsächlich bestätigte der Vater, dass er bis heute Probleme habe, sich längere Zeit zu konzentrieren und begonnene Tätigkeiten zu beenden. Offenbar hatte sein Sohn eine gewisse Veranlagung für ein Aufmerksamkeitsdefizitsyndrom von seinem Vater.

Was also konnte ich jetzt für Junus tun? Ich halte es generell für wenig sinnvoll, schon bei jungen Kindern zahlreiche Therapien zu verordnen. Daher riet ich den Eltern zunächst nur zur Fortsetzung der Sprachtherapie. Zusätzlich empfahl ich ihnen, für einen klar strukturierten Alltag zu sorgen, der zum Beispiel feste Zubettgehzeiten und feste Essenzeiten für Junus beinhaltet. Mit den Erzieherinnen im Kindergarten besprach ich konkrete Möglichkeiten der Stressreduktion, etwa Aktivitäten mit wenigen Kindern und mehr Ruhephasen für Junus.

Schließlich legte ich den Eltern noch nahe, nach der Einschulung von Junus den ADS-Verdacht abklären zu lassen. Zu dem Zeitpunkt werde er einen Entwicklungsstand erreicht haben, der eine gesichertere Diagnose ermögliche. Diese Empfehlung enthielt der Arztbrief, den die Eltern unmittelbar nach dem Abschlussgespräch von mir erhielten.

Die Nachuntersuchung in unserer Praxis im Alter von sieben Jahren bestätigte schließlich, dass bei Junus ein Aufmerksamkeitsdefizitsyndrom vorlag. Die Lehrer*innen an seiner Grundschule, die von den Eltern über das Untersuchungsergebnis informiert wurden, ermöglichten Junus eine ruhige Lernumgebung und achteten darauf, dass er genügend Zeit zur Erledigung seiner Aufgaben hatte. Wann immer es möglich war, nutzten sie kleine Belohnungen wie etwa die Vergabe besonderer Smileys, um ihn zu motivieren. Junus reagierte sehr positiv auf diese Unterstützung, es zeigten sich auch Erfolge beim Lernen, die wiederum sein Selbstbewusstsein stärkten. Und er nahm zunehmend mehr Kontakt zu den anderen Kindern auf.

Dadurch dass die Eltern frühzeitig unsere Praxis aufgesucht hatten, wir uns ein umfassendes Bild von Junus machen konnten und die Erzieher*innen sowie Lehrer*innen Rücksicht auf seine Probleme genommen haben, benötigt der Junge bis heute keine weiteren Therapien. Das zeigt eindrücklich, wie sinnvoll es ist, bei auftauchenden Problemen der Kinder nicht zu lange zu warten in der Hoffnung, dass diese sich von selbst lösen.

Selbst bei Erwachsenen lässt sich oftmals feststellen, dass Symptome ihrer psychischen Leiden schon im Kleinkindalter vorhanden waren, aber nicht beachtet wurden. Rechtzeitiges Handeln führt also dazu, dass sich Probleme gar nicht erst zu ernsthaften psychischen Krankheiten entwickeln, die dann mit sehr großem Aufwand behandelt werden müssen. Das erspart den Kindern – und auch den Eltern – viel Leid.

Ein bedeutender Einschnitt ins Alltagsleben bildet für Familien die Einschulung ihres Kindes. Das zeigt sich in unserer Praxis daran, dass in der Folgezeit die Terminanfragen deutlich zunehmen. In der Kinder- und Jugendpsychiatrie ist eine vorherige Überweisung durch Kinder- oder Hausärzt*innen grundsätzlich nicht notwendig. Es genügt ein Anruf zur Terminvereinbarung. Allerdings müssen alle Sorgeberechtigten – außer in Notfällen und bei Jugendlichen – mit einem Besuch in unserer Praxis einverstanden sein.

In den Gesprächen geht es vor allem um Verhaltensprobleme in der Schule, um Lern- und auch um Leistungsprobleme. Oft stellt sich ab den höheren Klassen die Frage nach einer Legasthenie, wenn ein Kind Schwierigkeiten mit dem Lesen und/oder Schreiben hat. Oder die Frage einer Dyskalkulie, wenn es Probleme beim Rechnen gibt. Wird eine solche Diagnose gestellt, benötigen die Kinder ein besonderes Lerntraining. Die Kosten solcher Trainings oder Lerntherapien werden bedauerlicherweise nicht von den Krankenkassen übernommen, weswegen sozial schwächere Familien sich dies meist nicht leisten können.

Häufiger beschäftigen wir uns mit Fragen zum Aufmerksamkeitsdefizitsyndrom (ADS), das bei Junus vorlag. Oftmals tritt es gemeinsam mit einer Hyperaktivität auf und wird dann ADHS genannt. Die große Zahl an Verdachtsfällen hat vor allem den Grund, dass sich Denk- und Verhaltensfähigkeiten im Grundschulalter weiter ausgebildet haben und Probleme in den Bereichen nun offensichtlicher werden.

Jedoch verbirgt sich längst nicht hinter jedem Konzentrationsproblem ein ADS oder ADHS. Konzentrations- und Aufmerksamkeitsstörungen können auch Anzeichen für Depressionen, Angststörungen oder Zwangserkrankungen sein. Daher ist in jedem Fall eine sorgfältige Diagnostik notwendig. Dafür setzen wir unter anderem spezielle Fragebögen ein, mit deren Hilfe es vielen Kindern gut gelingt, ihre Symptome zu beschreiben. In die Überlegungen mit einbezogen werden muss wie immer, ob es womöglich körperliche Ursachen für psychische Probleme gibt. Denn das kommt gar nicht so selten vor. Eine Über- oder Unterfunktion der Schilddrüse kann etwa zu starker Hyperaktivität und Gereiztheit und umgekehrt zu einer starken Antriebslosigkeit führen.

Ein beeindruckender Fall ereignete sich vor vielen Jahren.

Ein 9-jähriger Junge wurde mit Ängsten und zunehmenden Zwängen stationär in dem Krankenhaus aufgenommen, in dem ich arbeitete. Ich war als diensthabender Arzt für die körperliche Aufnahmeuntersuchung verantwortlich. Dazu gehörte eine Blutdruckmessung, damals noch mit Stethoskop und Blutdruckmanschette.

Bei der Messung hörte ich ein ungewöhnliches Strömungsgeräusch in der Ellenbeuge, und die Blutdruckwerte waren außerdem nicht alterstypisch. Ich bat eine Krankenschwester, diese Werte zu kontrollieren. Sie kam zu demselben Ergebnis. Die Kontrolle am anderen Arm ergab einen deutlich niedrigeren Wert. Eine kinderkardiologische Kontrolluntersuchung mittels Ultraschall und MRT ergab schließlich, dass die Hauptschlagader, die Aorta, an einer bestimmten Stelle kurz nach dem Abgang aus dem Herzen verengt war. Zu einer solchen angeborenen Fehlbildung kommt es nur in seltenen Fällen. Deren Auswirkungen, wie auffällige Herz- und Strömungsgeräusche, fallen normalerweise bei den regelmäßigen Gesundheitsuntersuchungen auf. Obwohl der Junge seit Jahren körperlich nicht normal belastbar war, war das hier nicht der Fall – aus unerklärlichen Gründen.

Nach der komplizierten Operation musste der Junge mehr als fünf Wochen auf der herzchirurgischen Station bleiben. Während dieser Zeit ließ sich beobachten, dass seine Ängste und Zwänge deutlich nachließen. Vermutlich hatte der Junge schon lange gespürt, dass bei ihm körperlich etwas nicht in Ordnung war. Daher hatte er die psychischen Symptome entwickelt. Aber er konnte es nicht in Worte fassen, denn er wusste ja nicht, was ein normales Körpergefühl ist. Er war mit seiner Fehlbildung, die äußerlich nicht zu sehen war, vermeintlich ganz normal aufgewachsen.

Falls keine körperlichen Ursachen für psychische Probleme festzustellen sind, bilden sogenannte projektive Testverfahren eine hilfreiche Ergänzung zum Gespräch. Diese Untersuchungsverfahren sind konzipiert, um Emotionen, Impulse und Vorstellungen der Kinder anzuregen und dadurch etwas über mögliche Ursachen ihrer Probleme zu berichten.

Ein bekanntes projektives Testverfahren ist der Scenotest. Dabei soll das Kind eine Szenerie aufbauen – und bekommt einen Kasten mit vielfältigen, leider zum Teil noch etwas altmodischen Materialien: Bauklötze unterschiedlicher Größe, Figuren von Kindern und Erwachsenen, Tieren und Pflanzen, darunter ein Einhorn, das für magisches Denken steht, und einen Teppichklopfer als möglichen Hinweis auf körperliche Strafen. Nachdem das Kind damit etwas gestaltet hat, erfrage ich, was das Bild darstellt und ob es eine Geschichte dazu gibt. Und ich bringe in Erfahrung, ob das Kind selbst gern eine der Figuren sein mag und wer es lieber nicht sein möchte.

Welcher Figur in der Szene geht es aus Sicht des Kindes gut? Welcher geht es weniger gut? Welche Materialien wurden benutzt? Ist die Szene eher karg gestaltet, ohne Menschen oder Tiere, kann das etwa ein Hinweis auf eine depressive Störung sein. Meine gesammelten Eindrücke und Überlegungen bespreche ich anschließend mit den Eltern und meist auch – natürlich altersgerecht – mit den Kindern. Wir versuchen dann gemeinsam zu klären, welche Bedeutung die Beschreibungen für den Alltag der Kinder haben.

Im jüngeren Kindesalter kommen Jungen fast doppelt so häufig wie Mädchen in die Praxen der Kinder- und Jugendpsychiatrie. Das ändert sich mit Beginn der Pubertät. Beide Geschlechter sind nun etwa gleich häufig von psychischen Leiden betroffen. Mit steigendem Alter werden mehr Untersuchungsverfahren zur Persönlichkeitsentwicklung und Emotionskontrolle eingesetzt, oftmals Fragebögen oder strukturierte Interviews. Die nun zunehmend genauere Selbsteinschätzung der Jugendlichen bringt es mit sich, dass ich als Arzt daraus wertvolle Erkenntnisse gewinnen kann.

In dem Alter kommen auch Erkrankungen hinzu, die zuvor nur sehr selten oder gar nicht auftreten, zum Beispiel Schizophrenien oder Essstörungen wie Magersucht (Anorexia nervosa) und Ess-Brecht-Sucht (Bulimie). Im Mittelpunkt der psychiatrischen Untersuchungen steht weiterhin das persönliche Gespräch über die Probleme und Symptome der Jungen und Mädchen. Da beispielsweise Essstörungen aber zu zahlreichen körperlichen Veränderungen wie Eisenmangel, Schwindelanfällen oder Hormonstörungen führen können, müssen viele Patient*innen zusätzlich körperlich überwacht werden. Nicht zuletzt, weil eine Magersucht durch die Mangelernährung lebensbedrohlich werden kann.

Ein Verdacht auf Schizophrenie, wenn Kinder also Stimmen hören, unter Verfolgungswahn leiden oder Halluzinationen haben, muss zudem immer mit bildgebenden Verfahren (z. B. MRT oder

CT) abgeklärt werden. Denn hinter Halluzinationen können sich schlimmstenfalls Hirntumore verbergen. Bei meinen Patient*innen in der Hochphase der Pubertät treffe ich oft auf ein weiteres typisches Problem.

Wie bei dem 16-jährigen Alexis.

Der Jugendliche, so bemerkte ich sofort, kam nur sehr widerwillig mit seinen Eltern in meine Sprechstunde. Aber die Eltern hatten darauf bestanden, da sich Alexis' Schulleistungen im letzten Jahr deutlich verschlechtert hatten. Seine Lehrer*innen vermuteten aufgrund seiner Konzentrationsschwierigkeiten ein ADS, vielleicht, so meinten sie, handele es sich auch um eine Depression. Alexis fehlte zudem häufig unentschuldigt und zeigte generell nur noch wenig Interesse an der Schule. Früher war er ein guter Schüler gewesen, aber nun lief er Gefahr, das Schuljahr wiederholen zu müssen.

Während ich mit ihm sprach, machte er einen sehr uninteressierten Eindruck. Eigentlich habe er gar keine Probleme, sagte er mir. Vielleicht hätten seine Eltern ein Problem mit ihm, er habe keine Ahnung. Er habe auch kein Interesse daran, mit mir zu sprechen. Ich entgegnete ihm, dass er mit 16 Jahren ja selbst entscheiden könne, ob er gehen oder bleiben wolle. Er schaute mich kurz herausfordernd an, blieb dann jedoch sitzen. Ihm sei das egal, seine Eltern würden ihn ja sowieso zwingen, zu bleiben.

Daraufhin bat ich die Eltern, im Wartezimmer Platz zu nehmen, um mit Alexis allein zu sprechen. Auf meine Frage hin, wie viel und wie häufig er denn pro Woche kiffe, sagte er: »Gar nicht!« Ich gab ihm zu verstehen, dass ich daran zweifeln würde.

Dazu muss man wissen: Ein ADS hätte sich nur in seltenen Fällen erst mit 16 Jahren bemerkbar gemacht. Aus meiner Erfahrung war es viel wahrscheinlicher, dass die schlechten Schulleistungen eine Folge von Cannabiskonsum waren.

Diese Frage war also kein Schuss ins Blaue. Der Konsum von Cannabis ist bei Jugendlichen immer stärker verbreitet.[1] Daher ist die Frage nach dem Konsum von Drogen Standard in der Anamneseerhebung. Und um eines klarzustellen: Drogenkonsum ist längst kein Problem mehr allein von Jugendlichen in Großstädten. Die Beschaffung von Drogen in ländlichen Regionen ist heute genauso leicht.

Jugendliche argumentieren vielfach, dass Erwachsene regelmäßig Alkohol trinken. Das kritisiere ja schließlich auch niemand. Und den Jugendlichen bleibt nicht verborgen, dass medizinisches Cannabis für Erwachsene legalisiert ist und unter anderem bei schweren chronischen Schmerzen und Epilepsien von den Krankenkassen bezahlt wird. Hinzu kommt, dass sich die Oppositionsparteien – die Grünen, die FDP und die Linke – für eine weitreichende Legalisierung von Cannabis einsetzen, es in der SPD viele Befürworter*innen dafür gibt und man sich selbst in der CDU/CSU offen gegenüber einer liberaleren Drogenpolitik zeigt.

Dabei wird nicht selten übersehen, dass die Risiken des Cannabiskonsums für Jugendliche ungleich höher sind als für Erwachsene. Jugendliche berichten mir, dass es für sie kein Problem darstellt, an ihrer Schule oder anderen Orten in ihrer Umgebung Cannabis zu kaufen. Der Leitung einer Oberschule, die behauptet, dass es an ihrer Schule kein Drogenproblem gebe, würde ich daher entgegnen, dass sie das Problem deutlich verharmlose – oder nicht sehen wolle.

Mir ist bewusst, dass ein Gespräch mit Jugendlichen über ihren Cannabiskonsum oft ergebnislos verläuft. Auch wenn sich das die Eltern wünschen, führt es nur in den wenigsten Fällen zu einem Umdenken. Dennoch ist es mir wichtig, den Jugendlichen die medizinischen Risiken von Drogen zu erklären. Dabei kommt es darauf an, nicht moralisierend oder mit erhobenem Zeigefinger daherzukommen. Wenn das gelingt, sprechen die meisten Jugendlichen zumindest offener über ihren Konsum.

Zunächst entgegnete mir Alexis, dass er hin und wieder mit Freunden am Wochenende kiffen würde. Seine Eltern wüssten davon. Außerdem habe er das im Griff, und an seiner Schule würden ohnehin alle kiffen. Im Verlauf unseres Gesprächs stellte sich heraus, dass er mittlerweile nahezu täglich kiffte. Er weigerte sich aber, Hilfe in Anspruch zu nehmen.

Ein Jahr später kamen die Eltern erneut zu mir. Sie übergaben mir den Entlassungsbrief eines Krankenhauses, in dem Alexis aufgrund einer durch Drogen ausgelösten Psychose behandelt worden war, verbunden mit der Bitte um Weiterverschreibung der verordneten Psychopharmaka. Die Drogenscreenings im Urin zeigten, dass Alexis schon bald nach der Entlassung wieder Cannabis konsumierte.

Leider zeigte sich in diesem Fall der Beginn einer chronisch verlaufenden psychiatrischen Erkrankung. Und je weiter sie fortschreitet, desto schwieriger wird es, therapeutisch einzugreifen. Das ist eine frustrierende Erfahrung, die wohl alle Ärzt*innen ab und an machen: Wenn eine Patientin oder ein Patient keinerlei Eigenmotivation hat, an seiner gesundheitlichen Situation etwas zu verbessern, sondern Hilfe sogar aktiv ablehnt, kann kaum eine Linderung seiner Leiden erreicht werden.

Cannabis und sein Hauptwirkstoff Tetrahydrocannabinol (THC) gehört zu den berauschenden Drogen. Die Wirkstoffe der Hanfpflanze haben vor allem eine muskelentspannende und beruhigende Wirkung, beeinflussen aber auch die neuronale Netzwerkbildung im heranreifenden Gehirn. Wie andere Drogen auch behindert Cannabis die Vernetzung der Neuronen. Zwar hängt die Entstehung von Psychosen nicht allein vom Cannabiskonsum ab, sondern auch von genetischer Veranlagung und psychischer Vorerkrankung. Unbestritten ist jedoch, dass der Konsum die kognitive Leistungsfähigkeit einschränkt. Eine neuseeländische Langzeitstudie auf Basis wiederholter Intelligenztests belegt das eindrucksvoll:

Während sich der IQ der Nicht-Cannabis-Konsument*innen zwischen dem 13. und dem 38. Lebensjahr verbesserte, verschlechterte er sich bei den regelmäßig Konsumierenden um bis zu acht Punkte. Und zwar umso deutlicher, je höher der Konsum war. Bei den Erwachsenen, die mit dem Kiffen aufhörten, normalisierte sich der IQ zwar – aber nur dann, wenn sie nicht schon als Teenager*innen angefangen hatten.[2] Das ist ein möglicher Hinweis darauf, dass Cannabis bei Jugendlichen bleibende Schäden hinterlässt.

Verstärkt werden die Probleme durch die entspannende Wirkung des Cannabis, die zu Gleichgültigkeit führen kann. Da die Wirkstoffe zudem eine halluzinogene Wirkung haben, ist Kiffen inzwischen einer der häufigsten Gründe für Psychosen und Schizophrenien im Jugendalter.[3] Für all diese Mechanismen gibt es – wie bei anderen Drogen auch – keinen Schwellenwert, unterhalb dessen ein Konsum gänzlich gefahrlos wäre.

Andere wissenschaftliche Untersuchungen konnten zudem zeigen, dass das Risiko von Jugendlichen, als Erwachsene suchtkrank zu werden, um 90 Prozent steigt, wenn sie schon vor dem 14. Lebensjahr regelmäßig kiffen.[4]

Daher rate ich Eltern, wenn die Schulleistungen im Jugendalter plötzlich schlechter werden, genau hinzuschauen. Womöglich verbirgt sich dahinter ein Drogenproblem. Es ist sinnvoll, eine Drogenberatungsstelle aufzusuchen, die in der Regel über einen großen Erfahrungsschatz verfügt und wirksam helfen kann. Wenn Kinder und Jugendliche längerfristig auf Hilfe angewiesen sind, muss in Abhängigkeit von der Erkrankung geklärt werden, welche Behandlungsform geeignet ist. Dabei kommen verschiedene Optionen infrage, die Kindern und Jugendlichen Unterstützung bieten können.

Psychotherapeutische Behandlung

Psychotherapie bedeutet wörtlich übersetzt die »Behandlung der Seele«. Sie widmet sich insofern Menschen mit seelischen bzw. psychischen Problemen unter der Zielsetzung, eine Änderung herbeizuführen. Für Kinder und Jugendliche darf sie nur von Ärzt*innen mit entsprechender Zusatzqualifikation von psychologischen Psychotherapeut*innen sowie Pädagog*innen und Sozialarbeiter*innen, die nach dem Studium eine Ausbildung zu Kinder- und Jugendlichenpsychotherapeut*innen durchlaufen haben, angeboten werden. In Deutschland sind nur bestimmte Verfahren der Psychotherapie zugelassen: die Verhaltenstherapie, psychodynamische Verfahren wie die tiefenpsychologische Gesprächstherapie und die Psychoanalyse sowie die systemische Therapie und die Familientherapie.

Welches Verfahren bei einem erkrankten Kind oder Jugendlichen das sinnvollste ist, hängt von mehreren Faktoren ab. Die Art der jeweiligen Störung spielt eine Rolle, wobei darauf hinzuweisen ist, dass zum Beispiel Depressionen und Angststörungen mit verschiedenen Verfahren ähnlich erfolgreich behandelt werden können. Am besten wissenschaftlich untersucht sind im Kinder- und Jugendbereich Verhaltenstherapien.

> Das entscheidende Kriterium für den Behandlungserfolg ist ein gutes Verhältnis zwischen Therapeut*in und Patient*in, ganz unabhängig von der Therapieausrichtung. Wenn ein Kind kein Vertrauen zu seinem Therapeuten oder seiner Therapeutin hat, nutzt die beste Methode nichts.

Das Verhältnis sollte von Offenheit, Wertschätzung und Vertrauen geprägt sein. Oftmals zeigt auch die Kombination verschiedener therapeutischer Ansätze gute Behandlungserfolge. Das setzt allerdings eine gewisse Berufserfahrung bei den Therapeut*innen voraus.

Die Krankenkassen gewähren zu Beginn fünf sogenannte probatorische Sitzungen. Diese dienen zur Klärung, ob eine Therapie erfolgversprechend ist und ob Therapeut*in und Kind zueinander passen. Danach wird ein Therapieantrag gestellt, der von unabhängigen Gutachter*innen geprüft wird. Die eigentliche psychotherapeutische Behandlung, die meist einmal die Woche stattfindet, ist in der Regel zunächst auf ein Jahr angelegt, mit der Möglichkeit zur Verlängerung. Falls eine rasche Linderung der Symptome zu erwarten ist, können auch Kurzzeittherapien genehmigt werden.

Für Vorschul- und Grundschulkinder kommen häufig Spieltherapien in Betracht. Dabei werden verschiedene spielerische Ansätze genutzt, um eine Besserung der psychischen Probleme zu erreichen. Je älter die Kinder sind, desto mehr steht das therapeutische Gespräch im Vordergrund. Zu einer Besserung kommt es allerdings in der Regel nur, wenn auch die Eltern und Bezugspersonen in die Behandlung mit einbezogen werden. Dieses gilt insbesondere für junge Kinder. In solchen Fällen steht oft die gesamte Familie und nicht das Kind im Mittelpunkt der Therapie. Wie bei Annas Familie wird insbesondere das Augenmerk darauf gerichtet, wie die Familienmitglieder sich verhalten und miteinander kommunizieren. Darauf aufbauend wird gemeinsam nach Lösungen für die gesamte Familie gesucht, die dann dem erkrankten Kind zugutekommen.

Die Kosten solcher Familientherapien werden von den gesetzlichen Krankenkassen jedoch nicht übernommen. Das ist aus medizinischer Sicht kaum nachvollziehbar, da sie sehr hilfreich sein können. Gleiches gilt für nicht sprachliche Psychotherapien wie Gestalt-, Kunst- oder Musiktherapien. Insbesondere Kinder und Jugendliche, die nicht besonders gut auf direkte Gespräche reagieren, können davon in hohem Maße profitieren. Laut Sozialgesetzbuch ist in manchen Fällen aber eine Finanzierung über das Jugendamt möglich, etwa »wenn die Gefahr einer seelischen Behinderung für die Dauer von mehr als sechs Monaten besteht«.[5]

Medikamentöse Behandlung

Wenn eine Psychotherapie allein nicht ausreichend ist, um eine Besserung der Erkrankung zu erreichen, kommt eine begleitende medikamentöse Behandlung mit sogenannten Psychopharmaka in Betracht. In vielen Fällen entfaltet eine solche Kombination eine optimale Wirkung. Vielfach kann damit auch vermieden werden, dass ein Kind für längere Zeit stationär in einer Klinik behandelt werden muss.

Im Gespräch mit den Eltern sowie den Kindern und Jugendlichen zeigen sich oft große Vorbehalte und Ängste gegenüber einer Behandlung mit speziellen Medikamenten gegen psychische Leiden. Die Vorbehalte sind aber in der Regel unbegründet. Von zentraler Bedeutung ist, dass alle Beteiligten über die Chancen, aber auch über die Risiken der medikamentösen Behandlung aufgeklärt werden. Denn die Kinder und Jugendliche nehmen die Mittel meist für mehrere Monate, manchmal sogar mehrere Jahre ein. Die Entscheidung für eine medikamentöse Behandlung müssen alle Beteiligten tragen.

Medikamente können nur zu einer erfolgreichen Behandlung beitragen, wenn sie wie verschrieben eingenommen werden. Nur dann vermögen sie auch optimal zu wirken. Oftmals ist der Leidensdruck bei den Eltern größer als bei den Betroffenen selbst, die ihr Verhalten vielleicht gar nicht als auffällig oder gar problematisch ansehen. Ein Jugendlicher mit einer schweren Depression bemerkt seine Antriebslosigkeit und gedrückte Stimmung zweifelsohne, aber ein Grundschulkind mit einem AD(H)S verspürt zunächst nicht unbedingt ein Problem. Daher muss ich immer die Motivation und Einstellungen sowohl meiner Patient*innen als auch der Eltern erfragen und sorgfältig abwägen.

Ein Psychopharmakon ist ein Medikament, das die neuronalen Abläufe im Gehirn beeinflusst und dadurch eine Veränderung der psychischen Verfassung bewirkt. Daher wird es auch als psychoaktiv bezeichnet.

Einteilen lassen sich die zahlreichen Psychopharmaka nach ihrem jeweiligen Anwendungsbereich und ihrem therapeutischen Effekt. Für die Kinder- und Jugendpsychiatrie sind die folgenden Medikamentengruppen wichtig:

- **Antidepressiva** wirken stimmungsaufhellend und antriebssteigernd.
- **Antipsychotika/Neuroleptika** wirken vorrangig gegen Psychosen.
- **Psychostimulanzien** steigern Leistungsfähigkeit und Konzentration.
- **Anxiolytika** haben eine angst- und spannungslösende Wirkung.
- **Phasenprophylaktika** verhindern oder reduzieren das Risiko, dass Krankheitsphasen bei Psychosen oder Manien wieder auftreten.

Gemeinsam ist allen Medikamenten, dass sie die Konzentration der Botenstoffe im Gehirn beeinflussen. Das gelingt ihnen, indem sie die Signalübertragung im sogenannten synaptischen Spalt beeinflussen, dem winzigen Zwischenraum zwischen zwei Nervenzellen. Dort erfolgt der Austausch von Informationen zwischen den Nervenzellen, und zwar mithilfe der verschiedenen Botenstoffe. Diese haben sowohl hemmende als auch aktivierende Funktionen, verstärken oder dämpfen also den Informationsfluss.

Soll nun eine Information weitergeleitet werden, schüttet die aussendende Nervenzelle je nach Art der Information Botenstoffe in unterschiedlicher Konzentration aus. Diese Botenstoffe besetzen dann auf der empfangenden Nervenzelle die speziell für sie vorgesehenen Rezeptoren. Psychopharmaka beeinflussen diesen Prozess auf unterschiedliche Weise:

- **Agonisten** ahmen die Funktion des jeweiligen Botenstoffs nach. Sie besetzen den jeweiligen Rezeptor und aktivieren diesen dadurch zur Informationsweiterleitung.
- **Antagonisten** blockieren Rezeptoren und verhindern so, dass der dazugehörige Botenstoff seinen Rezeptor erreichen kann.
- **Enzymhemmer** erhöhen die Konzentration eines Botenstoffs im synaptischen Spalt, indem sie verhindern, dass er wieder abgebaut wird.
- **Wiederaufnahmehemmer** verhindern, dass ein Botenstoff nach erfolgter Signalübertragung von der aussendenden Nervenzelle wieder aufgenommen wird. Dadurch verbleibt der Botenstoff im synaptischen Spalt, was dazu führt, dass Signale besser weitergeleitet werden.

Durch Hemmung oder Aktivierung der Signale werden also die Funktionen des Gehirns beeinflusst. Das sollte möglichst gezielt geschehen, damit Psychopharmaka nur in jene Abläufe eingreifen, die bei der Patientin bzw. dem Patienten jeweils nicht gut funktionieren – andere Bereiche des Gehirns sollten nicht beeinflusst werden. Da das jedoch nur in Ansätzen gelingt, können durch das Eingreifen in weitere Prozesse im Gehirn unerwünschte Effekte auftreten.

Unter Nebenwirkungen versteht man alle zusätzlich zur Hauptwirkung auftretenden Reaktionen auf ein Medikament. In den meisten Fällen sind es unerwünschte oder gar gefährliche Reaktionen, manchmal aber können Nebenwirkungen auch einen positiven Effekt auf ein Krankheitsgeschehen haben. Auf den Beipackzetteln wird unterschieden, wie häufig Nebenwirkungen auftreten: Das reicht von »sehr häufig: mehr als ein Behandelter von 10« bis »sehr selten: weniger als ein Behandelter von 10 000«.

Die Wirkstoffe von Psychopharmaka beeinflussen nicht nur gezielt einen Botenstoff oder entfalten nur in einer ganz bestimmten Hirnregion einen Effekt, sondern greifen möglicherweise auch in Prozesse ein, die nichts mit der eigentlichen Störung zu tun haben. Das gilt für die meisten Medikamente, selbst für alltägliche, die nicht verschreibungspflichtig sind. Nimmt man über längere Zeiträume Aspirin gegen Kopfschmerzen ein, bekommt man eventuell Magenprobleme, weil der Wirkstoff Acetylsalicylsäure die Magenschleimhaut angreift. Bei einer Überdosierung des Schmerzmittels Paracetamol – das vielfach Kindern mit Fieber gegeben wird – können schwere Leberschäden auftreten. Denn das Medikament wird in der Leber abgebaut, die aber große Mengen davon nicht verträgt.

Die Nebenwirkungen von Psychopharmaka entstehen im Gehirn, also dort, wo die Substanzen wirken. Ein Neuroleptikum kann beispielsweise als Nebenwirkung zu Unsicherheit beim Gehen führen. Denn es verändert die Konzentration von Dopamin, das für unsere Konzentrationsfähigkeit und Wachheit und eben auch unsere Motorik zuständig ist. Viele Psychopharmaka beeinflussen das Herz-Kreislauf-System, erhöhen etwa die Herzfrequenz. Sie können aber auch müde machen, was besonders für Mittel gegen Erregungszustände, die Neuroleptika, gilt. Falls Patient*innen Schlafstörungen haben, lässt sich diese Nebenwirkung sogar positiv nutzen.

Umgekehrt haben bestimmte Antidepressiva, insbesondere die Serotoninwiederaufnahmehemmer, eine antriebssteigernde Wirkung. Diese ist sinnvoll, weil depressive Patient*innen über zu wenig eigenen Antrieb verfügen. Doch kann die Einnahme dieses Medikaments dazu führen, dass Patient*innen verstärkt Suizidgedanken haben – durch das Medikament werden sie überhaupt erst in die Lage versetzt, solche Gedanken in die Tat umzusetzen. Ohne das Mittel hätte ihnen der Antrieb dazu gefehlt. Aufgrund dessen gehört es bei Jugendlichen, die Antidepressiva einnehmen, zu den Routinefragen, ob sich solche Gedanken entwickelt oder verstärkt haben.

Häufig wird die Sorge geäußert, dass Psychopharmaka abhängig machen. Und tatsächlich gibt es Substanzgruppen wie Schlafmittel (Hynotika, z. B. Barbiturate) oder Tranquilizer (Diazepame), bei denen nach längerer Anwendung diese Gefahr besteht. Insbesondere Hypnotika sollten in der Kinder- und Jugendpsychiatrie ohnehin nicht eingesetzt werden, da kein medizinischer Grund dafür vorliegt. Bei Tranquilizern hingegen ist das Suchtrisiko gering, solange sie ordnungsgemäß und zeitlich befristetet eingenommen werden.

Auch bestimmte Stimulanzien wie etwa Ritalin, das zur Behandlung von AD(H)S eingesetzt wird, stehen unter Verdacht, süchtig zu machen. Bei einem vorschriftsmäßigen Gebrauch ist jedoch auch hier das Risiko einer Suchtentwicklung nicht gegeben.

Wenn bereits ein einzelnes Medikament Nebenwirkungen haben kann, dann überrascht es nicht, dass mit der Gabe von mehreren Medikamenten das Risiko unliebsamer Wirkungen steigt. Daher sollte mit der Verschreibung mehrerer Medikamente grundsätzlich äußerst zurückhaltend umgegangen werden, um Nebenwirkungen und mögliche Wechselwirkungen zu vermeiden.

Vielfach bin ich mit gänzlich falschen Vorstellungen über die Gefahren von Psychopharmaka konfrontiert.

So kam einmal die Mutter eines 13-jährigen Jungen mit der Bitte zu mir in die Praxis, das aggressive Verhalten ihres Sohnes medikamentös zu behandeln. Er war nicht mehr schulfähig, alle pädagogischen und psychotherapeutischen Maßnahmen waren gescheitert.

Die Mutter betonte, dass sie eine »humane Behandlung« ihres Sohnes wünsche. Da sie gehört habe, dass eine homöopathische Behandlung in diesem Fall nicht erfolgreich sein würde – was ich bestätigen konnte –, wünsche sie nun eine Behandlung mit pflanzlichen Präparaten. Denn diese hätten ja keine Nebenwirkungen und seien insofern sicher. Meinem Einwand, dass dies nicht zutreffe, begegnete sie mit großer Skepsis und dem Hinweis, dass ich wohl ein »Schulmediziner« sei und mich in diesem Bereich nicht auskenne.

Im Verlauf des Gesprächs stellte ich fest, dass die mangelnden Kenntnisse über die Wirkmechanismen von Medikamenten Ursache der großen Sorge waren. Die Mutter nahm an, ihrem Sohn würde Schlimmes widerfahren, er ein Psychopharmakon einnähme. Ich erklärte ihr, dass pflanzliche Medikamente grundsätzlich ebenso Nebenwirkungen haben können wie chemisch erzeugte Wirkstoffe.

Viele der künstlich hergestellten Wirkstoffe basieren auf dem über Jahrhunderte überlieferten Wissen der Pflanzenheilkunde. Und im Übrigen kommen einige der potentesten Gifte in Pflanzen vor.

Grundsätzlich gilt bei pflanzlichen wie bei chemischen Wirkstoffen gleichermaßen: Falsch dosiert oder unsachgemäß eingesetzt, kann es zu erheblichen Nebenwirkungen kommen. So vermag das bei Depressionen häufig verordnete pflanzliche Präparat Johanniskraut theoretisch die Wirksamkeit der Pille herabzusetzen – was unbedingt bei der Behandlung von jugendlichen Mädchen und Frauen beachtet werden muss.

Da die Mutter stark unter Druck zu stehen schien, entschloss sie sich nach meiner ausführlichen Beratung doch zur medikamentösen Behandlung ihres Sohnes. Trotz des deutlichen Rückgangs seiner Symptome war ihr die Skepsis aber nicht zu nehmen. Sie gab an, dass immer wieder neue Nebenwirkungen aufträten, und so wurde die medikamentöse Behandlung schließlich beendet.

Bei Kindern entscheiden letztlich die Eltern und Sorgeberechtigten über eine Medikamenteneinnahme. Jugendliche dürfen oft schon selbstständig über Behandlungsmethoden und Medikamentengaben entscheiden, wenn der- oder diejenige die Tragweite einer solchen Behandlung verstehen kann. In jedem Fall aber habe ich als Arzt die Pflicht, ausführlich über die Wirkungen und Nebenwirkungen der Mittel aufzuklären. Das ist auch deshalb wichtig, weil aus Studien bekannt ist, dass etwa die Hälfte aller verordneten Medikamente gar nicht oder nicht korrekt eingenommen wird.[6] Der Hauptgrund dafür liegt in der Sorge vor unerwünschten Nebenwirkungen, die sich oftmals beim Lesen der Beipackzettel verstärkt. Denn darin muss jede Nebenwirkung aufgeführt werden, auch wenn sie noch so selten auftritt.

Auch wenn die Aufklärung über Wirkungen und Nebenwirkungen in aller Ausführlichkeit geschieht, ist es dabei nicht sinnvoll, jede einzelne der sehr seltenen Nebenwirkungen zu diskutieren. Manche Patient*innen erwarten dann geradezu, dass genau diese Nebenwirkung bei ihnen auftritt. Im schlimmsten Fall führt diese Erwartungshaltung tatsächlich dazu – in Form einer sich selbst erfüllenden Prophezeiung.

Leider erlebe ich es immer wieder, dass Eltern oder Betreuer*innen Medikamente in Gegenwart der Patient*innen abfällig als »Pille«, »Droge« oder einfach als »das Zeugs« bezeichnen. Eine solche negative Bewertung der Medikamente spüren die Kinder und Jugendlichen, was ihre Haltung beeinflussen kann. Es wäre stattdessen wichtig, die mit jeder Medikamentengabe verbundenen Placeboeffekte zu nutzen. Patient*innen messen allein schon der

Tatsache, dass sie ein Medikament einnehmen, oftmals eine symptomverbessernde Wirkung zu. Diese Erwartungshaltung kann derart groß sein, dass selbst ein Medikament ohne jeden Wirkstoff einen positiven Effekt zeigen kann. Unter Umständen vermag es nicht nur das subjektive Befinden zu verbessern, sondern auch messbare Körperfunktionen wie den Blutdruck.

Insofern sollten solche Effekte auf keinen Fall unterschätzt werden. Eltern können diese Wirkungen unterstützen, indem sie die Einnahme eines Medikaments ritualisieren, etwa indem es immer zur gleichen Zeit und mit der gleichen Flüssigkeit eingenommen wird.

Ein Placeboeffekt macht sich außerdem in einem guten Arzt-Patienten-Verhältnis bemerkbar. Wenn ein Kind oder Jugendlicher ein positives Bauchgefühl gegenüber dem Arzt hat, ist das für die Behandlung außerordentlich hilfreich. Denn allein die Erwartungshaltung, dass das Handeln des Arztes etwas Gutes bewirkt, kann dazu führen, dass genau dies eintritt. Man weiß in allen Bereichen der Medizin inzwischen um die enorme Wirksamkeit des Placeboeffekts.

Viele Familien haben sich schon im Vorfeld im Internet über verschiedene Medikamente informiert. Bei der Suche nach den Wirkstoff- oder Handelsnamen der Medikamente finden sich Informationen sehr unterschiedlicher Qualität. Die Fachinformationen der Herstellerfirmen enthalten nicht per se nur Werbebotschaften. Sie unterliegen vielmehr rechtlichen Standards und dürfen keine haltlosen Versprechungen machen. Allerdings enthalten sie auch keine Informationen über mögliche Alternativen zu dem jeweiligen Medikament.

Insofern ist es wichtig, wie bei allen Informationsquellen, das Gelesene kritisch zu hinterfragen. Insbesondere gilt das für Internetforen, in denen Patient*innen über ihre subjektiven Erfahrungen mit Medikamenten berichten. Diese können hilfreich sein, sie dürfen aber niemals die persönliche Aufklärung durch die behandelnde Ärztin oder den behandelnden Arzt ersetzen. Denn eine Vergleichbarkeit mit der eigenen Situation ist oft nicht gegeben.

Eine absolute Sicherheit bei der Einnahme von Medikamenten gibt es letztlich nicht – ganz gleich, ob diese pflanzlicher oder chemischer Herkunft sind. Da Psychopharmaka Körpervorgänge unterschiedlich beeinflussen, sind vor Behandlungsbeginn verschiedene Voruntersuchungen notwendig.

Die Medikamente greifen in Wachstums- und Entwicklungsprozesse ein, und Kinder und Jugendliche können sehr sensibel auf die Wirkstoffe reagieren.

Eine Blutuntersuchung ist zunächst in den meisten Fällen sinnvoll. Damit werden unter anderem die Leber- und Nierenwerte überprüft. Die Funktion dieser Organe ist für den Abbau der Medikamente im Körper von Bedeutung. Das rote Blutbild gibt Aufschluss über den Sauerstofftransport im Körper, das weiße Blutbild liefert Erkenntnisse über das Immunsystem. Da manche Medikamente die Produktion der roten und weißen Blutkörperchen beeinflussen können, ist eine regelmäßige Kontrolle der Blutwerte wichtig.

Des Weiteren ist ein sogenanntes Drug-Monitoring bei einigen Medikamenten nötig, was die Bestimmung des Medikamentenspiegels meint. Mittels der Blutanalyse lässt sich zeigen, wie hoch die Konzentration der Wirkstoffe ist. Damit kann festgestellt werden, ob ein Medikament zu hoch dosiert ist oder auch, weshalb keine Wirkung eingetreten ist. Bei Lithium zum Beispiel, das bei aggressiven Verhaltensstörungen sehr effektiv wirkt, ist sogar eine wöchentliche Blutkontrolle nötig. Denn bereits eine zu geringe Flüssigkeitsaufnahme kann zu einer deutlichen Veränderung der Wirkstoffkonzentration im Körper führen. Für Patient*innen ist das zweifellos sehr belastend.

Bei Medikamenten, die die Herzaktivität beeinflussen können, indem sie etwa den Puls beschleunigen oder verlangsamen, sollten für Patient*innen von Zeit zu Zeit EKGs erstellt werden. In extrem seltenen Fällen kann die Einnahme eines Medikaments zu Herzrhythmusstörungen führen. Für Kinder und Jugendliche mit Epilepsie sollte ein EEG angefertigt werden, also eine Ableitung der Hirnströme, um das Risiko für Epilepsien während der Behandlung besser einschätzen zu können. Epilepsien sind aber grundsätzlich kein Hinderungsgrund für die Gabe von Psychopharmaka.

Was viele medizinische Laien nicht wissen: Zahlreiche Medikamente sind nur für ein bestimmtes Alter zugelassen. Das liegt daran, dass die Mittel in der letzten Zulassungsphase am Menschen erprobt werden müssen (Phase-III-Studien). Die typischen Probanden sind aber meist zwischen 30 und 50 Jahre alt, männlich und wiegen um die 80 Kilogramm. An Jugendlichen und insbesondere an kleineren Kindern werden – vor allem aus ethischen Gründen – kaum Studien durchgeführt.

Es kann dennoch sein, dass ich als Arzt der Überzeugung bin, dass ein Medikament für die Behandlung sinnvoll ist, obwohl es keine Zulassung für Kinder und Jugendliche hat. In dem Fall muss ich die Familien darüber aufklären, dass es sich um einen sogenannten individuellen Heilversuch handelt. Ich muss dann darlegen, warum andere Behandlungsmethoden für die spezielle Störung nicht ausreichen oder ausgeschöpft sind.

Dabei geht es nicht darum, besonders gefährliche Behandlungen auszuprobieren, sondern das Vorgehen ist allein der Tatsache geschuldet, dass viele Medikamente aus plausiblen Gründen nicht an Kindern getestet werden. In jedem Fall gehe ich bei meinen Empfehlungen immer extrem vorsichtig vor. Und grundsätzlich müssen bei Kindern beide sorgeberechtigten Elternteile einer Behandlung zustimmen.

Stationäre Behandlung

Eine kinder- oder jugendpsychiatrische Behandlung sollte möglichst ambulant durchgeführt werden, also ohne dass das gewohnte Lebensumfeld verlassen werden muss. Doch es gibt auch Fälle, in denen eine stationäre oder zumindest teilstationäre Behandlung sinnvoll ist. Wenn es beispielsweise nicht ausreicht, dass der Patient seine Therapeutin nur für eine Stunde in der Woche sieht, so wie es bei ambulanten Behandlungen üblich ist. Das kann sich daran zeigen, dass sich die Symptomatik nicht verbessert oder sie sich sogar verschlechtert.

Manche Kinder zeigen im Lauf einer Therapie Anzeichen großer Erschöpfung aufgrund ihrer psychischen Erkrankung. Die Abschirmung während eines Klinikaufenthalts kann dann dazu beitragen, sich besser auf die Behandlung einzulassen. Und depressive Jugendliche mit ausgeprägten Suizidgedanken profitieren davon, nicht ständig allein mit ihren Gedanken sein zu müssen, sondern jederzeit Ansprechpartner*innen zu haben.

Jungen und Mädchen mit Essstörungen sollen in der intensiven stationären Therapie in die Lage versetzt werden, wieder zu einem besseren Umgang mit dem eigenen Körper zu finden und sich mit den Hintergründen ihrer Erkrankung auseinanderzusetzen.

Wenn Patient*innen Gefahr laufen, sich selbst oder andere durch ihr Verhalten zu gefährden und sie ihre Gefühle und Handlungen nicht mehr kontrollieren können, kann eine geschützte Unterbringung notwendig werden. Das bedeutet, dass sie die Stationen nicht mehr ohne Weiteres verlassen können, sie dafür zumindest eine Begleitperson benötigen. Dies sollte jedoch nur möglichst kurzzeitig erfolgen und bedarf immer einer Absprache mit den Bezugspersonen.

> Kinder- und jugendpsychiatrische Kliniken haben in der Regel getrennte Stationen für Jüngere und Ältere. Grundsätzlich gilt: Je jünger ein Kind ist, desto zurückhaltender sollte eine stationäre Aufnahme ins Auge gefasst werden.

Jugendliche kurz vor dem Erreichen der Volljährigkeit haben hingegen große Schwierigkeiten, überhaupt stationär aufgenommen zu werden. Für die Angebote der Kinder- und Jugendpsychiatrie seien sie schon zu alt, heißt es, und für die Erwachsenenpsychiatrie noch zu jung. Für diese Phase steht nach wie vor kein ausreichendes Behandlungsangebot zur Verfügung.

Das ist einerseits eine Folge der mangelnden Kenntnis über kinder- und jugendpsychiatrische Erkrankungen bei den Erwachsenenpsychiater*innen. Andererseits hat die Kinder- und Jugendpsychiatrie die Phase des Übergangs ins Erwachsenenalter lange Zeit vernachlässigt. Nun ändert sich diese Situation glücklicherweise langsam. Allerdings muss diese Verzahnung weiterhin dringend intensiviert werden.

Ähnliche Probleme ergeben sich auch für Kinder mit schweren Entwicklungsverzögerungen, geistigen Behinderungen oder Autismusspektrumstörungen. Sie werden auf normalen kinder- und jugendpsychiatrischen Stationen nur sehr selten aufgenommen, vor allem, weil sie eine sehr intensive Betreuung benötigen, die die meisten Kliniken nicht bieten. Auf diese Kinder spezialisierte Einrichtungen gibt es kaum, sodass Familien meist alleingelassen werden, was oft zu weiterer sozialer Isolation führt. Auch das ist ein unhaltbarer Zustand.

Vor jeder stationären Aufnahme wird in der Regel ein Vorgespräch geführt, um die Notwendigkeit und Motivation für eine Behandlung zu klären. Zudem wird überlegt, ob nicht eine tagesklinische Behandlung zunächst sinnvoller ist. In einer Tagesklinik kommen die Patient*innen am Morgen zur Therapie und kehren meist am späten Nachmittag zurück nach Hause. Gerade bei jungen Kindern wählt man diesen Weg. Die Art der Behandlung gleicht der einer vollstationären Aufnahme, die Kinder können ebenfalls von einem breit gefächerten Behandlungsangebot profitieren.

Einige Kliniken sind mittlerweile dazu übergegangen, auch am Wochenende eine tagesklinische Behandlung anzubieten. Das ist absolut sinnvoll, da die Probleme der Patient*innen ja nicht von Freitagnachmittag bis Montagmorgen pausieren. Leider ist diese Vorgehensweise aber noch längst nicht in allen Kliniken verbreitet.

Stationäre Behandlungen haben allerdings den Vorteil, dass für die Betreuung ein ganzes Team an Fachleuten zum Teil rund um die Uhr zuständig ist: darunter Ärzt*innen, Psycholog*innen, Erzieher*innen, Gesundheits- und Krankenpfleger*innen, Körpertherapeut*innen, Heilpädagog*innen und Sozialarbeiter*innen. Deren unterschiedliche Sichtweisen und regelmäßiger Austausch sind enorm hilfreich, um eine bestmögliche Behandlung zu ermöglichen.

Alle Kliniken sind auch an eine Schule angeschlossen. Während der normalen Schulzeiten findet der Unterricht in Kleingruppen statt, sowohl für Vorschüler*innen bis hin zu Oberstufenschüler*innen. Das Lernangebot orientiert sich dabei immer am Schweregrad der individuellen Erkrankung. Die Beobachtungen der Lehrer*innen geben hilfreiche Hinweise auf das Lernverhalten der Kinder oder auf Entwicklungsdefizite – und damit auf mögliche Ursachen der psychischen Probleme.

Eine sehr wichtige Aufgabe haben die Betreuer*innen auf den Stationen, die in der Regel einen medizinischen und pädagogischen Hintergrund haben. Sie sind meist die ersten Ansprechpartner*innen der Patient*innen und können in den Teambesprechungen bedeutsame Hinweise zu den Ursachen und zum Verlauf der Erkrankungen liefern.

Ich erinnere mich an einen 14-jährigen Jungen, den ich auf der Station für Jugendliche behandelte. Er war wegen eines Mutismus aufgenommen worden. Bei dieser Störung sprechen die Kinder und Jugendlichen mit niemandem (elektiver Mutismus) oder nur mit bestimmten Personen (selektiver Mutismus). Ungewöhnlich war das Alter des Patienten, da diese Form des Rückzugs eher bei jüngeren Kindern auftritt. Als Ursache kommen oft Ängste und depressive Symptome in Betracht, aber auch Missbrauch und Misshandlungen.

Obwohl ich das Gefühl hatte, einen guten Kontakt zu dem Jugendlichen aufgebaut zu haben, verliefen alle therapeutischen Sitzungen im Schweigen. Das heißt nicht, dass ich schwieg. Ich bekam nur keine Antworten auf meine Fragen oder Beziehungsangebote.

So ein Schweigen kann unerträglich sein. Es verleiht der schweigenden Person Macht, da sie ihr Gegenüber auflaufen lässt und damit hilflos macht. Doch zwischen uns herrschte auf irgendeine Weise eine stillschweigende Übereinkunft. Wir hatten gewissermaßen eine therapeutische Beziehung im Schweigen aufgebaut.

Im Verlauf der stationären Behandlung sprach der Jugendliche mit immer mehr Menschen. Zunächst mit den Betreuer*innen auf der Station, dann mit dem Oberarzt und meiner damaligen Chefin. Die Informationen, die ich von ihnen bekam, konnte ich in den Gesprächen mit der Familie und der Schule nutzen. Mit mir sprach mein Patient allerdings während der gesamten stationären Behandlung nicht. Natürlich musste ich mir immer wieder frotzelnde Kommentare meiner Kolleg*innen und Vorgesetzten diesbezüglich anhören.

Am Tag der Entlassung verabschiedete der Junge sich von mir, wortlos. Aber er überreichte mir einen Brief. Er schrieb, dass es für ihn von großer Bedeutung gewesen sei, sein Schweigen bei mir nicht zu brechen. Nur so habe er es geschafft, während der stationären Behandlung seine Probleme zu erkennen und zu lernen, mit ihnen umzugehen.

Aufgrund immer schlechterer Schulleistungen hatte er zunehmend das Gefühl entwickelt, seinen hohen Ansprüchen an sich nicht mehr gerecht zu werden. Dadurch entwickelte er eine große Scham. Außerdem wurde er in der Schule gemobbt und fühlte sich von seinen Eltern und Lehrer*innen nicht unterstützt. Nach und nach zog er sich innerlich immer weiter zurück – und hörte schließlich auf zu sprechen.

Natürlich war die Behandlung nach der Entlassung noch nicht abgeschlossen. Der Junge wurde weiterhin ambulant betreut. Aber nach einiger Zeit hatte er wieder guten Kontakt zu anderen Jugendlichen und zeigte sich deutlich selbstbewusster. Dazu beigetragen hat sicherlich, dass er kurz davor stand, einen guten Schulabschluss zu erreichen. Wesentlich für den Behandlungserfolg war zudem, dass ihm die Eltern und Lehrer*innen das Gefühl gaben, mit seinen Stärken und Schwächen ein sympathischer und liebenswerter Jugendlicher zu sein. Dadurch erfuhr er genau die Unterstützung, die er zuvor so schmerzlich vermisst hatte.

Aussicht auf Erfolg

Nicht immer ist eine Behandlung, egal ob stationär oder ambulant, derart erfolgreich. Immer wieder brechen Patient*innen sie ohne Gründe und oft gegen ärztlichen Rat ab. Es kann auch sein, dass die Symptome nach einer Therapie nicht verschwinden, selbst wenn ich das Gefühl hatte, alles Erforderliche getan zu haben. Das führt bei mir immer wieder zu Selbstzweifeln, zur Frage, ob ich alles bedacht und richtig gemacht habe. Doch diese Zweifel helfen auch, Behandlungsstrategien zu überdenken und die Dinge beim nächsten Mal vielleicht anders zu machen. Es ist in meinem Fachgebiet eben nicht so wie etwa in der Chirurgie, wo deutlich sichtbar wird, ob ein gebrochener Knochen fachgerecht zusammengefügt wurde oder eben nicht.

Die weniger erfolgreichen Therapien offenbaren, wie vielfältig die Umstände sind, die zu psychischen Krankheitssymptomen beitragen. Das zeigt sich, wenn die Kinder nur die Symptomträger*innen sind, die eigentlichen Ursachen aber vielmehr im sozialen Umfeld liegen.

Insgesamt aber stelle ich immer wieder fest: Menschen sind manchmal wunderbar kompliziert. Das macht meine Arbeit zwar nicht unbedingt leichter. Aber die große Bandbreite an Emotionen, Verhaltensweisen und Lebenskonstellationen ist für mich eine große Bereicherung.

Häufig kommt es vor, dass sich Eltern schon nach wenigen Terminen bei mir bedanken, dass wir viel erreicht haben. Das freut mich natürlich. Und sie fragen dann, wie wir das gemacht haben. Ich entgegne ihnen, dass wir zunächst nichts anderes gemacht haben, als genau hinzuschauen, uns der Probleme des Kindes und der gesamten Familie anzunehmen. Allein das hilft vielfach schon, festgefahrene Strukturen zu lösen, wie den Umgang mit wiederkehrenden Konflikten im Alltag. Und ich vermittle den Eltern den Gedanken, dass sie, die Lehrer*innen und alle anderen nahestehenden Menschen viel für ihr Kind tun können, indem sie es trotz aller Probleme als Persönlichkeit wertschätzen.

Das mag banal klingen. Aber ich erlebe immer wieder, dass genau diese Wertschätzung fehlt. Die Mutter einer jungen Patientin zeigte mir einmal den Brief eines Berliner Jugendamts: Darin hieß es, dass die Mutter möglichst in unserer Praxis einen Termin ausmachen solle, da wir neben der ausführlichen Diagnostik in unseren Arztbriefen immer auch die positiven Seiten der Kinder beschreiben würden. Mich hat dieses Lob stolz gemacht, aber auch nachdenklich. Wir verlangen von unseren Kindern, dass sie erfolgreich in der Schule sind, ein gutes Sozialverhalten an den Tag legen und möglichst schnell selbstständig werden. Gelingt einem Kind das nicht, werden oft nur noch die negativen Seiten gesehen.

Beispiele gibt es leider genügend:

- »*Mit deinen Schulleistungen wirst du später nicht mal Müllmann und auf der Straße landen.*« Kommentar eines Lehrers zu Mohammed, 1. Klasse, nachdem er Schwierigkeiten hatte, das Alphabet aufzusagen. Sechs Monate zuvor war sein Vater an den Folgen einer schweren Erkrankung verstorben.
- »*Ihre Tochter ist ja leider etwas dumm, aber glücklicherweise blond und ganz hübsch.*« Die Klassenlehrerin zur Mutter der 11-jährigen Sophie. Das Mädchen ist hochbegabt und leidet an einer schweren Rechenschwäche.
- »*Mein Sohn ist zu nichts fähig außer zum Computerspielen. Manchmal denke ich, dass der gar nicht von mir ist.*« Der Vater des 15-jährigen Aron während eines Gesprächs mit mir. Aron fehlten klare Strukturen zu Hause, und es zeigte sich, dass sein Vater schwer suchtkrank war.
- »*Eine Missgeburt wie du hat in unserer Klasse nichts zu suchen. Deine Eltern müssen sich schämen, dass du auf der Welt bist. Wenn du bleiben willst, musst du dafür bezahlen.*« Die Worte eines Mitschülers, der gemeinsam mit einem Klassenkameraden den 13-jährigen Ben gemobbt und erpresst hat. Ben war von einem Auto angefahren worden und hatte durch den Unfall ein Bein verloren.

Das sind sicherlich extreme Äußerungen, die in meinem Praxisalltag zum Glück nicht täglich vorkommen. Aber sie offenbaren genau diesen Mangel an Wertschätzung, die für eine stabile und gesunde Persönlichkeitsentwicklung eines Kindes unerlässlich ist.

In den Gesprächen mit den Familien in unserer Praxis kann ich solche Dinge direkt ansprechen und konkrete Empfehlungen geben. Dabei ist es übrigens ganz egal, ob es sich um eine »normale« Familie handelt, eine Patchworkfamilie, eine Adoptivfamilie oder eine andere Konstellation. Entscheidend ist, dass die engen Bezugspersonen zu ihren Kindern stehen, sie unterstützen und ihnen ihre Wertschätzung, ihren Stolz und ihre Zuneigung zeigen. Das soziale Umfeld zu erreichen ist deutlich schwieriger. Aber es ist oftmals notwendig, auch mit Lehrer*innen, Erzieher*innen und anderen Bezugspersonen zu sprechen.

Unabhängig davon, ob ein Kind ambulant oder stationär behandelt wird, ob es regelmäßig zu einer Psychotherapie geht oder zusätzlich begleitend Medikamente einnimmt – immer geht es zunächst darum, eine Perspektive zu eröffnen, also das Wissen zu vermitteln, dass die psychische Erkrankung heilbar ist und sich die Symptome bessern lassen.

Ein Behandlungstermin, ob er einmal in der Woche oder einmal pro Monat stattfindet, kann dem Kind Halt geben. Aber das allein reicht nicht aus, um es gesunden zu lassen. Die eigentliche Auseinandersetzung mit der Erkrankung findet im Alltag statt: in der Familie, der Schule und beim Treffen mit Freund*innen. Immer dann, wenn es gelingt, wieder zunehmend normal und ohne psychische Belastung am Alltagsleben teilzunehmen.

Kinder und Jugendliche brauchen diese Unterstützung von verschiedenen Seiten, auch wenn es manchmal so wirkt, als wenn sie jede Hilfe von außen ablehnen würden. Das erkenne ich immer wieder an ihren Antworten auf meine Frage am Ende eines Klinikaufenthalts, was ihnen denn am meisten geholfen habe. Die Mehrzahl sagt dann, dass der Kontakt und die Gespräche mit den anderen Patient*innen ihnen am meisten geholfen haben. Und das Wissen, mit der eigenen Erkrankung nicht allein zu sein.

Das bedeutet letztlich, dass ein simpler »Reparaturauftrag« an die Ärzt*innen und Therapeut*innen ohne Unterstützung aus dem Umfeld zum Scheitern verurteilt ist. Auch das ist also anders als bei einem Knochenbruch.

KAPITEL 3

Exkurs in die Neurobiologie – Wie Gehirn und Psyche zusammenhängen

In der Psychiatrie sind eindeutige Antworten nicht so schnell zu finden wie in anderen ärztlichen Disziplinen. Es gibt anders als in der Chirurgie kein Röntgenbild, das eindeutig den Bruch eines Knochens sichtbar macht. Und es gibt auch keine im Labor bestimmten Blutwerte, die klar belegen, dass der Körper gegen eine Entzündung ankämpft.

Depressionen und Angststörungen lassen sich in den meisten Fällen nicht einfach durch körperliche Befunde erklären. Mir stehen in der Praxis andere Untersuchungsverfahren zur Verfügung: die testpsychologischen oder neuropsychologischen Untersuchungen, die als Ergänzung der psychiatrischen Befunderhebung wichtig sind. Diese Untersuchungsergebnisse erklären aber oftmals nicht allein die Entstehung einer psychischen Erkrankung.

Daher muss ich den Eltern und Kindern die neurobiologischen Zusammenhänge verständlich machen, also wie die jeweilige psychische Erkrankung mit den alltäglichen seelischen Belastungen und dem Stoffwechsel im Gehirn zusammenhängen. Das ist nicht immer ganz einfach. Aber das Wissen darum hilft, besser zu verstehen, was genau in der jeweiligen Entwicklungsphase dazu beigetragen hat, eine psychische Erkrankung zu verursachen. Werden für Eltern und Kinder die Zusammenhänge nachvollziehbar, verstehen sie auch die Wirkung der individuellen Therapie besser – und setzen sie konsequenter um.

Kein Lebensabschnitt ist derart stark von Veränderungen des Körpers betroffen wie die Zeit von der Schwangerschaft bis ins späte Jugendalter. Kinder durchlaufen dabei mehrere Entwicklungsphasen. In diesen bilden sich ihre Emotionen heraus und die damit verbundene Emotionsregulation, also die Steuerung der eigenen Gefühle, die Empathiefähigkeit sowie die Fähigkeit zum sozialen Miteinander. Das alles geschieht nicht gleichmäßig, so wie das Wasser in einem trägen, breiten Fluss dahinfließt, sondern dynamisch, gewissermaßen mit Stromschnellen und Stauwehren – abhängig von biologischen Faktoren wie der individuellen Gehirnentwicklung des Kindes und von den sozialen Faktoren, also den jeweiligen Lebensumständen.

Insbesondere unser zentrales Nervensystem (ZNS) ist von dieser dynamischen Entwicklung beeinflusst. Darunter versteht man zum einen die im Gehirn und im Rückenmark gelegenen Nervenstrukturen, die die Koordination aller sensorischen Reize vornehmen, also all das, was wir sehen, hören, riechen, fühlen und schmecken und wie wir uns bewegen. Zum anderen ist das zentrale Nervensystem der Ort des bewussten und unbewussten Denkens und Handelns.

In der Frühphase der Schwangerschaft werden Nervenzellen im Körper spontan aktiv und rufen erste Reaktionen des Fötus hervor. Diese sind zunächst unkoordiniert, gleichzeitig aber enorm wichtig, weil sie die Reifung des gesamten Bewegungssystems vorantreiben.

Die Entwicklung des Nervensystems setzt sich gleichsam vom Kopf über das Rückenmark bis hin zu den Muskelzellen fort. Die Nervenzellen wandern im Körper des ungeborenen Kindes immer weiter. Erreichen sie die Muskelzellen in Beinen und Armen, vermag die Schwangere erstmals die Bewegungen ihres Kindes zu spüren.

Früher nahm man an, dass sich erst nach der Ausbildung des Bewegungssystems auch die Hirnrinde, der sogenannte Cortex, entwickelt, in der komplexe emotionale und kognitive Hirnfunktionen verankert sind. Heute weiß man, dass sich diese Hirnstrukturen annähernd gleichzeitig ausbilden. Nach wie vor ist allerdings nicht vollständig wissenschaftlich geklärt, ob der Fötus dadurch auch über ein frühes aktives Bewusstsein verfügt, also frühzeitig Signale außerhalb des Mutterleibs erkennen und unterscheiden kann.

Eindeutig belegt ist aber, dass in der Frühphase der Schwangerschaft auch jene Botenstoffe aktiviert werden, die eine wichtige Rolle bei der Signalübertagung zwischen den Nervenzellen spielen: die Neurotransmitter.

Bekannte Neurotransmitter sind Serotonin, Dopamin und Noradrenalin. Aber auch Glutamat und GABA, die Gamma-Amino-Buttersäure, spielen eine wichtige Rolle in der Ausdifferenzierung der Nervenzellen. Dabei ist die Konzentration der Botenstoffe im Gehirn nicht gleich verteilt, sondern in verschiedenen Regionen unterschiedlich stark.

Die Neurotransmitter haben sowohl aktivierende als auch hemmende Einflüsse auf die Vorgänge im Körper. Und sie bewirken eine Spezialisierung der Nervenzellen, sorgen zum Beispiel dafür, dass sich Netzwerke bilden, die uns das Lernen oder motorische Bewegungen ermöglichen. Und im weiteren Verlauf der Kindesentwicklung sind sie wesentlich für unsere emotionale Stabilität, unser Lernverhalten und unsere Reaktion in Stresssituationen:

Insbesondere die drei Neurotransmitter Dopamin, Noradrenalin und Serotonin werden immer wieder genannt, wenn von den Ursachen psychischer Erkrankungen die Rede ist. Diese Botenstoffe sind jedoch nur in ungefähr fünf Prozent aller Nervenzellen aktiv – und dennoch für die psychische Gesundheit enorm wichtig. Sie sorgen dafür, dass wir wach, aufmerksam und motiviert sind. Dopamin etwa ist Bestandteil des inneren Belohnungssystems, aber auch für unsere Motorik zuständig. Die drei genannten Botenstoffe hal-

Abb. 1: Zusammenspiel der Neurotransmitter Dopamin, Serotonin und Noradrenalin

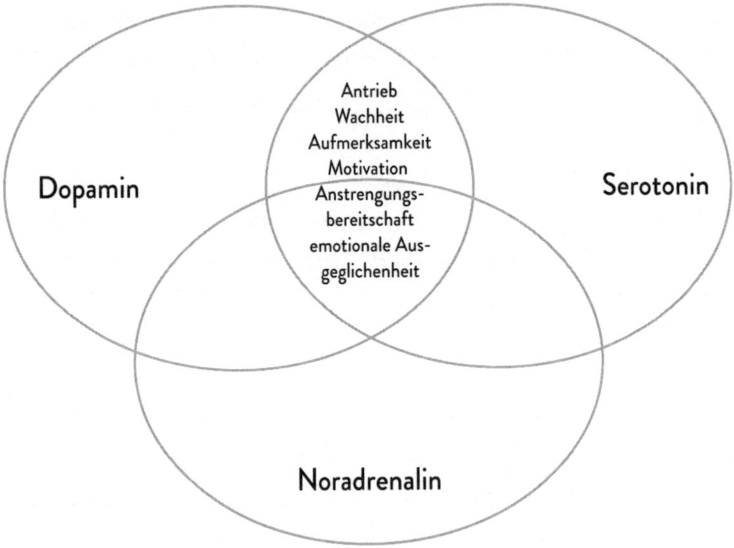

Quelle: Eigene Darstellung

ten im Zusammenspiel mit vielen anderen Vorgängen normalerweise unsere Psyche im Gleichgewicht.

Eine weitere Struktur, die ebenfalls von großer Bedeutung ist, ist die sogenannte Hypothalamus-Hypophysen-Nebennierenrinden-Achse. Der Hypothalamus ist ein Teil des Gehirns, der eine unter ihm liegende erbsenförmige Struktur steuert, die Hypophyse (Hirnanhangsdrüse). Beide sind über Nervenbahnen mit den Nebennieren, den auf den Nieren befindlichen Hormondrüsen, verbunden. Diese Verbindung zwischen dem Gehirn und dem übrigen Körper steuert die Ausschüttung von Hormonen, die für verschiedene Stoffwechselprozesse notwendig sind, etwa für die Verdauung oder das Immunsystem.

Die Verbindung ist darüber hinaus für die Gefühlsregulation zuständig. Die Redewendung »Das geht mir an die Nieren« kommt also nicht von ungefähr. Und die Verbindung hilft dem Körper, die Auswirkungen unterschiedlicher Stressfaktoren zu regulieren. Dazu werden verschiedene Botenstoffe ausgeschüttet, die die notwendigen Anpassungsreaktionen des Körpers verstärken.

Wichtige Stresshormone sind Cortisol und verschiedene sogenannte Glucocorticoide, die die Insulinausschüttung und die Reaktionen des Herz-Kreislauf-Systems steuern, etwa bei Stress unser Herz schneller schlagen lassen und den Blutdruck in die Höhe treiben. Sind alle Funktionen im Gleichgewicht, werden die verschiedenen Organsysteme optimal gesteuert. Auf diese Weise werden kurzfristige Belastungen abgepuffert, was ein wirksamer Schutz vor Stress ist.

Vor der Geburt

All diese Prozesse im Körper werden bereits zu Beginn der Schwangerschaft im Fötus aktiviert. Wie gut das gelingt, hängt auch in erheblichem Maß von den Lebensumständen der Mutter ab. Ihr Alltag hat einen bedeutenden Einfluss auf die Entwicklung des Kindes. Wenn sich zum Beispiel der Herzschlag der Mutter erhöht, so beschleunigt sich kurz darauf auch der Herzschlag des ungeborenen Kindes.

Normaler Stress der Mutter in der Schwangerschaft schadet dem Kind jedoch nicht. Im Gegenteil, er trägt dazu bei, dass sich ein Kind gesund entwickelt. Anders sieht das bei starken Ängsten der Mutter und dauerhaftem, übermäßigem Stress aus: Das Risiko für kindliche Störungen steigt. Als Folgen können ein geringes Geburtsgewicht, emotionale Entwicklungsverzögerungen und körperliche Beschwerden auftreten. Allerdings kommen viele Kinder gesund auf die Welt, obwohl die Mütter enormem Stress während der Schwangerschaft ausgesetzt waren. Stress kann also, muss aber nicht zwangsläufig negative Folgen für das Kind haben.

Ausreichend Schlaf ist während der Schwangerschaft ebenfalls elementar. Insbesondere die Phasen des REM-Schlafs, in denen die meisten Träume stattfinden, sind für die Ungeborenen von großer Bedeutung. Sie betragen bis zu acht Stunden täglich – und sind niemals wieder so lang wie im Mutterleib. Am stärksten ausgeprägt ist der REM-Schlaf in jener Phase der Schwangerschaft, in der sich die Zentren im Gehirn für die Sinnesverarbeitung herausbilden. Die REM-Schlaf-Phasen, die aufgrund der Träume mit einer erhöhten Gehirnaktivität einhergehen, ersetzen dabei die fehlenden Sinnesreize. Denn das Ungeborene schwimmt ja im Bauch der Mutter und bekommt von der Außenwelt nur wenig mit.

Der Schlafrhythmus des Fötus ist zunächst fast vollständig vom Schlafrhythmus der Mutter abhängig. Erst etwa ab der 30. Schwangerschaftswoche beginnt das ungeborene Baby, seinen eigenen Rhythmus zu entwickeln. Wenn die werdende Mutter also während der Schwangerschaft wenig schläft, ist auch das Baby häufig wach. Und mütterlicher Stress kann sich dadurch vermehrt auf das Kind übertragen.

Zudem können sogenannte Teratogene enorme Auswirkungen auf die Schwangerschaft haben. Verschiedene Substanzen von Umweltgiften über Medikamente, Viren und Radioaktivität bis hin zu Drogen und Alkohol gehören dazu. Ihnen allen ist gemeinsam, dass sie einen schädlichen Einfluss auf den Fötus haben und zu körperlichen Fehlbildungen und schweren Entwicklungsstörungen führen können.

Alkohol zerstört zum Beispiel Nervenzellstrukturen im Frontalhirn, die für Konzentration, Aufmerksamkeit und flexibles Denken zuständig sind. Insbesondere Babys alkoholabhängiger Schwangerer sind oftmals vom sogenannten fetalen Alkoholsyndrom (FAS) betroffen – dem häufigsten Grund für schwere Störungen der Hirnfunktion. Die 3000 bis 4000 Kinder, die damit jedes Jahr zur Welt kommen, leiden unter starken Einschränkungen ihrer kognitiven und sozialen Fähigkeiten. Ohne Frage weiß nicht jede Frau sofort von ihrer Schwangerschaft, und nicht immer führt vorübergehender Alkoholkonsum zu derart drastischen Folgen. Doch das Risiko bei fortdauerndem Alkoholkonsum während der Schwangerschaft, ganz unabhängig von der Menge, sollte allen bewusst sein. Denn es ist die einzige durch äußere Einwirkung entstehende Entwicklungsverzögerung, die vollständig vermeidbar ist.

Nikotin ist ebenso gefährlich. Die in den Blättern von Tabakpflanzen enthaltene Substanz gelangt bei Raucherinnen über die Nabelschnur zum Baby. Dort entwickelt sie als Nervenzellgift vor allem in den ersten Monaten der Schwangerschaft eine schädliche Wirkung. Folgen sind Konzentrations- und Aufmerksamkeitsstörungen, wie sie auch bei AD(H)S auftreten, sowie Entwicklungs- und Wachstumsverzögerungen. Zudem steigt das Risiko für Früh- und Fehlgeburten. Auch Opiate und synthetische Drogen gehen über die Nabelschnur auf das Kind über. Da die kindlichen Organsysteme wie etwa die Leber, die für den Abbau von Schadstoffen zuständig ist, noch nicht voll funktionsfähig sind, ist die Konzentration von Teratogenen im ungeborenen Kind oft um ein Vielfaches höher als bei Erwachsenen.

Wiederholter Stress, ganz gleich ob mentaler Stress, Stress durch Schadstoffe oder Stress als Reaktion des Körpers auf äußere Reize, kann also unmittelbar Einfluss auf die Entwicklungsphasen eines ungeborenen Kindes haben. Insbesondere für das zentrale Nervensystem gilt, dass es sich während der gesamten Schwangerschaft stetig weiterentwickelt und aufgrund seiner komplexen Struktur besonders anfällig für Störungen ist.

Nach der Geburt

Nach der Geburt entwickelt sich das Gehirn des Babys rasant weiter. Es wirkt so, als wenn Neugeborene ihre Tage und Nächte mit Schlafen und Essen verbringen, sie ihre Müdigkeit und ihren Hunger durch Schreien signalisieren – aber ansonsten nicht viel passiert. Sie erscheinen hilflos und vollständig auf die Fürsorge der Eltern angewiesen.

Tatsächlich ist das Gehirn aber voller funktionsfähiger Nervenzellen, die nur darauf warten, auf Signale zu reagieren und Verbindungen miteinander und zu anderen Hirnregionen herzustellen. Einfache Reflexe werden nun durch differenziertere ersetzt: der Saugreflex durch den Nuckelreflex, den das Baby selbst steuern kann. Solche Vorgänge sind Hinweise darauf, dass sich die Strukturen der Hirnrinde weiter ausbilden.

Mehr und mehr zeigen sich zielgerichtete Verhaltensweisen. Die Babys sind mit der Zeit in der Lage, für etwas längere Zeit aufmerksam zu sein, und entwickeln dadurch Verständnis für soziale Situationen. Der frühe Erwerb und die Weiterentwicklung dieser Fähigkeiten sind eine entscheidende Voraussetzung für die kognitive, soziale und emotionale Entwicklung.

All das wird durch eine erstaunliche Fähigkeit unserer Nervenzellen ermöglicht: die Neuroplastizität. Darunter versteht man die Fähigkeit von Nervenzellen, auf Reize zu reagieren, sich auf bestimmte Aufgaben zu spezialisieren und Verbindungen zu anderen Hirnregionen herzustellen.

Die Neuroplastizität begleitet uns Menschen ein Leben lang. Selbst im höheren Erwachsenenalter kann sich das Gehirn noch verändern, aber in der Kindheit ist diese Fähigkeit am stärksten ausgeprägt. Daher besitzen Kinder die erstaunliche Fähigkeit, Ausfälle in bestimmten Bereichen des Gehirns auszugleichen, etwa nach schweren Hirnverletzungen oder einer Hirnoperation; im Extremfall können Kinder, denen aufgrund einer schweren Epilepsie das halbe Gehirn entfernt werden musste, sogar ein praktisch normales Leben führen. Erwachsene nutzen im Normalfall nur einen geringen Anteil ihrer Gehirnkapazität, haben also jede Menge Reserven. Besonders groß ist diese kognitive Reserve aber bei den Kindern.

Alle Reize und Informationen, die ein Mensch aufnimmt, werden durch ein komplexes System in unserem Gehirn geschleust: das sogenannte limbische System. Es ist zentral an der Verarbeitung unserer Emotionen und anderer grundlegender Funktionen der Persönlichkeit beteiligt.

Doch arbeitet das limbische System nicht autonom vor sich hin. Vielmehr steht es in ständigem Kontakt mit anderen Strukturen des Gehirns. Die Entstehung von Gefühlen und Triebverhalten, aber auch von kognitiven Fähigkeiten, Sozialverhalten und Moral muss also immer als ein Zusammenspiel vieler unterschiedlicher Schaltstellen im Gehirn betrachtet werden. Das limbische System ist für unsere Motivation, unser Lernverhalten und unser Gefühlsleben von Bedeutung. Es gehört außerdem zu unserem inneren Belohnungssystem.

Wichtig zu wissen ist darüber hinaus, dass das limbische System auf uns einströmende Reize und Informationen bewertet, sie gewissermaßen in Bezug auf die Frage markiert, ob sie für uns relevant sind oder eher nicht. Jene Ereignisse, die mit starken Emotionen verbunden sind, bleiben uns künftig besser in Erinnerung als andere. So können wir uns normalerweise nach vielen Jahren noch gut daran erinnern, was an unserem Hochzeitstag geschehen ist. Oder wie wir uns nach einem Unfall gefühlt haben. Oder nachdem wir plötzlich einen Angehörigen verloren haben. Was an den Tagen davor oder danach passiert ist, wissen wir meist nicht mehr genau. Was nicht bedeutet, dass diese Informationen nicht mehr abrufbar sind, sie sind jedoch für uns nicht unmittelbar wichtig. Bei einigen Erkrankungen wie zum Beispiel bei AD(H)S oder auch Psychosen funktioniert diese Filterfunktion nicht mehr ausreichend. Es kommt zu einer ständigen Reizüberflutung und Überforderung, die wiederum zu Stress und in der Folge zu weiteren psychischen Problemen führen können.

Zweifellos lassen sich die Entwicklung der kognitiven und emotionalen Fähigkeiten von Kindern sowie ihr Verhalten nicht allein durch Netzwerkbildungen im Gehirn, Neurotransmitterkonzentrationen und Neuroplastizität erklären. Doch das, was wir heute über die neurobiologischen Vorgänge im Gehirn wissen, hat neue Sichtweisen auf die kindliche Entwicklung eröffnet.

Säuglinge entwickeln sehr schnell eine gewisse soziale Kompetenz. Daher sind Fürsorge und emotionale Zuwendung von mindestens einer Bezugsperson bedeutsam. Meistens ist das die Mutter, es kann aber ebenso der Vater des Kindes oder eine andere Person sein. Entscheidend ist die Bereitschaft zu einer konstanten Zuwendung, einer stetigen Fürsorge. Das ermöglicht die Entwicklung von Urvertrauen, das Vertrauen darauf, dass die eigenen Grundbedürfnisse unmittelbar und gleichbleibend berücksichtigt werden.

Geschieht das nicht, bilden sich wichtige neuronale Netzwerke im Gehirn verzögert oder nur unzureichend aus. Das belegen wissenschaftliche Studien mit Adoptiv- und Pflegekindern, die kein ausreichendes Urvertrauen zu Bezugspersonen ausbilden konnten.[1]

Die Folge ist unter anderem eine übermäßige Aktivierung der Hypothalamus-Hypophysen-Nebennierenrinden-Achse, die zur erhöhten Ausschüttung von Stresshormonen führt. Die dadurch verursachten Störungen der Netzwerkbildung verursachen daraufhin oftmals psychische Probleme, die bis ins Erwachsenenalter bestehen bleiben.

Wie wichtig eine frühe Bindung und verlässliche Bezugspersonen sind, konnte ich während meiner Arbeit auf der Neugeborenen-Intensivstation feststellen. Auf einer solchen Station werden fast alle Kinder künstlich beatmet, da ihre Lungen oder andere Organsysteme nicht voll funktionsfähig sind. Sie bekommen regelmäßig Nährlösungen und hängen an diversen Schläuchen – sie kämpfen letztlich in jeder Sekunde um ihr Leben.

Ich machte die Erfahrung, dass die Frühchen genau bemerkten, ob ich in den Brutkasten griff, um wieder einmal Blut abzunehmen oder Schläuche auszuwechseln. Sie kämpften dann mit der wenigen Kraft, die sie hatten, gegen die vermeintliche Gefahr an. Wenn ich aber in den Inkubator fasste, um ein Frühgeborenes zu streicheln, bemerkte ich sofort, wie es sich entspannte – selbst, wenn ich medizinische Handschuhe trug.

Meine gewonnene Erkenntnis war nicht neu. Sie bestätigte, was die Bindungstheorie besagt:

> Menschen besitzen ein angeborenes Bedürfnis, enge und von intensiven Gefühlen geprägte Beziehungen zu anderen Menschen zu haben.

Und die moderne Neurobiologie hat das bestätigt. Das führte auf den Neugeborenen-Intensivstationen zu praktischen Konsequenzen: Dort wird mittlerweile routinemäßig das »Känguruing« angewendet, das sich an den Beuteltieren orientiert, die ihren Nachwuchs einige Zeit am Körper tragen. Dementsprechend wird das Frühgeborene regelmäßig Haut an Haut auf den Oberkörper der Mutter oder eines anderen Erwachsenen gelegt. Studien konnten nachweisen, dass dadurch mehr Frühchen diese gefährliche Zeit im Brutkasten überleben. Außerdem entwickelten sie sich in späteren Lebensjahren besser und waren stressresistenter als Frühchen, die keinen Hautkontakt hatten.[2]

Für mich wurde das theoretische Wissen über das Urvertrauen im Kontakt mit den Neugeborenen plötzlich konkret erfahrbar. Eine sichere Bindung an eine oder mehrere Bezugspersonen ermöglicht es dem Baby, seine Umgebung zunehmend zu entdecken und die gewonnenen Erfahrungen für seine Persönlichkeitsentwicklung zu nutzen. Bindungsforscher*innen gingen zunächst davon aus, dass insbesondere der frühe Kontakt zur Mutter entscheidend ist – eine Annahme, die dem damals vorherrschenden Rollen- und Familienbild geschuldet war. In den letzten Jahrzehnten ist zunehmend auch die Rolle des Vaters wissenschaftlich untersucht worden. Er ist, genau wie die Mutter, eine zentrale Bezugsperson, die dem Kind eine sichere Bindung ermöglichen kann.

In der Realität kommt es allerdings vor allem in den ersten Lebensjahren oft zu einer Funktionsteilung zwischen den Eltern. Während sich die Mutter eher für die Sicherheitsbedürfnisse des Babys verantwortlich zeigt, fördert der Vater die Erkundung von Neuem, das sogenannte Explorationsverhalten. Prinzipiell funktioniert diese Rollenteilung aber genauso umgekehrt –auch bei gleichgeschlechtlichen Eltern.

Nicht nur die konstante, enge Beziehung zu einer Person – ganz gleich ob Mutter, Vater oder jemand anderes – ist für eine gesunde Kindesentwicklung von entscheidender Bedeutung, sondern auch nahestehende Menschen wie Geschwister und Großeltern. Nach und nach erweitert das Kind unbewusst den Kreis der Bezugspersonen.

Stabile soziale Verhältnisse signalisieren dem Kind, dass sein Verhalten zu vorhersehbaren Konsequenzen führt, sowohl wenn es etwas gut macht, aber auch wenn es einmal über die Stränge schlägt. Daher sind Rituale im Familienleben unverzichtbar: Sie stärken das Wir-Gefühl, dokumentieren, dass es klare Strukturen gibt und schaffen damit ein Gefühl von Geborgenheit und Sicherheit.

Für das kindliche Sicherheitsgefühl ist es von entscheidender Bedeutung, dass Eltern einfühlsam auf die Kinder eingehen, also ihre Signale – etwa den Wunsch nach Zuwendung – rechtzeitig bemerken, ihn richtig interpretieren und angemessen darauf reagieren.

> Wenn Kinder ein vertrauensvolles Verhältnis zu ihren Bezugspersonen haben und den nötigen Freiraum erhalten, können sie von dieser festen Basis aus ihrer Neugier freien Lauf lassen und die Welt entdecken.

Sind Eltern hingegen unsicher in der Erziehung, entscheiden mal so und dann plötzlich wieder ganz anders oder gar nicht, ist auch das Kind verunsichert. Kommt ein unsicheres Bindungsverhalten hinzu, sind also die wichtigsten Bezugspersonen nur zeitweise verfügbar, hat das unmittelbar Auswirkungen auf das Kind. Es spürt die Unsicherheit, die von den Eltern ausgeht, und kann auf dieser instabilen Grundlage seinen Aktionsradius nicht erweitern. Das hat nachhaltige Folgen: Wissenschaftler*innen haben einen klaren Zusammenhang zwischen einem unsicheren Bindungsverhalten im Säuglingsalter und späteren Depressionen oder Angststörungen belegt.[3]

In der Regel machen Eltern zum ersten Mal innerhalb der ersten sechs Lebensmonate ihres Kindes die Erfahrung, dass ihr Nachwuchs sie anlächelt. Für beide Seiten ist das eine wesentliche Erfahrung und ein bedeutender Schritt für die Fähigkeit, soziale Beziehungen einzugehen.

Um den neunten Lebensmonat erleben Eltern zunehmend die sogenannte geteilte Aufmerksamkeit (*joint attention*): Das Kind schaut in dieselbe Richtung, in die auch die Bezugsperson schaut. Eine wichtige Voraussetzung dafür, dass wir unsere Kinder auf bestimmte Dinge aufmerksam machen und ihnen Vorgänge in der Welt erklären können. Mit der Zeit können Kinder dann selbst auf für sie interessante Dinge aufmerksam machen. Dabei beziehen sie ihre Eltern in ihr eigenes Erleben immer stärker ein, indem sie nicht nur auf Gegenstände zeigen, sondern auch ihren Unmut äußern, wenn diese für sie nicht erreichbar sind.

Um das zweite Lebensjahr herum entsteht eine erste Vorstellung vom eigenen Ich. Kinder sehen nun ihr Spiegelbild nicht mehr als fremde Person oder Spielpartner*in an, sondern erkennen, dass sie selbst es sind. Das ist von großer Bedeutung für die Entwicklung der Empathiefähigkeit, also des Vermögens, die Gefühle, Bedürfnisse und Absichten anderer Menschen zu erkennen. Denn die Vorstellung vom eigenen Ich führt Kindern vor Augen, dass andere Personen über eigene Gefühle verfügen. Sie nehmen Situationen möglicherweise anders wahr und reagieren dementsprechend auch anders.

Gleichzeitig entwickelt sich das Sprachvermögen in rasanter Geschwindigkeit. Aus dem Gebrabbel (Lautieren) werden erste gesprochene Worte und bald einfache Sätze. Sprache hat aber nicht nur die Funktion der Kommunikation, sondern Kinder machen sich mit Sprache die Welt zudem erfahrbar und entdecken sie. Sie beginnen, Gegenstände und Personen mit einfachen Worten zu beschreiben oder Handlungen anderer zu kommentieren. Darüber hinaus ist die Sprachentwicklung für die Ausbildung kognitiver und emotionaler Fähigkeiten sowie für das Erinnerungsvermögen von Bedeutung.

Ab dem vierten und fünften Lebensjahr bilden sich weitere wichtige Fertigkeiten aus, darunter die sogenannten Exekutivfunktionen. Dazu gehören die Konzentrationsfähigkeit, die Impulssteuerung sowie eine zunehmende Flexibilität im Denken. Sie alle dienen letztlich der Kontrolle des eigenen Verhaltens. Mit deren Entwicklung gelingt es Kindern zunehmend besser, Dinge zu planen und Entscheidungen zu treffen, Fehler zu bemerken und künftig zu vermeiden – und die eigenen Impulse zu steuern. Zusammenfassen kann man es folgendermaßen:

> Das Realitätsprinzip übernimmt im vierten beziehungsweise fünften Lebensjahr des Kindes nach und nach die Oberhand über das Lustprinzip.

Diese Fähigkeiten versetzen Kinder überhaupt erst in die Lage, den Übergang vom Kindergarten in die Schule zu bewältigen. Das zeigte sich, als mit der Grundschulreform von 2005 das Einschulungsalter in Berlin auf das fünfte Lebensjahr zurückgesetzt wurde und eine Rückstellung von der Einschulung nur noch in Ausnahmefällen möglich war.

Daraufhin kamen zahlreiche Eltern mit ihren Erstklässler*innen in die psychiatrischen Praxen, weil Lehrer*innen einen Verdacht auf ein AD(H)S geäußert hatten. Offensichtlich hatte niemand daran gedacht, dass viele Kinder mit dieser Umstellung überfordert waren, da sie noch nicht den für den Schulübergang notwendigen Entwicklungsstand erreicht hatten – und auch die Schulen nicht richtig vorbereitet waren auf die nunmehr jüngeren Erstklässler*innen. Die Kinder hatten in der Mehrzahl keineswegs AD(H)S, sie waren neurobiologisch schlicht nicht weit genug für einen Grundschulbesuch. Mittlerweile wurde das Einschulungsalter wieder heraufgesetzt, und Eltern haben die Möglichkeit, ihre Kinder ein Jahr zurückstellen zu lassen. Seither suchen deutlich weniger Eltern von Erstklässler*innen die Praxen auf.

Im Alter von etwa vier Jahren entwickeln Kinder daneben zunehmend ein Verständnis für soziale Zusammenhänge und erlangen die Fähigkeit, Perspektivwechsel vorzunehmen. Sie können eine Situation aus verschiedenen Perspektiven betrachten und bewerten – und ihr Handeln danach ausrichten. Allerdings ist diese Fähigkeit zunächst sehr einfach strukturiert.

Nimmt man jungen Kindern ein Spielzeug weg, um es sich »auszuleihen«, fangen viele an zu weinen. Sie verstehen nicht, dass es nur zeitweise an einer anderen Stelle ist und sie es zurückbekommen. Den Kindern kommt es so vor, als wenn ihr Spielzeug für immer verloren sei.

Ein anderes Beispiel für ein noch nicht voll ausgebildetes Verständnis im Hinblick auf eine soziale Situation begegnete mir anlässlich eines Kindergeburtstags, zu dem mein damals fünf Jahre alter Sohn eingeladen war.

Auf einem Spielplatz an der Spree steht ein großes, wunderbar gebautes Piratenschiff aus Holz. Wir waren schon zuvor mehrfach dort gewesen, denn mein Sohn hatte immer gern auf dem Holzschiff gespielt. Für den Geburtstag hatten die Eltern des Kindes ein Team engagiert, das mit spannenden Piratengeburtstagen warb. Es sollte sich herausstellen, dass die eigentliche Zielgruppe jedoch eher ältere Grundschulkinder waren.

Die Kinder durften sich zunächst verkleiden, woran alle viel Spaß hatten. Dann trat der »Piratenkapitän« auf und erzählte von einem Schatz, den es zu entdecken gab. Als er die Kinder aufforderte, von nun an nur noch ihm als Kapitän zu gehorchen, wurden nicht nur einige Kinder unruhig. Auch ich bekam ein mulmiges Gefühl und sah, dass ein Kind bereits Tränen in den Augen hatte. Alle Kinder gingen jedoch tapfer auf das Holzschiff, einige in Begleitung ihrer Eltern. Als das Geburtstagsteam die Eltern aufforderte, das Schiff zu verlassen, um den Anker zu lichten, fingen mehrere Kinder an zu weinen. Ein Kind reagierte panisch und klammerte sich fest an die Mutter.

Für die Kinder war es nun kein Spiel auf einem Geburtstagsfest mehr. Sie glaubten, dass sie tatsächlich ohne ihre Eltern mit dem Holzschiff auf dem Spielplatz über die Spree auf das offene Meer segeln und ihre gewohnte Umgebung und ihre Eltern verlassen würden. Die Kinder vermochten das Spiel nicht als Spiel zu erkennen, für sie war es real. Sie konnten aufgrund ihres Entwicklungsstandes nicht zwischen Realität und Fiktion unterscheiden und nahmen an, dass sie womöglich ihre Eltern nie wiedersehen würden, was die heftigen Reaktionen erklärte.

Kinder entwickeln erst im Lauf der Zeit die Fähigkeit, Annahmen über die Gefühle, Erwartungen und Absichten anderer Menschen zu treffen. Im Fall des Piratengeburtstags waren die meisten noch nicht in der Lage, zu erkennen, dass der Piratenkapitän nicht die Absicht hatte, mit den Kindern auf Nimmerwiedersehen zu verschwinden. Diese Fähigkeiten werden unter dem Begriff *Theory of Mind* zusammengefasst und sind eine wichtige Voraussetzung dafür, mit anderen Menschen in Kontakt zu treten, ohne dass es ständig zu Missverständnissen kommt.

Wir Menschen haben diese Fähigkeit mit vielen hoch entwickelten Säugetieren gemeinsam, die in Gruppen leben. Alle Menschenaffen, Delfine, Elefanten und auch Wölfe besitzen eine *Theory of Mind* – ebenso alle Krähenvögel. Raben platzieren zum Beispiel Nüsse auf der Straße in der Erwartung, dass Autos darüberfahren und sie knacken. Und obwohl viele dieser Vögel eher Einzelgänger sind, treffen sie sich regelmäßig in größeren Gruppen.

Bei uns Menschen ist die *Theory of Mind* im Kindergarten- und frühen Grundschulalter noch nicht sehr ausgeprägt. Sie nimmt in der Folgezeit aber eine rasante Entwicklung. Das macht es für Eltern oft nicht einfach, weil Kinder in dieser Zeit neue Verhaltensweisen testen und bislang unbekannte Emotionen erleben. Aggressionen, Wutausbrüche und impulsives Verhalten gehören genauso dazu wie ein zeitweiser Rückzug, Schmollen und heftige Trotzreaktionen.

In unsere Sprechstunde in der Praxis kommen immer wieder Eltern von Kindergartenkindern, die aufgrund aggressiven Verhaltens auffällig geworden sind. In den meisten Fällen liegt keine Störung des Sozialverhaltens oder eine psychische Erkrankung als Ursache vor. In dem Alter haben Kinder noch keine bewusste Absicht, anderen Schaden zuzufügen. Ihr Verhalten dient vielmehr der Konfliktbewältigung. Sie fühlen sich aus verschiedenen Gründen in ihrer Autonomie beschnitten, in ihrer Stellung innerhalb der Familie oder unter Gleichaltrigen unsicher.

Ein Beispiel dafür ist die Geschwisterrivalität. Typischerweise treten Aggressionen in dem Zusammenhang nur kurzzeitig auf. Viele Eltern reagieren jedoch verunsichert, da Aggressionen ihrem Ideal eines gewaltfreien Umgangs miteinander widersprechen. Ich erkläre ihnen dann, dass solche Verhaltensweisen unabhängig von der jeweiligen Erziehungsmethode auftreten können.

Kommen Kinder ins Grundschulalter, haben sie in der Regel schon eine Vorstellung davon, was andere über sie denken. Diese Fähigkeit prägt sich immer stärker aus. Ein Kind kann dadurch seine Ansichten mit denen anderer Menschen vergleichen, wodurch sich bei Übereinstimmungen oftmals Freundschaften ergeben. Und ein Kind lernt, sich innerhalb von Gruppen zu behaupten. Mädchen und Jungen gehen dabei unterschiedlich vor: Mädchen sind in der Regel weniger körperlich aggressiv, sondern grenzen andere eher sozial aus, indem sie sie etwa ignorieren oder schlecht über sie reden. Jungen neigen eher zu offen ausgetragenen Aggressionen. Man sollte diese Verhaltensweisen jedoch nicht überbewerten, es sind letztlich Schritte zur Akzentuierung der Persönlichkeit.

Die Entwicklung des Gehirns schreitet in diesen Jahren stetig voran, die neuronalen Netzwerke werden nach und nach komplexer. Durch die Auseinandersetzungen mit anderen entwickeln sich moralisches Empfinden und Gerechtigkeitssinn, die Fähigkeit zur Unterscheidung von Lüge und Wahrheit, aber auch das Erleben von Endlichkeit; die Heranwachsenden realisieren, dass sie eines Tages sterben werden. Gleichzeitig ermöglicht die zunehmende Fähigkeit zur Konzentration und Aufmerksamkeit ein zielorientiertes Lernen. Ab etwa dem achten Lebensjahr beginnt dann bereits die Übergangszeit in die Pubertät.

Pubertät

Setzt diese Lebensphase schließlich mit aller Macht ein, kommt es zu massiven Veränderungen: im Gehirn und infolge davon im Verhalten. Eltern stehen ihren Töchtern und Söhnen in dieser Zeit oft ratlos, manchmal sogar fassungslos gegenüber. Während die Kindheit noch weitgehend harmonisch verlief, bestimmen plötzlich Stimmungsschwankungen und Konflikte über alltägliche Dinge das Familienleben. Eltern haben das Gefühl, ihre Kinder überhaupt nicht mehr zu verstehen – und den Kindern geht es mit ihren Eltern ganz ähnlich. Vieles, was die Eltern sagen oder tun, ist für die Jugendlichen höchst peinlich und ruft regelmäßig Widerspruch hervor, vor allem wenn Gleichaltrige anwesend sind.

In dieser Entwicklungsphase kommt es im Körper zu zahlreichen Wachstumsprozessen und Umbauarbeiten. Das äußere Erscheinungsbild ändert sich durch die verstärkte Ausschüttung der Geschlechtshormone: Mädchen wachsen Brüste, bei Jungen setzt der Bartwuchs ein und es kommt zum Stimmbruch.

Vor allem das Gehirn verändert sich nachhaltig. Da es aufgrund des knöchernen Schädels, in dem es sitzt, keinen Platz hat, sich auszudehnen, greift es auf andere Strategien zurück. Es entfaltet sich durch die besondere Struktur der Hirnrinde: Windungen und Vertiefungen geben der Entwicklung Raum. Zudem beschleunigt sich die Netzwerkbildung zwischen den einzelnen Nervenzellen.

Zahlreiche Verbindungen, die für die Entwicklung im Kindesalter wichtig waren, werden nun durch neue neuronale Netzwerke ersetzt. Dabei entstehen vor allem Verbindungen zu den vorderen und seitlichen Gehirnarealen, den sogenannten Frontal- und Temporallappen. Gleichzeitig werden die Nervenfortsätze (Dendriten), mit denen die Nervenzellen im Netzwerk verbunden sind, noch einmal verstärkt ummantelt. Diesen Vorgang nennt man Myelinisierung. Dadurch können Informationen schneller und stabiler als je zuvor durch die neuronalen Netzwerke fließen. Bei Mädchen vollzieht sich die Myelinisierung etwas schneller als bei Jungen. Das führt dazu, dass Mädchen im Kindergarten- und Grundschulalter bereits eine größere soziale Kompetenz und manchmal auch Empathiefähigkeit zeigen als Jungen. Mit Abschluss der Pubertät haben sich die Unterschiede aber angeglichen.

Gleichzeitig lösen sich Jugendliche von ihrem Elternhaus ab. Im Mittelpunkt stehen nun gleichaltrige Freund*innen, die Peergroup: Mit ihnen werden Geheimnisse, Gefühle und Ansichten über das Leben und die Welt geteilt. Die Eltern taugen jetzt nur noch bedingt als Vorbilder, Ratgeber*innen und Vertraute. Da in dieser Zeit das innere Belohnungssystem eher im Sparmodus läuft, suchen viele Jugendliche zudem nach starken Außenreizen. Stundenlanges Computerspielen, Drogenkonsum, mit dem Auto rasen sind Ausdruck davon, die Ausschüttung von körpereigenen Belohnungsstoffen wie Dopamin zu verstärken.

Wissenschaftliche Studien beschäftigten sich lange Zeit insbesondere mit jenen Veränderungen in der Pubertät, die von Erwachsenen als problematisch empfunden werden: Jugendliche, die stundenlang auf dem Bett liegen und sich scheinbar mit nichts beschäftigen. Geringste Anforderungen der Eltern und vorsichtig formulierte Kritik, die unvermittelt zu heftigen Wutausbrüchen führen. Diese scheinbare Unvernunft der Kinder lässt viele Eltern regelrecht verzweifeln.

Welcher Vorteil oder gar Sinn liegt in diesem anstrengenden Prozess der Pubertät? Dank moderner neurobiologischer Forschungsansätze und bildgebender Verfahren (z. B. MRT) ist inzwischen bewiesen, dass in der Pubertät entscheidende Entwicklungsprozesse für das spätere Leben ablaufen. Im Frontalhirn werden immer komplexere Netzwerke an Neuronen aufgebaut, die für Gedächtnis- und Lernprozesse von großer Bedeutung sind. Und in den seitlichen Schläfenlappen des Gehirns festigen sich Persönlichkeitsakzentuierungen, wie ein zunehmendes Verständnis für moralische und soziale Werte – und für das Handeln nach diesen. Das Nichtstun auf dem Bett unterstützt sogar den Umbau der neuronalen Netzwerke: Indem das Gehirn des Jugendlichen kaum Außenreize erfährt, können wichtige ältere Informationen besser erinnert und gespeichert werden. Zuletzt reift der präfrontale Cortex aus, ein Bereich hinter der Stirn, der für die Kontrolle von Impulsen und die Fähigkeit, längerfristig zu planen, von Bedeutung ist.

Auch die Risikobereitschaft ist in der Pubertät aufgrund der Umbauarbeiten im Gehirn höher als in anderen Lebensabschnitten. Das normalisiert sich erst im Alter von 20 bis 25 Jahren wieder. Auch das hat Vorteile: So sind junge Menschen viel schneller als andere in der Lage, neue Ideen zu entwickeln. Sie sind in dieser Zeit oft sehr idealistisch, ungemein kreativ und haben vielfach ungewöhnliche Einfälle. Es überrascht daher nicht, dass sich genau in dieser Lebensphase Fidel Castro zum Revolutionär entwickelt hat, Steve Jobs Apple und Bill Gates Microsoft gegründet hat. Auch das Scheitern ist übrigens neurobiologisch gesehen keine Schande, sondern bringt wichtige Erfahrungen mit sich und unterstützt künftige Lernprozesse.

All diese Entwicklungsschritte von der Schwangerschaft bis ins späte Jugendalter bauen aufeinander auf und bilden das Fundament für eine gesunde Persönlichkeitsentwicklung.

Diesem Prozess ist ein Kind nicht passiv ausgesetzt, vielmehr nimmt es aktiv an der Gestaltung seiner Entwicklung teil. Die Abfolge der einzelnen Schritte ermöglicht die Reifung der Persönlichkeit. Dazu zählen die Entwicklung eines positiven Selbstbildes und des Zugangs zu den eigenen Emotionen, die Fähigkeit zur Selbstwahrnehmung und zum empathischen Handeln anderen gegenüber. All das bringt eine Widerstandsfähigkeit gegen Stressfaktoren jeglicher Art mit sich – und trägt dazu bei, das Risiko für eine psychische Erkrankung zu vermindern.

Betrachtet man diese vielfältigen Entwicklungsschritte auf dem Weg von der Kindheit bis ins Erwachsenenalter, wird deutlich, dass es in jeder Phase zu Störungen kommen kann, sowohl durch biologische Einflüsse als auch genetische Vorbelastungen. Wenn beispielsweise ein Elternteil depressiv oder hyperaktiv ist, erhöht sich das Risiko für das Kind, ebenfalls zu erkranken. Hinzu kommen zahlreiche kulturelle und soziale Einflüsse: das Erziehungsverhalten der Eltern und die Bedingungen, unter denen Kinder aufwachsen. Hochproblematisch ist es, wenn Eltern ihre Mutter- beziehungsweise Vaterschaft grundsätzlich ablehnen. Aber auch ein unsicheres oder wechselhaftes Erziehungsverhalten wirkt sich negativ auf Kinder aus. Es kann zu einer unsicheren Bindung zwischen Kindern und Eltern führen und zu einem mangelnden Selbstwertgefühl aufseiten der Kinder. Wachsen Kinder zudem in Armut auf oder werden sozial ausgegrenzt, verschärfen sich die Probleme. Die genannten Faktoren schränken die Widerstandsfähigkeit eines Kindes gegen psychische Leiden massiv ein.

Dennoch gibt es Kinder, die trotz schwerster Traumatisierung keine psychische Störung entwickeln, und andere, die trotz guter Lebensumstände psychisch auffällig werden. Das führt zu der Frage, welche Bewältigungsmechanismen Kindern zur Verfügung stehen. Eindeutig ist, dass diese stark von einer gesunden Persönlichkeitsentwicklung abhängen, deren Grundstein schon im frühen Kindesalter gelegt wird. Es ist wissenschaftlich nachgewiesen, dass ein starker Familienzusammenhalt und eine liebevolle Beziehung der Eltern zueinander dazu beitragen, dass Kinder ein ausgeprägtes Selbstwertgefühl, günstige Temperamenteigenschaften sowie gute kognitive Fähigkeit entwickeln.[4]

Auch wenn die Widerstandsfähigkeit von Kindern oft erstaunlich hoch ist, kommt den Eltern die Aufgabe zu, die Entwicklung ihrer Kinder zu psychisch stabilen Persönlichkeiten aktiv zu begleiten. Das Wissen um Risikofaktoren kann Eltern Hinweise darauf geben, wie sie zu einer gesunden psychischen Entwicklung ihrer Kinder beitragen können. Und darauf, welche Hilfestellungen andere Bereiche unserer Gesellschaft bieten, um optimale Behandlungsmöglichkeiten zu gewährleisten oder psychische Erkrankungen gar nicht erst entstehen zu lassen.

KAPITEL 4

Sprachlosigkeit, Schuldgefühle, Instabilität – Wenn die Familie zum Risikofaktor wird

Die Familie kann als höchstes Glück empfunden werden, aber auch als große Last. Diese Erfahrung hat wohl jeder und jede von uns schon gemacht. Das Elternhaus ist der Ort, an dem wir erstmals Liebe erfahren, mitunter jedoch auch Verletzungen erleiden, die wir ein Leben lang nicht vergessen.

Für Kinder und Jugendliche bedeutet Familie bestenfalls Geborgenheit, Liebe, Trost, Unterstützung und Vertrauen. Hier können sie ihre Grenzen austesten und gleichzeitig die bedingungslose Liebe der Eltern erfahren. Selbst in der Pubertät, wenn die Eltern – wie es so schön heißt – sonderbar und schwierig werden, bleibt die Familie ein wichtiger Rückzugsort.

Wenn ich mit Kindern und Eltern spreche, werden die Sicherheit und Geborgenheit, die die Familie bietet, immer wieder betont. Aber es kommt häufig aus unterschiedlichen Gründen zu Konflikten: Kinder und Jugendliche erzählen vom täglichen Streit der Eltern und ihrer Angst vor deren Trennung. Oder es geht um das Gefühl, arm zu sein, und die damit verbundene Sorge um die Zukunft. Womöglich wird die Alkoholsucht eines Elternteils angesprochen. Besonders für Kinder und Jugendliche, die psychisch erkrankt sind, können diese Lebensumstände eine große Belastung sein.

Zum ersten Besuch in unsere Praxis kommen Kinder und Jugendliche in der Regel in Begleitung eines oder mehrerer Erwachsener.

Früher ist das in den meisten Fällen die leibliche Mutter und der leibliche Vater gewesen. Das ist heute anders, besonders in Großstädten wie Berlin.

Die Mehrzahl der Kinder und Jugendlichen in Großstädten lebt nicht mehr mit beiden biologischen Elternteilen zusammen. Es gibt viele alleinerziehende Mütter und einige alleinerziehende Väter, es gibt Patchworkfamilien, Regenbogenfamilien und Kinder mit Adoptiv- oder Pflegeeltern. Zudem sind die Familien kleiner geworden, etwas mehr als jedes zweite Kind hat keine leiblichen Geschwister.[1]

Entsprechend diesen Entwicklungen hat sich auch die Rollenverteilung geändert. Es ist längst nicht mehr so, dass der Vater Vollzeit arbeiten geht und die Mutter sich um die Kinder und den Haushalt kümmert. Großeltern und ältere Geschwister, die bei der Betreuung der Kleineren helfen, sind heute eher die Ausnahme. Und es sind meist keine Älteren im Haus, die von den Jüngeren unterstützt und gepflegt werden. In den großen Städten hat sich dieser Wandel noch deutlich schneller verzogen als in ländlichen Regionen.

In welchen Konstellationen Familien heute auch zusammenleben – die Erwachsenen eint, dass sie in der Erziehung nach Möglichkeit alles richtig machen wollen. Daher erscheint es ihnen selbstverständlich, dass in der Familie die eigentliche Ursache liegt, wenn ihr Kind psychisch erkrankt. Immer wieder berichten mir Erwachsene in der Sprechstunde von ihren Schuldgefühlen. Sie hätten sicherlich in der Erziehung etwas falsch gemacht, was in der Folge zu den Problemen bei ihrem Kind geführt habe.

Vor einiger Zeit kam eine Familie mit drei Kindern in unsere Praxis. Die Mutter bat mich um ein Einzelgespräch und erzählte, dass sie völlig frustriert sei: Sie fühle sich in der Kindererziehung von ihrem Mann nicht nur alleingelassen, sondern regelrecht torpediert. Wenn sie die Kinder auffordere, ihr Zimmer aufzuräumen, sage der Vater ihnen, dass das unnötig sei. Bei Konflikten mit den Kindern vertrete er immer die Meinung der Kinder und unterstütze nicht sie. Sie habe sich immer eine perfekte Familie gewünscht, in der alles problemlos laufe – und niemals zuvor gedacht, dass Kindererziehung so schwer sei.

Ich entgegnete ihr, dass niemand behaupten könne, dass Kindererziehung ein Kinderspiel sei. Und dass es so etwas wie eine perfekte Familie nicht gebe. In jedem Fall sei es aber gut, sich Hilfe zu holen, wenn man nicht mehr weiterwisse, möglichst bevor die Dinge zu Hause aus dem Ruder laufen.

Unzählige Erziehungsratgeber befassen sich mit der »richtigen« Art und Weise, die Entwicklung eines Kindes optimal zu begleiten. Ob Montessori- oder Waldorfpädagogik, antiautoritäre oder autoritative Erziehung oder die Einbindung der Großeltern in die Betreuung der Kinder – Eltern sind von Anfang an einem großen Entscheidungsdruck ausgesetzt. Habe ich etwas falsch gemacht, wenn ich nicht mit meinem Kind in einer PEKiP-Gruppe oder beim Babyschwimmen gewesen bin? Ist die frühe Kinderkrippe besser als die Eingewöhnung in eine Kita mit drei Jahren? Ist musikalische Früherziehung oder Englisch als Zweitsprache bereits im Kindergarten sinnvoll? Welche ist die richtige Grundschule für mein Kind und welcher Schwerpunkt in der weiterführenden Schule ist für die späteren Berufsaussichten am besten geeignet?

All diesen Fragen stellen sich Eltern. Zusätzlich kommt häufig ein unterschwelliger Druck von Familienangehörigen, anderen Eltern, Lehrer*innen oder Erzieher*innen hinzu, die vermitteln, dass mit der eigenen Erziehung etwas nicht stimmt. Und wenn die Entwicklung der Kinder nicht so verläuft, wie im Ratgeber beschrieben, kann es nur an den Eltern liegen, heißt es oft.

Vor einigen Jahren besuchte ich eine befreundete Familie mit zwei sehr kleinen Kindern. Wir hatten kurz zuvor unsere Praxis gegründet, daher ging es in den Gesprächen viel um meine neuen Erfahrungen mit der Selbstständigkeit. Irgendwann sagte die Mutter, dass ich doch bestimmt die Bücher eines bestimmten Autors zur richtigen Erziehung von Kindern gelesen hätte. »Nein, noch nie gehört«, sagte ich. Daraufhin entgegnete sie sichtlich erstaunt und leicht verärgert, dass ich, ohne die Bücher gelesen zu haben, sicherlich nicht besonders gut als Kinderpsychiater arbeiten könne.

Diese persönliche Begebenheit offenbart ein in vielen gesellschaftlichen Bereichen vorherrschendes Verständnis, wie es zu psychischen Erkrankungen bei Kindern und Jugendlichen kommt.

Die Annahme, dass psychische Erkrankungen zum allergrößten Teil auf mangelnder oder falscher Erziehung beruhen, trifft nicht zu.

Psychische Erkrankungen haben andere Ursachen – sie sind etwa Folge unbearbeiteter innerer Konflikte, von Störungen der Informationsweiterleitung im Gehirn, von familiär bedingten genetischen Belastungen oder von Traumatisierungen. Das ist wichtig zu wissen, denn es entlastet Eltern nicht nur von Schuldgefühlen, sondern hilft ihnen auch, besser mit der Erkrankung ihrer Kinder umzugehen und sie zu unterstützen. Die eigentliche Aufgabe eines Kinder- und Jugendpsychiaters liegt deshalb auch nicht darin, Erziehungsberatungen durchzuführen.

Was aber zutrifft: Unser Erziehungsverhalten hat sehr wohl einen Einfluss auf den Verlauf einer psychischen Erkrankung.

Daher ist es unerlässlich, Eltern und andere Bezugspersonen von Anfang an mit in die Behandlung des Kindes einzubeziehen. Hier setzt die Psychoedukation an, in deren Verlauf den Patient*innen und ihren Angehörigen die komplizierten medizinisch-wissenschaftlichen Fakten auf verständliche Art und Weise vermittelt werden. Dadurch wird allen Beteiligten geholfen, die wichtigsten Informationen über die Erkrankung und die erforderliche Behandlung aufzunehmen, sie nachzuvollziehen – und sie umzusetzen. Die eigene Erkrankung zu verstehen ist die Grundvoraussetzung für einen selbstverantwortlichen Umgang der Patient*innen mit ihr und ihre erfolgreiche Bewältigung. In der Beratung der Angehörigen geht es vorrangig um die Stärkung der Kompetenzen im Umgang mit den besonderen Bedürfnissen ihrer Kinder. Natürlich ist das auch eine Art von Erziehungsberatung, aber sie orientiert sich in erster Linie an der jeweiligen Erkrankung. Und nicht an vermeintlichen Erziehungsdefiziten.

Grundsätzlich ist die Rolle aller Menschen, die im weitesten Sinn zur Familie des Betroffenen zählen, für die Bewältigung einer psychischen Erkrankung von großer Bedeutung. Das gilt besonders für junge Kinder. Jugendliche hingegen orientieren sich stärker an Gleichaltrigen und können dadurch zusätzliche Kräfte aktivieren, die ihnen beim Umgang mit der Krankheit helfen. Daher ist es wichtig, das gesamte Umfeld eines Betroffenen mit in den Blick zu nehmen.

Interessant ist es für mich, zu erfahren, wer aus Sicht des Kindes überhaupt zur Familie gehört. Da kommen oft erstaunliche Familienkonstellationen zustande: Die Großeltern gehören vielfach dazu, die Tante oder der beste Freund der Familie, aber auch der über alles geliebte Kater oder die beiden Meerschweinchen – während manch andere nahestehende Person gar nicht erwähnt wird. Da stellt sich für mich die Frage, ob das womöglich schon ein erster Hinweis auf einen familiären Konflikt ist.

Das direkte Gespräch, allein mit den Kindern oder im Beisein Dritter, ist immer der Schlüssel, um den Dingen auf die Spur zu kommen, zu erfahren, wer dem Kind nahesteht und welche familiären Probleme und Sorgen es hat. Das scheint manchmal in Vergessenheit zu geraten. Ohne jede Unterstützung des Umfelds ist eine Behandlung zum Scheitern verurteilt.

Als ich vor vielen Jahren als Oberarzt an der Berliner Charité tätig war, kam eines Tages eine Kollegin und sehr erfahrene Psychologin einigermaßen fassungslos zur Visite. Sie berichtete, dass sie gerade einen zwölf Jahre alten Jungen zum ersten Mal gesehen hatte. Der Junge war vorher sowohl in ambulanter psychotherapeutischer als auch psychiatrischer Behandlung gewesen, ohne dass sich an seinen Symptomen etwas wesentlich verändert hatte.

Die Psychologin fragte den Jungen, ob ihm schon einmal etwas Schlimmes zugestoßen sei, etwas, was er selbst nicht wollte. Der Junge sagte: »Ja.« Meine Kollegin fragte weiter und der Junge berichtete schließlich über einen mehrjährigen sexuellen Missbrauch durch einen Freund der Familie. Im Zuge der bisherigen Behandlungen hatte er das niemals jemandem offenbart. Auf die Frage »Warum nicht?« antwortete der Junge: »Es hat mich noch nie jemand danach gefragt.«

So ein Fall ist hoffentlich die Ausnahme. Doch er zeigt, wie wichtig eine sorgfältige Anamnese ist, wie wichtig es ist, die richtigen Fragen zu stellen. Die Ermunterung, offen über die eigenen psychischen Probleme zu sprechen, wird meiner Erfahrung nach von Kindern und Jugendlichen gut angenommen. Sie sind meist in der Lage, ihre Erkrankungen als vorübergehenden Teil ihrer Entwicklung zu begreifen. Für Erwachsene ist es deutlich schwerer, die Probleme ihrer Kinder anzusprechen, auch aufgrund ihrer Schuldgefühle. Ich erlebe es immer wieder, dass dadurch eine

Sprachlosigkeit entsteht, die wiederum den emotionalen Rückzug der Kinder zur Folge hat.

Führt das direkte Gespräch nicht weiter, können testpsychologische Verfahren helfen, mehr über familiäre Strukturen und die Qualität der Beziehungen zu erfahren. Der Familie-in-Tieren-Test ist zum Beispiel bei kleineren Kindern ein einfaches Verfahren, um das familiäre Beziehungsgeflecht näher zu beleuchten. Dazu werden die Kinder gebeten, jedem Familienmitglied ein Tier zuzuordnen und diese Tiere dann auf ein Blatt Papier zu zeichnen. Die meisten machen das bereitwillig, die Zeichnungen sind oftmals sehr detailreich.

Ich schaue mir die Zuordnungen genau an und frage die Kinder, was die Tiere ihnen bedeuten und wer ihnen nahesteht. Ein Löwe als Vater oder eine Löwin als Mutter kann sowohl eine beschützende als auch eine bedrohliche Rolle einnehmen. Manchmal handelt es sich auch nur um das Lieblingstier des jeweiligen Elternteils. Interessant zu sehen ist, welches Tier das Kind für sich selbst wählt – und wem es in der Anordnung der Familienmitglieder nahesteht. Manche Blätter sind wiederum weitgehend leer und die Einsamkeit und Beziehungslosigkeit, die daraus spricht, wird sichtbar. Für ein solches Testverfahren gibt es keine festen Interpretationsvorgaben. Man kann sie aber gut nutzen, um mit den Kindern in ein Gespräch über die Familie zu kommen.

Schwierig ist die Anamnese häufig bei Kindern, die in Heimen, bei Adoptiv- oder Pflegeeltern wohnen. Selbst ich als Psychiater erhalte meist nur spärlich Informationen über den familiären Hintergrund, da die Jugendämter sie nicht weitergeben dürfen oder nichts über die leiblichen Eltern bekannt ist. Dabei wäre es wichtig zu wissen, warum Kinder nicht mehr bei ihren Eltern leben. Schicksale wie die Erkrankung oder der Tod der Eltern können Gründe sein, oder eine massive Überforderung durch Drogenkonsum oder Alkoholismus. Manche Eltern waren bei der Geburt vielleicht selbst noch Kinder. Falls doch ein Gespräch mit den leiblichen Eltern erfolgen kann, ist das einerseits positiv, andererseits liegen die Ansichten über die Ursache der Erkrankung des Kindes und den besten Behandlungsweg oft weit auseinander.

In unserer Praxis sind Familien mit türkischer, polnischer, russischer und arabischer Einwanderungsgeschichte vertreten, genauso wie solche aus Frankreich, Israel, Griechenland oder Dänemark. Mobilität und Migration führen dazu, dass ich als Psychiater heute vielfältige Familienbilder und Erziehungseinstellungen berücksichtigen muss. Manche von ihnen mögen uns altmodisch oder autoritär vorkommen, aus der Zeit gefallen oder nicht entwicklungsförderlich. Doch die Beschäftigung mit ihnen kann inspirierend sein und trägt dazu bei, einen Blick auf die eigenen tradierten Erziehungseinstellungen zu werfen.

Mit welchen Umständen auch immer ich es zu tun habe, von zentraler Bedeutung ist es, mit den verschiedenen Vorstellungen von Familie umzugehen, sie nicht zu bewerten oder gar mein eigenes Familienbild zum alleinigen Maßstab für weitere Handlungsschritte zu machen.

Nur so gelingt es mir, das Vertrauen der Beteiligten zu gewinnen. Und nach wie vor empfinde ich es als Privileg, wenn mir Familienangehörige und Kinder Einblicke in ihren Alltag gewähren. Denn gerade bei Problemen sehen sich viele Familien als Gemeinschaft, die sich nach außen hin verschließt. Da braucht es viel Zutrauen, sich gegenüber einer fremden Person zu öffnen. Doch in manchen Fällen treten mir Familien auch mit einem großen Vertrauensvorschuss entgegen.

Wie im Fall des 7-jährigen Jurek.

Jureks Eltern kamen mit ihm aufgrund von Lernproblemen und extremer Schüchternheit in unsere Praxis. Der Kinderarzt vermutete einen Mutismus, eine ausgeprägte, emotional bedingte Sprechhemmung. Da die Sprachentwicklung immer mit der kognitiven Entwicklung zusammenhängt, ist eine Abklärung möglicher Entwicklungsverzögerungen bedeutsam. Die Eltern waren aus Polen nach Deutschland gezogen und hatten einen Kiosk in Berlin eröffnet. Mich beeindruckte, dass Vater und Sohn zum ersten Termin im Anzug mit Krawatte erschienen. Es war ein Zeichen dafür, dass ihnen dieser Termin wichtig war.

Die Eltern machten sich große Sorgen um ihren Sohn und seine schulischen Leistungen. Jurek beherrschte die deutsche Sprache noch nicht sehr gut. Er hatte Angst, im Unterricht etwas Falsches zu sagen, und zog sich mehr und mehr zurück. Die Eltern erhofften sich jedoch einen guten Schulabschluss, sie wünschten sich ein »besseres« Leben für ihren Sohn, als sie es hatten. Ich fragte sie, was das für sie bedeute. Die Eltern wünschten sich, dass Jurek später finanziell keine Sorgen haben solle, und das könne er nur über einen guten Schulabschluss und eine entsprechende Berufsausbildung erreichen.

Für Jurek war der Wunsch seiner Eltern jedoch die unausgesprochene Aufforderung, jeden Tag intensiv zu lernen und immer gute Noten zu erreichen. Sie erwarteten von ihm, dass er stets besser als die anderen Kinder sein müsse. Das ist eine elterliche Einstellung, die viele Kinder vermittelt bekommen, insbesondere jene mit Einwanderungsgeschichte. Aufgrund der Sprachbarriere konnte Jurek auf Dauer den Anforderungen aus der Schule und denen aus dem Elternhaus nicht standhalten. Auf ihm lastete ein enormer Druck. In den folgenden Gesprächen mit den Eltern thematisierte ich dieses Dilemma.

Mir ist in solchen Gesprächen wichtig, den Eltern den Zusammenhang zwischen den psychischen Symptomen ihres Kindes und den Erwartungshaltungen seiner sozialen Umwelt zu zeigen. Denn mir war in dem Fall bewusst, dass es Jurek sehr helfen würde, wenn die Eltern ihre Erwartungshaltung änderten. Es dauerte zwar einige

Zeit, aber schließlich hatten die Eltern ein Einsehen und verminderten den Druck auf ihren Sohn. Infolgedessen besserten sich seine Schulleistungen. Inzwischen hat Jurek erfolgreich sein Abitur bestanden. Und ich bin sicher, dass er auch beruflich seinen Weg machen wird.

Auch hier sind zweifellos die Grenzen zwischen einer Erziehungsberatung und einer psychiatrischen Behandlung fließend, zumal es auch keine genaue Definition für Erziehungsberatungen gibt. Doch im Zentrum dieser Gespräche steht immer die jeweilige Symptomatik des Kindes.

Oft betonen Eltern, dass sie in der Erziehung alles anders machen wollen als ihre eigenen Eltern. Und dennoch übernehmen sie vielfach unwillkürlich jene Erziehungsmuster, die sie selbst als Kinder erfahren haben. Bestenfalls führt das dazu, dass positive Erfahrungen aus der Kindheit Sicherheit für die eigene Elternschaft geben. Aber es passiert auch, dass negative Erfahrungen – wie körperliche Bestrafung oder der Entzug elterlicher Zuwendung als »pädagogische Maßnahme« – den Umgang mit den eigenen Kindern beeinflussen, selbst wenn das eigentlich nicht beabsichtigt war.

Diese eigenen Kindheitserfahrungen prägen also unsere Persönlichkeit als Erwachsene und als Eltern. Insofern ist es wichtig, zu erkennen, dass viele unserer Handlungen im Umgang mit unseren Kindern auf eben diesen Erfahrungen basieren.

Wir orientieren uns an ihnen, meist unbewusst, ob wir das wollen oder nicht.

Wie im Fall des 7-jährigen Florian.

Die Familie hatte den Termin vereinbart, da sie einen »psychischen Schock« bei ihrem Sohn befürchtete. Der Vater berichtete mir von einem Vorfall anlässlich eines heftigen Streits mit seinem Sohn. Dabei hatte der Vater Tränen in den Augen und war sehr verlegen. Denn er war derart zornig geworden, dass er das Spielzeug seines Sohnes aus dem Regal im Kinderzimmer gerissen und zerstört hatte. Sein Sohn hatte ihn daraufhin erst einmal nur fassungslos angeschaut, aber in den folgenden Tagen hatte er sich regelrecht vor dem Vater versteckt und kein Wort mehr mit ihm geredet. Dabei war der Konflikt, der zu dem ungestümen Wutausbruch geführt hatte, eher banal: Der Vater hatte seinen Sohn wiederholt aufgefordert, sein Spielzeug aus dem Wohnzimmer zu räumen – was er nicht getan hatte. Daher fühlte sich der Vater von seinem Sohn ignoriert.

Zwar hatte sich ihr Verhältnis wieder weitgehend normalisiert, doch spürte der Vater bei Florian eine gewisse Vorsicht, wenn sie sich begegneten. Seine Frau, die mit in die Praxis gekommen war, ergänzte, dass sie schon häufiger bemerkt habe, dass ihr Mann heftig reagierte, wenn ihr Sohn den Anweisungen des Vaters nicht gleich folgte. Ansonsten sei das Verhältnis zwischen Vater und Sohn eigentlich sehr liebevoll. Florian sei in der Schule und zuvor im Kindergarten immer sozial gut integriert gewesen. Es gab nie Beschwerden über ihn.

Ich führte zunächst ein längeres Gespräch allein mit Florian. Wie immer versicherte ich ihm, dass das Gespräch unter uns vertraulich sei. Für mich ergaben sich daraus keine Hinweise auf psychische Probleme. Angesprochen auf den nun schon einige Zeit zurückliegenden Konflikt mit seinem Vater, sagte Florian, dass er immer noch wütend auf ihn sei, da dieser sein Lieblingsspielzeug kaputt gemacht habe. Sein Vater hätte sich wenigstens dafür entschuldigen können. Ansonsten sei aber alles wieder in Ordnung für ihn. Ängste vor dem Vater verneinte er – obwohl die Beobachtungen und Sorgen der Eltern einen anderen Eindruck erweckten. Doch das bewegte sich meiner Einschätzung nach in einem normalen Rahmen. Es war kein »emotionaler Schock«, sondern eine nachvollziehbare Vorsicht Florians im Umgang mit seinem Vater.

Danach sprach ich mit dem Vater nochmals über dessen Sicht auf die Geschehnisse. Er erklärte mir, dass er in seiner Kindheit ähnliche Erfahrungen gemacht hatte wie Florian. Sein Vater hatte ihm regelmäßig damit gedroht, immer ein Spielzeug von ihm zu zerstören, wenn er nicht gehorche. Mehrmals sei das auch passiert, wenn er nicht sofort auf die Anweisungen seines Vaters reagiert hatte. Das legt den Schluss nahe, dass seine eigenen Kindheitserfahrungen eine Rolle gespielt haben, als er so wütend wurde.

Das Beispiel zeigt, wie wichtig es ist, nach den Erziehungsvorstellungen und -erfahrungen der Eltern zu fragen. Diese Erkenntnisse sind für mich genauso bedeutsam wie genetische Belastungen innerhalb der Familie, um umfassend über den Hintergrund der Symptomatik im Bilde zu sein. Besonders schwierig ist es für Kinder, wenn die erzieherischen Einstellungen der Ehepartner*innen derart weit auseinanderliegen, dass für sie klare Regeln nicht mehr erkennbar sind.

Immer wieder erscheint mir das Wartezimmer in unserer Praxis wie ein Mikrokosmos des Lebens – mit den vielen verschiedenen Kulturen, Lebensformen und Einstellungen, die dort anzutreffen sind. Alle Beteiligten verbindet die Sorge um die psychische Gesundheit ihres Kindes. Nicht selten bekomme ich mit, wie sich die Erwachsenen im Wartezimmer austauschen, woraus sich mitunter Kontakte zur gegenseitigen Unterstützung ergeben.

Regenbogenfamilien

Eine Besonderheit unserer Praxis ist, dass gleichgeschlechtliche Eltern überproportional vertreten sind. Bundesweit lebt ungefähr jedes tausendste Kind in Deutschland in einer gleichgeschlechtlichen Lebensgemeinschaft.[2] Vielen der Familien begegnet das Vorurteil, dass ihre Kinder besonders psychisch instabil seien. Sie seien verhaltens- und entwicklungsauffällig und hätten häufiger Probleme mit ihrer Sexualität. Dass das nicht zutrifft, ergab bereits eine im Jahr 2009 veröffentlichte Studie, die im Auftrag des Bundesfamilienministeriums an der Universität Bamberg durchgeführt wurde. Die Ergebnisse zeigen, dass sich die Lebenswelten von Kindern gleichgeschlechtlicher Paare nicht grundsätzlich von denen in anderen Familienmodellen unterscheiden und es nicht mehr psychische Auffälligkeiten im Vergleich mit anderen Familienkonstellationen gibt.[3]

Das ist auch meine Erfahrung. Die Probleme, mit denen die Eltern in unsere Praxis kommen, sind nicht grundsätzlich anders als in anderen Familien. Dass gleichgeschlechtliche Eltern bei uns recht oft anzutreffen sind, hängt damit zusammen, dass viele von ihnen ein oder mehrere Pflegekinder bei sich aufnehmen, da sie keine eigenen, leiblichen Kinder haben. Oder weil ihnen eine Adoption nach wie vor nicht möglich ist. Pflegekinder haben aufgrund ihrer meist problematischen Vorgeschichte häufiger behandlungsbedürftige Entwicklungsstörungen. Außerdem sind sie an Schulen nach wie vor mit Vorurteilen konfrontiert. Ein offener Umgang mit den Problemen und eine Aussprache mit den Mitschüler*innen und deren Eltern ist in der Regel der beste Weg, Akzeptanz zu finden.

Trennungsfamilien

Insgesamt scheitert etwa jede dritte Ehe im Lauf der Zeit. Allein im Jahr 2019 waren etwa 122 000 minderjährige Kinder von einer Scheidung der Eltern betroffen.[4] Die überwiegende Mehrheit der Kinder und Jugendlichen hätte das gern anders gehabt. Den Eindruck gewinne ich auch in meiner Praxis in vielen Fällen. Auf der anderen Seite stehen Eltern, die ihr Kind nicht mehr verstehen, enttäuscht sind, wenn keine Regeln eingehalten werden. Und die Kinder erleben, dass die Erziehungseinstellungen ihrer Eltern plötzlich weit auseinanderliegen.

Wie im Fall der 14-jährigen Laura.

Laura kam mit ihrer Mutter zu mir in die Praxis. Diese hatte ihre Tochter dazu gedrängt, weil sie unzufrieden mit ihrem Verhalten war. Außerdem waren der Mutter an beiden Unterarmen Lauras mehrere tiefe Ritzspuren aufgefallen. Mir fiel gleich auf, dass die Mutter das Gespräch dominierte und ihrer Tochter viele Vorwürfe machte. Sie erzählte, dass es täglich Streit gebe und sie sich ständig von ihrer Tochter provoziert fühle. Sie sei abends erschöpft von der Arbeit und erwarte von ihrer Tochter, dass das Zusammenleben harmonisch und reibungslos verlaufe. Nach der Trennung hätten ihr Mann und sie sich die Betreuung Lauras und ihres jüngeren Bruders geteilt. Die Absprachen mit dem Vater würden gut funktionieren. Es ärgere sie aber, dass beim Vater angeblich keine Verhaltensprobleme bei Laura aufträten. Das könne nur daran liegen, dass er den Kindern immer alles durchgehen lasse. Sie müsse das dann nach der Rückkehr der Kinder ausbaden.

Als ich Laura ansprach, ließ sie mich spüren, dass es nicht ihre Idee gewesen war, mit mir zu sprechen. Sie provozierte durch abfällige Bemerkungen über ihre Mutter – *»Die übertreibt immer und hat keine Ahnung, weil sie sowieso nur auf dem Sofa rumliegt«* –, tippte demonstrativ auf ihrem Handy herum und reagierte auf meine Fragen mit Missachtung. Die Mutter schaute mich vielsagend an, sie schien froh zu sein, dass ich das Verhalten ihrer Tochter live miterleben konnte.

Als Laura anfing, auch mich verbal anzugreifen – *»Du verstehst doch eh nichts und hast keine Ahnung von irgendwas«* –, machte ich ihr sehr deutlich, dass ich ein solches Verhalten nicht akzeptieren würde. Ich gab ihr zu verstehen, sie solle sich nicht wie ein Kind aufführen, das die Regeln des Miteinanders nicht kennt. Ich rechnete schon damit, Laura werde aufstehen und das Zimmer verlassen. Aber es passierte überraschend etwas anderes.

Laura schaute ihre Mutter an und sagte: »Mama, ich wäre schon froh, wenn du nur ein einziges Mal so klar mit mir reden würdest.« Die Mutter war zumindest kurzzeitig sprachlos und schaute mich Hilfe suchend an. Mit dieser Reaktion ihrer Tochter hatte auch sie nicht gerechnet. Vielleicht wurde ihr in diesem Augenblick zum ersten Mal bewusst, dass die Probleme nicht allein bei ihrer Tochter liegen könnten.

Ich bat die Mutter, im Wartezimmer Platz zu nehmen, um mit Laura allein zu sprechen. Etwas misstrauisch verließ sie mein Sprechzimmer, bestand aber gegenüber meinen Mitarbeiterinnen darauf, vor meinem Zimmer zu warten. Bei normaler Sprechlautstärke sind die Unterhaltungen im Zimmer jedoch vor der Tür nicht zu verstehen.

Laura erzählte mir in aller Offenheit, dass sie nach der Trennung der Eltern sehr traurig gewesen sei. Die Mutter habe immer wieder über die Gründe der Trennung mit ihr sprechen wollen. Oder darüber, wie die Erziehung des jüngeren Bruders ablaufen solle. Auch in Bezug auf finanzielle Probleme habe die Mutter mehrmals ihren Rat gesucht. Und wenn sie vom Vater zurückkam, sei sie ausgefragt worden, wie es gewesen sei. Das alles habe Laura aber nicht gewollt.

Sie habe mehr und mehr das Gefühl gehabt, dass ihre Mutter immer nur alles kritisieren würde. Zunehmend habe sie daher ihren Vater verteidigen müssen, der immer sehr klare Regeln für sie und ihren Bruder aufgestellt habe. Natürlich finde sie die auch nicht immer gut und es habe Streit gegeben, aber meist habe sie die Regeln akzeptieren können. Dabei sei sie doch eigentlich schon fast erwachsen, könne selbst auf sich aufpassen und wisse schon, was sie tue. Aber genau jene klaren Regeln habe sie bei ihrer Mutter vermisst. Es sei ihr stattdessen manchmal so vorgekommen, als wenn ihre Mutter erwarte, dass sie als Tochter ihr sagen solle, was sie tun müsse. Damit fühle sie sich aber überfordert. Außerdem wünsche sie sich, dass die Eltern die Regeln des Umgangs miteinander unter sich ausmachten.

Laura erlaubte mir ausdrücklich, mit ihrer Mutter über unser Gespräch zu reden. Als ich der Mutter davon berichtete, fragte sie etwas verärgert, was das denn alles mit Lauras schlechtem Benehmen ihr gegenüber zu tun habe. Ich erklärte ihr, dass sie Laura meiner Einschätzung nach unbeabsichtigt immer mehr in die Rolle einer Partnerin gedrängt und sie damit überfordert habe – was in Trennungsfamilien häufig zu beobachten ist. Gleichzeitig bestehe für Laura ein deutlicher Loyalitätskonflikt. Ein solcher tritt auf, wenn getrennt lebende Eltern unterschiedliche Wertmaßstäbe und Erziehungsvorstellungen haben, die ein Kind nicht gleichermaßen erfüllen kann. Und er wird weiter verstärkt, wenn die Eltern nicht mehr konfliktfrei miteinander umgehen.

Wenn ich etwas für Laura tun solle, erklärte ich der Mutter, müsse ich auch mit dem Vater sprechen, um an dem bestehenden Elternkonflikt etwas zu ändern. Die Mutter wurde zunehmend einsilbiger und dankte mir für meine Bemühungen. Sie glaube aber, wie sie sagte, dass ich die Probleme völlig falsch anginge. Ich ging davon aus, die Familie nicht wiederzusehen.

Doch einige Wochen später bat mich die Mutter nochmals um ein Elterngespräch. Sie sei sehr wütend auf mich gewesen, gab sie zu, da ich aus ihrer Sicht ausschließlich sie für die familiären Probleme verantwortlich gemacht hatte. Gleichzeitig habe sie die Reaktion ihrer Tochter – die Aufforderung an sie als Mutter, ihr klare Ansagen zu machen und so die Elternrolle einzunehmen – nachdenklich gemacht.

Es stellte sich heraus, dass es zwar die Mutter gewesen war, die die Beziehung zum Vater beendet hatte, sie es sich aber bis heute nicht eingestehen konnte, dass die Ehe gescheitert ist. Daher ging es in den Gesprächen mit dem Vater über die Kinder immer sehr schnell um die gegenseitigen Kränkungen. Bis heute habe sie diese nicht überwunden. Der Vater habe auch den Vorschlag einer Paartherapie vorgebracht, was sie aber abgelehnt habe, weil sie keine Perspektive für eine Fortführung der Ehe gesehen hatte. Natürlich habe sie gespürt, wie zerrissen Laura innerlich sei. Dass sie ihre Tochter aber zunehmend als Partnerersatz sah, das habe sie nicht bemerkt. Durch die klare Ansage Lauras, dass ihre Mutter sie nicht als Partnerin, sondern als Tochter sehen solle, sei ihr das erst bewusst geworden.

Einige Tage später kamen dann Laura und ihr Vater in die Praxis. Laura hatte darauf bestanden, bei dem Gespräch anwesend zu sein. Der Vater erzählte, dass er die Trennung nicht gewollt habe, sich aber mittlerweile gut damit arrangiert habe. Die beiden Kinder seien regelmäßig bei ihm, das Zusammenleben klappe aus seiner Sicht gut. Mit Laura gebe es aber zunehmend Konflikte, was sicherlich auch pubertätsbedingt sei. Seine neue Partnerin werde, so glaube er, von den Kindern akzeptiert. Sie mische sich nicht in die Erziehung ein, sei aber immer ansprechbar. Zuvor habe er sich trotz seiner beruflichen Belastung immer schon intensiv um die Kinder gekümmert – obwohl ihm, genau wie Lauras Mutter, die berufliche Karriere immer wichtig war. Aber die Mutter sei jetzt offenbar mit der Erziehung und ihren Karriereambitionen überfordert.

Ich spürte eine gewisse Genugtuung in den Äußerungen des Vaters. Laura spürte diese, so glaubte ich, ebenfalls. Denn an dem Punkt unterbrach sie ihren Vater. Und erwähnte, dass auch er beruflich immer wieder für längere Zeit nicht zu Hause gewesen sei. Als sie in der Grundschule war, sei ihr Vater fast zwei Jahre lang nur an den Wochenenden für sie da gewesen. Damals habe sich vor allem ihre Mutter um ihren Bruder und sie gekümmert. Was sie aber am meisten störe, sei der Versuch der Eltern, sie regelmäßig als Überbringerin schlechter Nachrichten oder als Vermittlerin zu benutzen. Sie seien die Eltern. Deshalb wünsche sie sich, dass diese mehr miteinander reden – und nicht in ihrer Gegenwart über den jeweils anderen.

Ich schlug den Eltern eine Trennungsmediation vor. Oft wird diese Form der Unterstützung mit einer Paartherapie verwechselt. Doch bei einer Trennungsmediation geht es nicht darum, die gescheiterte Beziehung wieder zu kitten. Sie soll es den getrennt lebenden Eltern vielmehr ermöglichen, für die bestehenden Konflikte Lösungen zu finden. Das erleichtert den Eltern den Umgang mit den Kindern – und vor allem entlastet es die Kinder. Lauras Mutter zögerte zwar anfangs, aber letztlich willigten beide Elternteile in die Trennungsmediation ein. Und mittlerweile haben sie es geschafft, konfliktfreier miteinander über die Belange der Kinder zu reden. Zwar gibt es weiterhin Differenzen mit Laura, aber es geht nun eher um klassische Pubertätsprobleme.

Lauras Geschichte zeigt ein immer wieder auftretendes Kommunikationsproblem, das nicht nur in Trennungsfamilien vorkommt. Die Themen »Partnerersatz« und »Kinder als Vermittler*innen« sind häufige Muster. Auf Dauer führt das zu einer emotionalen Belastung und Überforderung der Kinder und Jugendlichen.

Anders als bei Laura wird die Mehrzahl der Ehen mehr oder weniger einvernehmlich getrennt. Wenn die Partner*innen dann einen guten Weg finden, sich über die Belange ihrer Kinder miteinander auszutauschen und verbindliche Absprachen zu treffen, ist das Risiko für eine psychische Erkrankung grundsätzlich nicht größer als in Familien, in denen die Eltern zusammenleben.

In den überwiegenden Fällen haben die Eltern das gemeinsame Sorgerecht. In der Regel haben die Kinder bei der Mutter ihren Lebensmittelpunkt, dem Vater wird ein regelmäßiges Umgangsrecht an jedem zweiten Wochenende und in den Ferien zugesprochen. Nur bei wenigen Familien ist es umgekehrt. Außerdem gibt es das sogenannte Nestmodell, bei dem die Kinder in der gemeinsamen Wohnung bleiben und die Eltern sich bei der Betreuung abwechseln; eine kostspielige Lösung, da drei Wohnungen benötigt werden.

Viele Familiengerichte bevorzugen mittlerweile ein paritätisches Wechselmodell, bei dem die Kinder zu gleichen Anteilen beim Vater und bei der Mutter wohnen, meist im Rhythmus von einer oder zwei Wochen, so wie im Fall von Laura. Die Kinder können auf diese Weise zwar den Kontakt zu beiden Eltern leichter halten, doch fehlt ihnen ein klarer Lebensmittelpunkt. Der ist meiner Erfahrung nach aber gerade für jüngere Kinder von großer Wichtigkeit. Oft werden die Kinder bei diesem Modell mit unterschiedlichen Lebenswelten konfrontiert, da das Gemeinsame der Eltern durch die Trennung verlorengegangen ist.

Muss ein Kind psychotherapeutisch behandelt werden, kann es in Scheidungsfamilien – unabhängig vom jeweiligen Kontaktmodell – zu Konflikten kommen. So müssen immer beide sorgeberechtigten Elternteile – mit Ausnahme von Notfällen – einem Arztbesuch beim Kinder- und Jugendpsychiater zustimmen. Für mich ist es wichtig, dass beide Elternteile mir erzählen, was sie bei ihrem Kind beobachtet haben, insbesondere was die Einschätzung von psychischen Symptomen betrifft, auch wenn dies bei getrennt lebenden Eltern mehr Aufwand bedeutet.

Nachdem ich eine Diagnose gestellt habe, kann es dazu kommen, dass die Eltern eine ganz unterschiedliche Auffassung gegenüber einer notwendigen Therapie haben. Im Extremfall kommt es vor, dass eine aus meiner Sicht notwendige wöchentliche psychotherapeutische Behandlung nur in zweiwöchigem Rhythmus stattfinden kann. Oder auch, dass das Kind ein Medikament in der einen Woche einnimmt, in der anderen Woche aber nicht, da ein Elternteil damit nicht einverstanden ist.

Was bei Scheidungseltern kaum anders ist als bei zusammenlebenden Eltern: Väter und Mütter haben meist unterschiedliche Einstellungen zu Erziehungsthemen. Mal sind die Mütter im Umgang mit Problemen gelassener, mal die Väter. In Familien, in denen die Eltern zusammenleben, wirkt meist ein Elternteil ausgleichend auf das andere. Es ist ein Ausdruck elterlicher Stärke, Fehler zuzugeben und, wenn nötig, sich zu entschuldigen. Bei getrennt lebenden Eltern fällt dieses Korrektiv jedoch weg. Schnell stehen Vorwürfe im Raum und den Eltern fällt es dann immer schwerer, sich über die Belange ihrer Kinder zu einigen. Oft sind die Konflikte so massiv, dass sie vor einem Familiengericht gelöst werden müssen.

Bei immerhin jeder vierten Trennung in Deutschland müssen die zuständigen Familiengerichte über das Sorgerecht entscheiden.[5] Hinzu kommen jene Fälle, in denen es darum geht, Kinder vor elterlicher Gewalt zu schützen. Regelmäßig werde ich von Familiengerichten als Gutachter zu Rate gezogen. In vielen Fällen sind die Konflikte und gegenseitigen Vorwürfe massiv. Neben Fragestellungen zur Art und Häufigkeit des Umgangs mit dem Kind bin ich manchmal auch mit der Entscheidungsfindung beauftragt, ob ein oder beide Elternteile überhaupt grundsätzlich erziehungsfähig sind.

Ein mühsames Verfahren, denn oft füllt der anwaltschaftliche Schriftverkehr mehrere Ordner. Ich lese dann über gegenseitige Vorwürfe, über das vermeintliche Fehlverhalten des jeweils anderen, über nicht eingehaltene Absprachen oder auch die Verweigerung des Umgangs mit den Kindern aus nicht nachvollziehbaren Gründen. In anderen Fällen finde ich seitenweise Schriftverkehr über nicht geleistete Unterhaltszahlungen oder Vorwürfe des Fehlverhaltens während des Umgangs.

Beim Lesen der Akten vermisse ich oft den eigentlichen Bezug zu den Kindern. Stattdessen kommt es zur Androhung von einstweiligen Verfügungen, zu Vorwürfen der mangelnden Erziehungsfähigkeit oder schlimmstenfalls zum Verdacht eines sexuellen Missbrauchs durch einen Elternteil, meist den Vater. Den Müttern wird immer häufiger vorgeworfen, ihre Kinder aufgrund einer eigenen psychischen Erkrankung unnötigen Untersuchungen auszusetzen. Das sogenannte Münchhausen-by-Proxy-Syndrom tritt glücklicherweise nur selten auf.

Die meisten Vorwürfe stellen sich im Lauf der gutachterlichen Untersuchung als unberechtigt heraus, aber der Verdacht bleibt vielfach bestehen. Mir stellt sich immer wieder die Frage: Was hat dazu geführt, dass die gegenseitige Wertschätzung und Liebe so verlorengegangen sind, dass eine Verständigung nur noch über Anwält*innen und Richter*innen möglich ist? Es muss ja eine Zeit gegeben haben, in der die Partner*innen sich geliebt und sich gemeinsam für ein oder mehrere Kinder entschieden haben.

Das Wohl der Kinder gerät bei diesen Auseinandersetzungen oftmals vollkommen aus dem Blick.

> Wenn die Eltern zerstritten sind, führt das bei Kindern zu einem permanenten Loyalitätskonflikt, der für sie nicht lösbar ist. Die ständige Anspannung belastet sie emotional schwer und erhöht das Risiko für psychische Erkrankungen wie Depressionen, Angststörungen oder Störungen des Sozialverhaltens.

Dann wird zwar richtigerweise die Frage nach einer Therapie für die Kinder gestellt, doch der Konflikt, der die psychischen Probleme verursacht hat, lässt sich dadurch nicht lösen. Daher ist es ungemein wichtig, dass die therapeutischen Angebote den Kindern und

Jugendlichen auch viel Raum für ihre Trauer, ihre Wut und ihren Zorn geben. Als Therapeut kann ich sie zumindest ermutigen, eigenständiger zu werden und Vertrauen zu sich zu haben, ihre eigenen Meinungen und Einstellungen unabhängig von den Konflikten der Eltern zu vertreten.

Die Hauptverantwortung liegt jedoch ohne Frage bei den Eltern. Dabei geht es nicht darum, den Kindern eine heile Welt vorzuspielen. Oft ist die Trennung der Eltern für Kinder wesentlich entlastender als ein Zusammenleben mit täglichen Streitereien und Herabsetzungen. Die psychische Belastung der Kinder kann vermindert werden, wenn die Eltern bereit sind, die tatsächlichen und empfundenen Kränkungen für das Wohl und die psychische Gesundheit ihrer Kinder zurückzustellen. Das ermöglicht einen halbwegs konfliktfreien Umgang miteinander und verlässliche Absprachen.

Wenn die elterlichen Konflikte über Gerichte ausgetragen werden, ist das zugegebenermaßen kaum noch möglich. Dennoch weise ich alle Eltern eindringlich darauf hin, dass der Schlüssel für eine möglichst gesunde Entwicklung ihrer Kinder bei ihnen liegt – nicht bei den Kindern. Denn in Trennungsfamilien zeigt sich eindeutig, dass das konflikthafte Verhalten der Eltern und der damit in Zusammenhang stehende problematische Umgang miteinander oftmals die alleinige Ursache der psychischen Erkrankung des Kindes ist.

Eltern mit psychischen Erkrankungen

Man mag es kaum glauben: Etwa drei Millionen Kinder und Jugendliche sind im Lauf eines jeden Jahres mit einem psychischen Leiden von Mutter oder Vater konfrontiert. Diese Jungen und Mädchen haben dadurch ein erhöhtes Risiko, selbst psychisch zu erkranken. Doch trotz der gewaltigen Zahl an potenziell Betroffenen gibt es bis heute kaum zielgerichtete Präventivangebote, die Kinder und Jugendliche schützen.

Zwar finden viele Familien individuelle Wege, mit den Belastungen umzugehen und negative Folgen für ihre Kinder abzufedern. Doch in vielen Fällen steht der Familienalltag dauerhaft kopf, verändert sich das Zusammenleben grundlegend. Selbstverständliches funktioniert nicht mehr, tägliche Rituale wie gemeinsame Mahlzeiten oder abendliche Gespräche finden nicht mehr statt.

Psychische Erkrankungen von Eltern können die Folge sozialer Probleme wie Arbeitslosigkeit oder Alkoholmissbrauch sein – oder sie können umgekehrt diese überhaupt erst verursachen. Da der Leidensweg einer Mutter oder eines Vaters schleichend beginnt, bleibt er in vielen Fällen für lange Zeit unentdeckt. Und somit auch die Tatsache, dass die Eltern mit sich und ihren Kindern überfordert sind.

Schätzungsweise mehr als jeder und jede zweite psychisch erkrankte Erwachsene nimmt keinerlei therapeutische Hilfe in Anspruch, oftmals aufgrund von Schamgefühlen.[6] Das Schweigen über die eigenen Probleme und die damit einhergehende Stigmatisierung setzen schließlich eine Leidensspirale in Gang, die unsere Gesellschaft als Ganzes und die Kinder im Besonderem trifft. Nicht zuletzt verhindert die Stigmatisierung in vielen Fällen die Inanspruchnahme professioneller Hilfe.

Kinder sind durch die psychische Erkrankung eines Elternteils nicht nur belastet, sondern auch stark verunsichert. Sie spüren oft schon recht früh jene Veränderung, die mit ihrer Mutter oder dem Vater vor sich geht, können sie aber nicht einordnen, vermögen nicht zu begreifen, was sich hinter dem ungewohnten Verhalten verbirgt. Das gilt insbesondere für jüngere Kinder, die noch viel dringender auf gesunde Eltern angewiesen sind als Jugendliche. Manche Kinder versuchen, sich den Problemen zu Hause zu entziehen, andere übernehmen intuitiv übermäßig viel Verantwortung für den erkrankten Elternteil.

Schuldgefühle sind häufig die Folge. Kinder glauben, dass sie der Grund für die Probleme ihrer Eltern sind. Hinzu kommt eine Tabuisierung: Kinder haben den Eindruck, dass sie mit niemandem über die Familienprobleme sprechen dürfen, sie anderenfalls Verrat an den Eltern begehen. Außerdem kommt es infolgedessen zu einer zunehmenden Isolierung. Die Kinder vertrauen sich niemandem an und bleiben schließlich mit ihren Problemen allein zurück.

Suchen sich die Eltern keine Hilfe für ihre Probleme, weil sie die Symptome ihrer Erkrankung nicht bemerken oder sie ignorieren, leiden die Kinder mit.

Vielfach ist die Empathiefähigkeit des erkrankten Elternteils eingeschränkt, sodass die Betroffenen die Bedürfnisse des Kindes nicht mehr richtig wahrnehmen können. Es wird weniger miteinander gesprochen, die Kinder werden nicht mehr in den Arm genommen. Die Kinder werden als Belastung empfunden, als schwierig betrachtet, obwohl sie es gar nicht sind. Manchen der Kinder werden keine Grenzen mehr gesetzt, andere dagegen übermäßig kontrolliert.

Unter alldem leidet das Selbstwertgefühl der Kinder und Jugendlichen – und das Risiko, selbst psychisch zu erkranken, wächst. Doch sind es nicht nur äußere Einflüsse, die zu einer Erkrankung führen. In nicht wenigen Fällen liegt ein genetisches Risiko zugrunde. Das heißt nicht, dass ein Kind in jedem Fall erkrankt, weil seine Eltern zum Beispiel depressiv sind. Jedoch erhöht ein depressiv erkranktes Elternteil das Risiko für das Kind, im Laufe seines Lebens ebenfalls an einer Depression zu erkranken. Es kommt in meiner Praxis immer wieder vor, dass ich in mehreren Generationen einer Familie auf ganz ähnliche Krankheitssymptome stoße.

Das Risiko erhöht sich weiter, wenn es neben einer genetischen Veranlagung zu traumatischen Erlebnissen kommt. Eine wissenschaftliche Studie einer Ulmer Forschergruppe mit mehr als 2 500 Jungen und Mädchen ab 14 Jahren hat das deutlich gemacht. Die größten familiären Risikofaktoren für die Entwicklung von Ängsten, Depressionen, Aggressivität und allgemeiner Lebensunzufriedenheit sind demnach: eine konfliktreiche Scheidung oder Trennung, Alkoholkonsum und Drogenmissbrauch in der Familie, emotionale Vernachlässigung sowie emotionale Misshandlung. Kommt es zu mehreren traumatischen Erlebnissen, womöglich zusätzlich zu schulischem Misserfolg oder Mobbing, steigt das Erkrankungsrisiko noch weiter.[7]

Da psychische Leiden der Eltern grundsätzlich bedeutende Risikofaktoren für eine gesunde Entwicklung von Kindern und Jugendlichen sind, stelle ich im Gespräch mit Familien immer die Frage danach. Eine Antwort ist indes nicht immer leicht zu bekommen. Denn allein die Frage ist manchmal eine Gratwanderung, vor allem wenn Suchterkrankungen mit im Spiel sind. Manche Eltern reagieren empört und sind wütend, sagen Sätze wie: »Das geht Sie gar nichts an!«, oder: »So etwas gibt es in unserer Familie nicht.« Andere wiederum sind dankbar, dass endlich einmal jemand fragt – weil sie wissen oder zumindest erahnen, dass ihre Erkrankung negative Folgen für die Kinder haben könnte.

Zu unterschiedlichen Reaktionen kommt es auch, weil die betroffenen Eltern von anderen Menschen, mitunter von Familienmitgliedern, stigmatisiert werden. Daher versuchen nicht wenige, die Fassade so lange es geht aufrechtzuerhalten. Und die Kinder werden in dieses System mit einbezogen, das für alle Familienmitglieder auf Dauer psychisch schwer belastend ist. Als Arzt und Therapeut ist es nicht einfach, einen Blick hinter diese Fassade zu bekommen, da oftmals längst so etwas wie ein Teufelskreis entstanden ist. Diesen gilt es zu durchbrechen.

Wie im Fall von Jule.

Das Mädchen war zwölf Jahre alt, als ich es kennenlernte. Jule kam gemeinsam mit ihrem Vater zu einem Erstgespräch. Sie ging in die 6. Klasse einer Berliner Grundschule. Ihre Lehrerin, die mir bereits durch eine andere Familie bekannt war, hatte den Eltern zu einem Termin bei mir geraten. Der Grund: Jules Schulleistungen hätten sich im letzten Halbjahr deutlich verschlechtert und sie sei sehr still geworden.

Mir zeigte sich das Bild einer klassischen Familie: Vater, Mutter, drei Kinder. Jule war die Älteste. Der Vater war im Messebau selbstständig und selten zu Hause, die Mutter kümmerte sich um den Haushalt und die Kinder. Da eines der Geschwister krank sei, könne sie nicht am Erstgespräch teilnehmen, erwähnte der Vater entschuldigend. Seiner Meinung nach bestand ohnehin kein dringender Anlass, einen Arzt aufzusuchen, trotz der Probleme in der Schule. Es sei eigentlich gar nicht so dramatisch – und vermutlich durch vorpubertäres Verhalten seiner Tochter zu erklären.

Jule wirkte schüchtern und eher kindlich auf mich, nicht pubertär. Ein groß gewachsenes schlankes Mädchen, eher jungenhaft gekleidet in Jeans und weiß-blau gestreiftem Pullover mit kurzen, blonden Haaren. Sie begrüßte mich freundlich und sprach mit eher leiser Stimme. Anfangs schien sie sich vor jeder Antwort bei ihrem Vater durch Blicke rückversichern zu wollen. Auf meine Fragen, wie der Alltag zu Hause aussehe und welche Schwierigkeiten in der Schule aufträten, antwortete sie ausweichend. Es gebe zwar immer mal wieder Streit, wenn der Vater nicht da sei, aber nichts Schlimmes.

Der Vater, ebenfalls groß gewachsen, etwas füllig, mit Bart und grauen Haaren, war sehr freundlich. Mit seinem nicht zu überhörenden Berliner Akzent betonte er gleich zu Beginn, dass seine Tochter bisher nie Probleme gehabt habe. Er verstehe die ganze Aufregung nicht. Er habe nur dem Drängen der Lehrerin nachgegeben, diesen Termin bei mir zu vereinbaren. Jule werde mit Sicherheit ein Gymnasium besuchen können, sie müsse sich nur wieder mehr anstrengen. Seine Tochter sei eigentlich immer ein unauffälliges Mädchen gewesen, freundlich und sozial, ein sehr beliebtes Kind. Streitereien in der Familie und eine in letzter Zeit häufiger gereizte Stimmung seien bei einer 12-Jährigen schließlich nicht ungewöhnlich.

Ich fragte Jule, ob sie verstehe, dass ihre Lehrerin sich Sorgen mache. Sie könne dazu nichts sagen, wich sie aus, ich solle besser mit der Lehrerin sprechen. Immerhin, so erfuhr ich, mochte sie Mathe und Deutsch und schrieb gern Geschichten. Probleme mit ihren Mitschüler*innen gab es offenbar nicht. Aber sie sei häufig müde, da sie abends schlecht einschlafen könne. Deshalb habe sie Schwierigkeiten sich im Unterricht zu konzentrieren und mitzumachen.

Das war erst einmal nichts Ungewöhnliches. Es konnte gut sein, dass Jule schlicht und ergreifend Konzentrationsprobleme hatte. Vielleicht waren die Anforderungen in der Schule in den letzten Monaten gestiegen und jetzt zeigte sich womöglich, dass Jule eine leichte Aufmerksamkeitsstörung, ein ADS, hatte. Insbesondere bei Mädchen im Grundschulalter wird eine solche Problematik leicht übersehen.

Mir war jedoch aufgefallen, dass sowohl Jule als auch ihr Vater oftmals sehr ausweichend antworteten, und ich fragte mich, was wohl dahintersteckte. Ich wollte sichergehen, dass es nicht doch verborgene, schwerwiegendere Probleme gab. Also bat ich den Vater, im Wartezimmer Platz zu nehmen, um mit Jule allein zu sprechen.

Ich sprach sie direkt auf mein Gefühl an, dass es zu Hause wohl mehr Probleme gab, als sie in Anwesenheit ihres Vaters preisgeben wollte. Jule wirkte geradezu erleichtert. Im Verlauf unseres Gesprächs ergab sich für mich folgendes Bild: Jule musste sich seit einigen Monaten immer intensiver um ihre zwei Brüder kümmern, den 1-jährigen Tobias und den 5-jährigen Paul. Sie liebte ihre Geschwister zwar sehr, aber wusste nicht, warum vor allem Tobias so oft weinte und was sie tun musste, um ihn zu beruhigen. Dann weinte sie manchmal mit ihm. Ihr Vater war meist den ganzen Tag unterwegs – und ihre Mutter lag häufig erschöpft im Bett. Daher musste sie auf ihre Geschwister aufpassen. Ihre Hausaufgaben konnte sie nur am Abend machen.

Jule machte sich außerdem große Sorgen, dass ihre Mutter krank sein könnte. Ihr Vater hatte ihr zwar versichert, dass es der Mutter gut gehe, sie solle sich keine Gedanken machen. Trotzdem dachte Jule manchmal, sie sei schuld, dass es ihrer Mutter schlecht ging: weil sie nicht immer tat, was sie von ihr erwartete. Sie bat mich inständig, mit ihrem Vater nicht über diese Befürchtung zu reden.

Anschließend holte ich den Vater in mein Sprechzimmer, während Jule im Wartezimmer Platz nahm. Ich sprach die Situation zu Hause direkt an. Der Vater begann zunächst etwas zögerlich zu erzählen, so, als wenn er etwas Verbotenes täte. Dann aber öffnete er sich und wirkte ebenfalls erleichtert, als er berichtete, dass seine Frau schon immer ein eher ängstlicher Mensch gewesen sei. Sie hatte aufgrund einer depressiven Erkrankung als junge Frau eine Psychotherapie gemacht, zunächst mit Erfolg. Aber nach der Geburt des dritten Kindes war die Depression zurückgekommen. Mehrere Therapien waren daraufhin gescheitert, die verschriebenen Medikamente hatten offenbar nicht gewirkt. In letzter Zeit war eine tiefe Erschöpfung hinzugekommen.

Er habe das bislang verschwiegen, weil seine Frau nicht wollte, dass Außenstehende von ihrer Erkrankung erfuhren. Niemand sollte denken, dass sie als Mutter versagt habe. Insbesondere seine Schwiegereltern warfen seiner Frau ohnehin vor, dass sie sich nicht genügend um die Kinder kümmere, sondern nur um sich selbst. Aber er war nicht davon ausgegangen, dass dieser Umstand Jules Probleme in der Schule verursacht haben könnte.

Er selbst konnte sich aufgrund seiner Selbstständigkeit nicht so intensiv um die Kinder kümmern, wie er wollte. Deshalb hatte er oft ein schlechtes Gewissen.

Mir wurde klar, dass nicht nur Jule Probleme hatte und überfordert war, sondern vor allem ihre Mutter. Wenn Mütter oder Väter depressiv erkranken, muss das genauso wie bei anderen Erkrankungen offen und kindgerecht angesprochen und thematisiert werden. Denn nur, wenn die Sprachlosigkeit überwunden wird, lässt sich die Dynamik innerhalb der Familie verstehen. Und es geht hier keineswegs um Einzelfälle: Depressionen sind mittlerweile die zweithäufigste Krankheit weltweit. Allein in Deutschland betreffen sie rund fünf Millionen Menschen.[8]

Über die Sprachlosigkeit hinaus wird eine Behandlung oft durch mangelndes Verständnis im Umfeld erschwert. Der Druck auf die Betroffenen, den Schein zu wahren und zu schweigen, wird dadurch noch größer. Wie die Reaktion von Jules Großeltern zeigt.

Auch bei Jule sah ich die Gefahr, dass sie ohne therapeutische Begleitung über kurz oder lang eine depressive Störung entwickelt. Ich schlug daher vor, im Rahmen einer psychiatrischen Kurzzeitintervention regelmäßig mit Jule über ihre Gefühle und Belastungen zu sprechen. Das würde sie nicht nur psychisch entlasten – ich würde so außerdem klären können, ob eine längere psychotherapeutische Behandlung nötig war.

Um ein mögliches Aufmerksamkeitsdefizitsyndrom als Ursache des Leistungseinbruchs auszuschließen und mehr über ihre Gefühle und Sorgen zu erfahren, empfahl ich verschiedene Testverfahren, um Jules Konzentrations- und Leistungsvermögen zu prüfen und etwas mehr über ihre emotionale Belastung herauszufinden. Für manche Kinder ist es leichter, über solche Untersuchungsverfahren auf indirekte Weise Auskunft über sich zu geben. Sie antworten auf die

Frage »Wie geht es dir?« meist einfach mit »Gut«. Weil es ihnen, wie uns Erwachsenen, schwerfällt, vermeintliche Schwächen direkt anzusprechen. Genauso geschieht das bei der Frage »Was kann ich für dich tun?«. Da meistens die Eltern die Termine vereinbart haben, schauen viele Kinder daraufhin erst einmal Mutter oder Vater Hilfe suchend an.

Bei unserem nächsten Termin in der darauffolgenden Woche erzählte Jule, ihr Vater habe ihr versichert, dass er alles tun werde, damit es der Mutter wieder besser gehe. Außer mit mir solle sie aber mit niemandem darüber sprechen. Der Vater hatte ihr offenbar zugesichert, häufiger am Nachmittag zu Hause zu sein, damit sie mehr Zeit für sich und für die Hausaufgaben habe. Im Übrigen mache ihr die Schule schon wieder mehr Spaß, erzählte sie, und ihre Lehrerin habe sie sogar gelobt.

Dann sprach ich Jule auf die Depression ihrer Mutter an. Es ist meiner Erfahrung nach unerlässlich, Kinder mit einzubeziehen, wenn ein Elternteil psychisch erkrankt ist. Da sich die Symptome meistens langsam entwickeln, ist es für Kinder schwer zu verstehen, warum sich Eltern in ihrem Verhalten verändern. Ich beschrieb ihr, was Depressionen bewirken können: eine ständige Erschöpfung, wie das bei ihrer Mutter der Fall war, oder dass Betroffene bei Überforderung schnell gereizt sind.

Jule war sehr erleichtert, zu erfahren, dass sie nicht schuld daran war, dass es ihrer Mutter schlecht ging. Sie hatte auch ganz konkrete Wünsche – vor allem wollte sie ihren kleinen Bruder Tobias nicht mehr allein füttern. Dann würde er bestimmt nicht mehr so viel weinen. Und sie hätte mehr Zeit für die Hausaufgaben.

Jule erzählte zudem, dass sie in den letzten Monaten abends oft nicht einschlafen konnte, weil sie immer an ihre Mutter denken musste. Sie hatte offenbar Angst, dass ihre Mutter plötzlich nicht mehr da sein könnte, traute sich aber nicht, mit den Eltern darüber zu sprechen. Nur ihrer Oma hatte sie einmal von ihren Sorgen berichtet. Sie hatte jedoch kein Verständnis dafür gezeigt, sondern war gleich zu ihrer Tochter marschiert und hatte laut auf sie eingeredet. Die Mutter ließ alles über sich ergehen und sprach Jule auch nicht darauf an.

Im Gespräch wirkte Jule offener als noch eine Woche zuvor, viel gesprächiger und nicht mehr so angespannt. Beim Abschied sagte sie, dass sie schon etwas aufgeregt wegen der Tests sei.

Doch dazu kam es nicht. Jules Vater sagte per Mail zunächst die Gesprächstermine und kurz darauf alle weiteren Termine ab. Die Situation zu Hause habe sich deutlich entspannt, Jule gehe es besser, weitere Termine seien nicht nötig.

Mir erschien das sehr zweifelhaft angesichts der Familiendynamik mit der depressiv erkrankten Mutter. Schon zu Beginn einer Behandlung kommt es zwar oft zu einer kurzfristigen Entlastung, wenn die Probleme erstmals angesprochen werden, aber gelöst sind sie damit noch lange nicht.

Ein Behandlungsabbruch ist für mich immer eine frustrierende Erfahrung, da ich den Kindern ja helfen möchte. Dann frage ich mich, ob ich etwas anders oder besser hätte machen können. Vielleicht war ich zu schnell mit meinen Festlegungen und Vorschlägen gewesen. Vielleicht hatte ich etwas angesprochen, was für die Familie schwierig war oder – wie in Jules Fall – nicht öffentlich gemacht werden sollte.

Letztlich liegt die letzte Entscheidung über eine Behandlung von Minderjährigen bei den Eltern. Nur wenn ich als Arzt eindeutige Hinweise auf eine Gefährdung des Kindes sehe, darf ich meine ärztliche Schweigepflicht brechen und das Jugendamt informieren. Dafür lagen in Jules Fall aber nicht genügend Anhaltspunkte vor. Es vergingen Jahre, bis ich wieder Kontakt zu ihr hatte.

Jule war gerade 16 geworden, als sie selbst einen Termin bei mir vereinbarte. Sie hatte sich sehr verändert, war nun kein Kind mehr, sondern eine Jugendliche. Die blonden Haare waren mittlerweile schwarz gefärbt. Sie trug weit geschnittene und weiterhin eher jungenhafte Kleidung. Dennoch fiel mir gleich auf, dass sie deutlich zugenommen hatte. Und sie kam zusammen mit ihrer Mutter zum Gespräch. Eine zierliche Frau Anfang 40 mit süddeutschem Akzent, die mich freundlich begrüßte und sehr entschlossen wirkte.

Jule erzählte, dass es nach ihrem Therapieabbruch zunächst ganz gut gelaufen sei. Sie selbst wäre zwar gern auch weiterhin zu mir gekommen, aber die Eltern hätten entschieden, dass sie vorerst keine Hilfe mehr benötige. Ihr Vater hatte sich dann tatsächlich mehr um die Geschwister gekümmert und ihre Schulleistungen waren wieder besser geworden. Jule hatte es auf das Gymnasium geschafft. Und ihre Mutter hatte eine Therapie in einem Krankenhaus gemacht, woraufhin sie sich wieder mehr um die Familie kümmerte und Freude am Leben fand. Für Jule war es sehr schön, zu sehen, dass ihre Mutter wieder lachen konnte.

Aber mit 14 hatte sie begonnen, immer mehr zu essen. Als ihre Eltern sie deshalb kritisierten, hatte sie zunehmend heimlich gegessen und Süßigkeiten in ihrem Zimmer versteckt. Und immer wieder regelrechte Essanfälle gehabt. Irgendwann hatte sie zum ersten Mal erbrochen. Erst habe sie gedacht, dass sie krank sei, aber eigentlich sei es ihr danach eher besser gegangen. Das Erbrechen habe sie daraufhin selbst herbeigeführt, zuletzt fast jeden Tag. Gleichzeitig habe sie immer wieder Diäten angefangen, die aber nicht geholfen hätten. Sie fühlte sich ständig unwohl in ihrem Körper und zu dick.

Bei einem Zahnarztbesuch hatte die Ärztin sie im Beisein ihrer Mutter unvermittelt gefragt, ob sie regelmäßig erbreche, da ihr Zahnschmelz stark angegriffen sei. Ihre Mutter war völlig schockiert. Sie hingegen war froh, dass ihr Erbrechen endlich angesprochen wurde. Sie hatte zwar zunächst nicht gewollt, aber ihre Mutter bestand darauf, dass sie eine Therapie macht.

Jules Mutter erzählte, dass sie mit 18 Jahren zum ersten Mal depressiv erkrankt sei. Niemand habe Verständnis gehabt, vor allem ihre Eltern nicht. Für sie habe nur Leistung gezählt. Im Alter von 20 habe sie dann erstmals eine Therapie gemacht. Es ging ihr daraufhin zunächst besser, sie habe sich aber mit ihren Problemen weiterhin allein gefühlt. Und nach der Geburt ihres jüngsten Kindes war die Depression massiv zurückgekommen. Sie habe sich geschämt, sich nicht richtig um ihr Baby kümmern zu können. Irgendwann war es selbstverständlich geworden, dass Jule sehr viele Aufgaben im Haushalt übernahm. Sie habe nicht bemerkt, dass ihre Tochter dadurch überfordert war.

Während einer weiteren Therapie in einem Krankenhaus habe sie begriffen, dass sie ihren Mann durch ihr Verhalten und ihre Sprachlosigkeit dazu gebracht hatte, damals alle weiteren Termine für Jule abzusagen. Jetzt, sagte sie, gehe es ihr deutlich besser, aber leider habe sie die Anzeichen bei ihrer Tochter auch jetzt nicht gleich erkannt. Sie wolle aber nun alles dafür tun, um ihr zu helfen.

Meine Diagnose war eindeutig: Jule hatte aufgrund der ständigen emotionalen Anspannung, der Schuldgefühle und der aus ihrer Sicht ungenügenden Unterstützung der Mutter eine Essstörung entwickelt. Genauer: eine Bulimie, eine Ess-Brech-Sucht.

Dass sich bei Jule psychische Probleme ausgerechnet dann zeigten, als es ihrer Mutter wieder deutlich besser ging, überraschte mich nicht. Jule konnte plötzlich Verantwortung abgeben und musste nicht mehr funktionieren. Verbunden mit der Bulimie schien sich in ihr ein starker Identitätskonflikt abzuspielen: Sie hatte Schuldgefühle, glaubte, verantwortlich für die Depression der Mutter gewesen zu sein, weil sie die Aufgaben als Ersatzmutter für ihre Geschwister und als gute Schülerin nicht gleichermaßen erfüllen konnte.

Jules Frust über die nachlassenden Schulleistungen und die schlechten Noten entlud sich in Streitereien mit ihren Geschwistern. Da die Mutter aufgrund ihrer Depression schnell ungehalten reagierte, fühlte Jule sich auch für die Streitschlichtung zuständig. Paul, ihr älterer Bruder, durchschaute die Situation und stellte fest, dass seine Schwester erpressbar war. Sie musste sich Sätze wie »Wenn du dieses und jenes nicht tust, sage ich alles Mama« anhören. Besonders traurig war für Jule, dass sie immer mal wieder Geburtstagseinladungen ihrer Freundinnen absagen musste, weil sie sich um ihre Brüder kümmern musste. So ging für sie das Kindsein nach und nach verloren.

Wenn man sich selbst als Versager*in erlebt, kann das zu einer gestörten Körperwahrnehmung führen – und eine Essstörung wie Bulimie hervorrufen. Die Vorstellung, mit einem Defekt behaftet zu sein, ist oft tief gehend: Jule fand sich im Kern ihres Selbst nicht mehr liebens- und achtenswert und dadurch ihren Körper ebenfalls nicht. Auf solche Krankheitsbilder stoße ich bei meinen Patient*innen immer wieder. Auffallend ist, dass auch immer mehr Jungen von Essstörungen betroffen sind.

Essstörungen sind komplexe psychische Leiden, die zunächst oft im Verborgenen bleiben. Bei Jule hatte sich die Bulimie auf Grundlage der Depression ihrer Mutter durch die ständige Überforderung ausgebildet. Wenn es Jugendlichen nicht gelingt, den Wechsel aus Essanfällen und Erbrechen zu regulieren, ist eine stationäre Behandlung angeraten.

Das sprach ich gegenüber Jules Eltern an, sah die Notwendigkeit bei ihr aber nicht. Denn die Familie zeigte sich offen gegenüber einer ambulanten Behandlung. Daher vermittelte ich einen Gesprächstermin bei einer Psychotherapeutin, die auf Essstörungen spezialisiert ist. Ein Anfang ist mittlerweile gemacht: Jule geht einmal pro Woche zur Therapie, einmal monatlich kommt sie zu mir zum Gespräch. Außerdem hat sie von mir ein Antidepressivum verschrieben bekommen und ihr Gewicht wird regelmäßig in unserer Praxis kontrolliert.

Erfolge stellen sich jedoch nur kleinschrittig ein, was vor allem daran liegt, dass es für Menschen mit Essstörungen sehr schwer ist,

Vertrauen aufzubauen. Jule muss im Zuge der Therapie ein Stück weit die Kontrolle über sich und ihren Körper abgeben – allein dadurch, dass sie die regelmäßigen Gewichtsmessungen in unserer Praxis zulässt. Es ist die Kontrolle, die es Jule ermöglicht hat, während der Erkrankung der Mutter zu funktionieren. Als das nicht mehr notwendig war, traten die Schuldgefühle auf. Jule glaubte, die unausgesprochenen Erwartungen der Mutter nicht erfüllen zu können. Dieser innere Konflikt wurde dann von Jule nach außen, auf ihren eigenen Körper projiziert.

Für den langfristigen Erfolg war es mit entscheidend, dass die Mutter Jule erlaubte, über ihre Depression zu sprechen. Sie erkannte durch ihre eigene Krankheitsgeschichte, wie wichtig Offenheit ist. Dadurch verbessern sich die Behandlungsaussichten für ihre Tochter deutlich. Das Ziel der Therapie ist nun, dass Jule ihren Körper und damit auch sich selbst wieder besser annimmt.

Jules Geschichte zeigt, wie wichtig es ist, dass psychisch erkrankte Eltern mit ihren Kindern über die vorhandenen Probleme sprechen. Nur so können die Kinder das Verhalten ihrer Eltern richtig einordnen und verstehen, dass nicht sie für das schlechte familiäre Klima verantwortlich sind, sondern die Erkrankungssymptome der Eltern dazu führen, dass das, was bislang normal war, plötzlich massive Konflikte auslöst.

Die Sprachlosigkeit zu durchbrechen ist mir ein besonderes Anliegen: in den Familien, in den Beziehungen zwischen Betroffenen, Angehörigen und Therapeut*innen – und grundsätzlich in der Gesellschaft. Nicht zuletzt ist es die Sprachlosigkeit, das Schweigen, das maßgeblich zur Stigmatisierung psychisch Erkrankter beiträgt.

Das gilt vor allem für die Fälle, in denen Eltern eine Suchterkrankung entwickelt haben – oftmals handelt es sich um übermäßigen Alkoholkonsum. Das ist keineswegs selten. Nach Schätzungen lebt in Deutschland jedes sechste Kind in einer Familie mit mindestens einem alkoholkranken Elternteil.[9]

Eines davon war Justin.

Er war sechs Jahre alt, als ich ihn als Oberarzt in der Ambulanz der Berliner Charité kennenlernte. Und obwohl die Begegnung mehr als zwei Jahrzehnte zurückliegt, berührt sie mich bis heute.

Justins Mutter war noch sehr jung, alleinerziehend, überfordert und alkoholabhängig. Sie bemühte sich sehr, ein inniges Verhältnis zu ihrem Sohn aufzubauen, aber es gelang ihr nicht, Alltagsroutinen für sich und Justin zu etablieren. Der Junge fiel durch distanzloses Verhalten auf, er umarmte fremde Menschen und fragte immer wieder fremde Männer, ob sie »sein Papa« seien. Justin suchte ständig nach Anerkennung, kam oft nicht in die Kita und musste schließlich aufgrund von Entwicklungsstörungen von der Einschulung zurückgestellt werden.

Die Mitarbeiter*innen des Jugendamts befürchteten eine zunehmende Vernachlässigung, nachdem bei einer kinderärztlichen Untersuchung festgestellt wurde, dass Justins Milchzähne bereits Karies hatten. Das Jugendamt riet zu einer stationären Behandlung, um zu klären, wie Justin gefördert werden könnte und welche Unterstützung die Mutter benötigte.

Die Mutter war damit einverstanden, Justin auf der Kinderstation aufnehmen zu lassen. Doch zum vereinbarten Termin erschien niemand. Eine Krankenschwester der Kinderstation hatte aber zufällig beobachtet, dass die Mutter mit Justin an einem weit entfernten Eingang des Klinikgeländes stand. Dorthin ging ich schließlich zusammen mit der Psychologin, mit der ich die Erstuntersuchung vorgenommen hatte. Wir wollten die Mutter unterstützen. Sie bat uns aber, wieder zu gehen, und versprach, selbstständig zur Station zu kommen.

Wie sich später herausstellte, wollte Justin seine Mutter nicht allein lassen und deshalb nicht ins Krankenhaus. Ähnlich wie Jule hatte auch er unbewusst Verantwortung für seine Mutter übernommen. Und da er spürte, dass es kein Abschied für kurze Zeit werden würde, wollte er nicht weitergehen. Die beiden brauchten tatsächlich mehrere Stunden, um mühsam, Schritt für Schritt, bis zur Kinderstation zu gelangen. Ich lobte Justin sehr dafür, dass er es geschafft hatte, seine Mutter bis zur Station zu begleiten. Und obwohl er kurz davor war, zu weinen, wirkte er ein wenig stolz. Nun war es für Justin wichtig, möglichst schnell Kontakt zum Team der Kinderstation aufzubauen. Daher verabschiedete ich mich, versicherte ihm jedoch, dass er mich weiterhin in der Klinik sehen würde.

Justins Mutter ließ sich kurz darauf zu einer Entzugsbehandlung in eine psychiatrische Klinik einweisen. Justin durfte deshalb keinen Kontakt mit ihr aufnehmen. Und so war die erste Zeit bei uns auf der Station extrem anstrengend für ihn und mit viel Heimweh verbunden. Es gab keinen regelmäßigen Austausch zwischen den beiden Kliniken.

Eine Tatsache, die mich schon damals sehr gestört hat und immer noch bewegt: Bis heute ist die sinnvolle Verzahnung der therapeutischen Angebote zwischen der Kinder- und Jugendpsychiatrie und der Erwachsenenpsychiatrie nicht ausreichend vorangekommen. Nur wenige Kliniken nutzen die Vorteile, die sich aus einem besseren Austausch sowohl für die Behandlung der Eltern als auch für die der Kinder ergeben: mehr therapeutische Möglichkeiten, eine raschere Kontaktanbahnung und eine schnellere Wiedereingliederung in die Familie. Dadurch ließe sich in vielen Fällen die Behandlung verkürzen. Diese Chancen sollten unbedingt verstärkt genutzt werden.

Nach dem Klinikaufenthalt lebte Justin zunächst in einer Berliner Einrichtung der Kinder- und Jugendhilfe, die sich auf die Wiederzusammenführung von Familien spezialisiert hat. Nach einigen Jahren konnte er schließlich zu seiner Mutter zurückkehren, die mittlerweile abstinent lebte.

Zu Beginn der Oberschule sah ich Justin in meiner Praxis wieder, da der schulpsychologische Dienst ihn auf eine Legasthenie untersuchen lassen wollte. Seine Mutter erzählte mir, wie wichtig es damals für sie gewesen sei, den Weg zur Kinderstation allein mit Justin zu gehen, etwas für ihn zu schaffen. Ihr sei bewusst gewesen, dass sie nicht hätte scheitern dürfen – sonst hätte Justin die Behandlung niemals akzeptiert. Sie hatte sich mit allem überfordert gefühlt, und der Alkohol war ein Ausweg für sie. Dass sie abhängig war, hatte sie zuerst nicht erkannt. Und später dann verleugnet. Bis sie merkte, wie schlecht es Justin ging. Sie war aber nicht in der Lage, sich um Justin zu kümmern. Daher hatte sie entschieden, dass es besser für ihren Sohn gewesen sei, so lange nicht mehr bei ihr zu leben, bis sie ihre Alkoholabhängigkeit im Griff hatte und sich wieder um ihn kümmern konnte.

Justins Mutter hatte durch die Überwindung ihrer Suchterkrankung gelernt, Hilfe für sich und ihr Kind zuzulassen. Positiv war außerdem, dass sie einen neuen Partner kennengelernt und Justin inzwischen eine Halbschwester hatte. Die Legasthenie, die wir bei Justin diagnostizierten, konnte durch ein Lerntraining so behandelt werden, dass Justin gut durch die Schule kam und nach dem mittleren Schulabschluss eine Ausbildung machte.

Neben Depressionen und Suchterkrankungen begegne ich noch weiteren Erkrankungen von Eltern in meiner Praxis: Schizophrenien, Manien und Angsterkrankungen. Sie alle beeinflussen ebenfalls die psychische Gesundheit unserer Kinder.

Seit einiger Zeit ist eine Störung, von der oftmals auch Erwachsene betroffen sind, auch bei diesen in den Fokus der medizinischen und öffentlichen Wahrnehmung gerückt: das Aufmerksamkeitsdefizitsyndrom mit und ohne Hyperaktivität. Das entspricht auch meiner Beobachtung. Immer häufiger stellen sich Eltern im Zuge der Behandlung ihrer Kinder die Frage, ob vielleicht auch sie selber von AD(H)S betroffen sind. Weil ihnen etwa typische Verhaltensweisen aufgefallen sind, bei sich selbst und zugleich auch bei ihrem Kind. Andere haben bereits eine entsprechende Diagnose erhalten, manche von ihnen befinden sich sogar schon in Behandlung. AD(H)S ist also tatsächlich längst nicht mehr nur eine Beeinträchtigung im Kindes- und Jugendalter. Warum auch sollte eine psychische Störung mit Erreichen der Volljährigkeit plötzlich verschwinden?

Welche Auswirkungen das haben kann, zeigte sich mir im folgenden Fall.

Vor mir saß eine verzweifelt wirkende Frau, Mitte 40 und Mutter zweier Kinder, die ein Jahr zuvor in der Ambulanz eines Krankenhauses die Diagnose ADS erhalten hatten. Die Mutter erzählte mir, dass allein sie für die Organisation des Alltags und die Erziehung der Kinder verantwortlich sei. Schon seit Langem vergesse ihr Mann regelmäßig Absprachen und sei in Alltagsangelegenheiten sehr unorganisiert. Darüber habe es regelmäßig Streit gegeben. Sie hatte sich das zunächst damit erklärt, dass Frauen eben besser organisiert seien und Multitasking beherrschten. Trotz der Probleme, sagte sie, sei die Ehe immer glücklich gewesen. Ihr Mann sei charmant und voller Ideen, habe auf Partys regelmäßig im Mittelpunkt gestanden.

Als die Kinder zur Welt kamen, habe sie geplant, sich auf die Erziehung zu konzentrieren und beruflich zurückzutreten. Ihr Mann musste jedoch aufgrund von Problemen mit Vorgesetzten mehrfach seine Arbeitsstelle wechseln. Daher blieb ihr aus finanziellen Gründen nichts anderes übrig, als zumindest halbtags zu arbeiten. Als die beiden Kinder älter wurden und zu Schule gingen, fielen ihr immer mehr Ähnlichkeiten im Verhalten ihres Mannes und der Kinder auf:

das Aufschieben von Aufgaben oder ein schneller Verlust an Interesse für wichtige Themen.

Ihr Mann erkrankte dann aufgrund des beruflichen und familiären Stresses an einem Burn-out-Syndrom. Der behandelnde Psychiater erkannte rasch, dass bei ihrem Mann ebenfalls ein Aufmerksamkeitsdefizitsyndrom als Grunderkrankung vorlag. Nicht zuletzt, weil er wusste, dass ich diese Diagnose zuvor schon bei den Kindern gestellt hatte.

Ihr Mann war zwar bereit, eine Verhaltenstherapie zu beginnen und Medikamente einzunehmen – im Alltag stand seine Frau jedoch weiterhin allein da. Als sie spürte, dass sie zunehmend an den Rand ihrer psychischen und körperlichen Belastung kam, verschrieb ihr der Hausarzt ein angstlösendes Medikament. Schließlich hatte sie die Dosis immer weiter steigern müssen, um überhaupt noch eine Wirkung zu spüren. Gleichzeitig wollte sie auf keinen Fall ausfallen, da sie ihren Mann mit der Erziehung und Versorgung der Kinder für überfordert hielt.

Als sie dann bei mir in der Praxis saß, stand sie kurz vor einer Medikamentenabhängigkeit. Das angstlösende Medikament war ein Tranquilizer, der bei regelmäßiger und längerfristiger Einnahme ein hohes Suchtpotenzial hat.

Bei ihrem Mann hatte die späte ADS-Diagnose zu einer Chronifizierung der schon vor langer Zeit aufgetretenen Symptome geführt. Er berichtete, dass er bereits seit der Kindheit gespürt hatte, »irgendwie anders zu sein«. Wie sein ältester Sohn war auch er in der Schule der Pausenclown. Wenn er sich ungerecht behandelt fühlte, ging er keinem Konflikt aus dem Weg. Das hatte sich im Berufsleben fortgesetzt, wieder und wieder geriet er mit seinen Vorgesetzten in Auseinandersetzungen. Routinen langweilten ihn, gleichzeitig war er ständig überreizt, was eine typische Begleiterscheinung von ADS ist. Die Kinder schrie er manchmal grundlos an.

Ohne seine Frau, die er – wie er bei einem Gespräch sagte – sehr liebe, habe er den Alltag nicht bewältigen können. Er spürte ihre Überforderung und konnte sie dennoch nicht unterstützen. Das machte ihn wütend auf sich selbst, hilflos und traurig zugleich. Die Diagnose ADS hat ihn daher sehr erleichtert: Endlich hatte er eine Antwort gefunden, warum all die Schwierigkeiten im Alltag auftraten.

Die Psychotherapie zusammen mit einer medikamentösen Behandlung zeigte nach und nach Wirkung. So gelang es ihm, die Anforderungen des Alltags und die auf ihn einströmenden Reize besser zu ertragen – und eine gewisse Routine im Alltag zu entwickeln. Auch seine Frau und die Kinder stabilisierten sich nach einiger Zeit durch das Zusammenwirken von Jugendhilfe und psychotherapeutischer sowie medikamentöser Begleitung.

In einem anderen Fall suchte eine Mutter unsere Praxis auf, weil sie befürchtete, dass ihr Kind eine ADS-Problematik von ihr geerbt haben könnte.

Die alleinerziehende Mutter erzählte mir, dass bei ihrer Tochter im Grundschulalter zwei Jahre zuvor ADS diagnostiziert worden sei. Sie selbst hatte das Abitur nur mit viel Willenskraft und Nachhilfeunterricht geschafft. Aufgrund ihrer Begabung waren ihre Probleme zunächst nicht aufgefallen. Sie hatte aber immer wieder Probleme mit ihrer Impulsivität, auch in ihrem jetzigen Beruf als leitende Angestellte. Ihr Verhalten werde jedoch von ihren Vorgesetzten toleriert, da sie erfolgreich sei und als durchsetzungsstark gelte. Aber niemand, sagte sie, sehe, wie es ihr wirklich gehe.

Die ständige Reizüberflutung führte bei ihr zu chronischen Kopfschmerzen, an den Wochenenden war sie völlig erschöpft. Zum Glück kümmert sich der Vater regelmäßig um die Tochter, trotz der Trennung haben sie als Eltern ein gutes Verhältnis. Inzwischen nehme sie nach vielem Ausprobieren ein Medikament ein, das ihr helfe, einigermaßen mit dem ADS und der dadurch verursachten Reizüberflutung umzugehen. Allerdings äußerte sie große Sorge, dass ihre Tochter ebenso erkranken könnte wie sie.

Ich untersuchte das Mädchen daraufhin eingehend. Daraus ergaben sich zunächst keine Hinweise, dass bei ihr eine ähnliche Problematik vorliegen könnte. Aufgrund der Vorgeschichte der Mutter riet ich aber zu regelmäßigen Kontrolluntersuchungen, um der Tochter einen ähnlichen Leidensweg zu ersparen.

Wenn frühzeitig eine Diagnose gestellt wird, lassen sich die Symptome auch frühzeitig behandeln, etwa im Kindergartenalter mit Hilfe einer Ergotherapie und in späteren Jahren durch eine Verhaltenstherapie. Ein rasches Eingreifen kann zudem dazu beitragen, medikamentöse Behandlungen zu vermeiden. Das gilt für Kinder wie Erwachsene gleichermaßen. Bei Erwachsenen wird AD(H)S oftmals nicht erkannt, was in der Folge für die ganze Familie zu einer Belastung werden kann.

Aber ganz gleich, um welches Leiden es geht, alle psychischen Erkrankungen von Eltern verändern das Zusammenleben in der Familie fundamental. Die oft verheerenden Folgen für die Kinder werden in unserer Leistungsgesellschaft jedoch bislang nicht ausreichend wahrgenommen. Dabei benötigen in solchen Fällen die Kinder schnelle Unterstützung, um nicht selbst psychisch zu erkranken.

In der breiteren Öffentlichkeit findet eine Auseinandersetzung mit psychischen Erkrankungen und deren Folgen noch immer nur statt, wenn es zu dramatischen Ereignissen kommt. Der Suizid des früheren Bundesligatorwarts Robert Enke im Jahr 2009 rückte etwa das Thema Depressionen ins öffentliche Bewusstsein.

Die Bedürfnisse von Kindern und Jugendlichen, deren Eltern psychisch erkrankt sind, finden selten Erwähnung. Wir brauchen daher dringend eine gesellschaftliche Debatte zu diesem für mich so offen daliegenden Problem. Denn wirksame Unterstützung müssen wir schneller anbieten. Hilfen zur Stabilisierung der Situation von Kindern im Bereich der Kinder- und Jugendhilfe und in der Medizin sind durchaus vorhanden, doch es dauert zu lange, bis sie eingeleitet werden können.

So sehen sich viele betroffene Erwachsene mit psychischen Erkrankungen noch immer mit dem Vorwurf konfrontiert, ihr Leben nicht im Griff zu haben. Offen mit seinen Schwächen und Erkrankungen umzugehen – das findet nur wenig Platz in unserer Gesellschaft, die das Funktionieren und den Perfektionismus in den Vordergrund stellt. Das Stigma psychischer Krankheit ist nicht in erster Linie ein psychiatrisches Problem und schon gar nicht eines der Betroffenen. Es ist ein gesellschaftliches Problem.

KAPITEL 5

Mobbing, Leistungsdruck, Überlastung – Wenn die Schule zum Risikofaktor wird

Für Kinder und Jugendliche mit psychischen Problemen kann Schule eine große Last bedeuten. Die betroffenen Jungen und Mädchen stehen aufgrund ihrer Symptome vor ganz besonderen Herausforderungen. Das gilt vor allem, wenn sie eine Einrichtung mit Ganztagsbetreuung besuchen. Denn das heißt, dass die Kinder wochentags mehr Zeit in der Schule und im Hort verbringen als zu Hause mit der Familie. Eine Vierzigstundenwoche ist für manche keine Seltenheit.

Einige Fachleute sehen darin für psychisch erkrankte Kinder im Besonderen, aber durchaus auch für andere, eine permanente Überforderung. In diesem Zusammenhang ist von »Burnout-Kids«[1] die Rede. Die Überforderung der Kinder sei die Folge einer Gesellschaft, die auf allen Ebenen auf Leistung getrimmt sei.

Auch ich erlebe, dass Kinder und Jugendliche durch die Anforderungen der Schule oftmals stark belastet sind. Doch meine Patient*innen fühlen sich nur in den seltensten Fällen allein durch die Schule überfordert. Burn-out-Syndrome, die nur der Schule zuzuschreiben sind, kann ich nicht erkennen. Vielmehr resultiert die Überforderung meiner Patient*innen vor allem aus dem Zusammenspiel mehrerer Komponenten: ihrer psychischen Erkrankung und der daraus resultierenden Lernstörung auf der einen Seite, der ungenügenden Problemwahrnehmung durch die Schule und der damit einhergehenden mangelnden spezifischen Förderung auf der anderen Seite.

Für Schüler*innen mit Depressionen oder Angststörungen ist die Pflicht zur Ganztagsbeschulung eine täglich wiederkehrende Herausforderung. Vor allem zu Beginn einer Erkrankung sind sie ihr kaum gewachsen. Flexible Beschulungsmodelle, die Entlastung bieten könnten, sind im Schulgesetz jedoch nicht vorgesehen.

Hinzu kommen immer neue Schulreformen, die zur Verunsicherung vieler Familien beitragen, vor allem jener mit psychisch erkrankten Kindern. Noch dazu scheinen die Reformen nur in sehr wenigen Fällen eine echte Verbesserung zu bedeuten. Oder sie bleiben weit hinter den aktuellen Anforderungen zurück, wie die Diskussion um das Homeschooling und die damit verbundenen Schwierigkeiten mit der Nutzung von Onlinelernplattformen zeigt.

Das bleibt nicht ohne Folgen. Regelmäßig berichten mir Eltern, dass ihre Kinder, wenn sie bestimmte Verhaltensstörungen haben, als nicht mehr normal beschulbar eingestuft werden. Das gilt insbesondere für Kinder, die aggressives und hyperaktives Verhalten zeigen. Im Extremfall bedeutet das, dass die Kinder zu Hause unterrichtet werden müssen oder auf eine Förderschule überwiesen werden, was zu einer zusätzlichen Stigmatisierung führt. Und Kinder mit Teilleistungsstörungen wie Legasthenie oder Dyskalkulie müssen trotz gewährten Nachteilsausgleichs in einzelnen Fächern weiter um eine Berücksichtigung der Störung kämpfen – entweder weil Lehrer*innen darauf grundsätzlich keine Rücksicht nehmen wollen oder sogar behaupten, dass es solche Störungen nicht gebe.

In Deutschland werden aktuell rund 545 000 Kinder sonderpädagogisch gefördert, das entspricht 7,4 Prozent aller Schüler*innen. Der überwiegende Anteil wird aufgrund des Förderstatus »emotionale und soziale Entwicklung« unterstützt.[2] Bedenkt man, dass die Anzahl der davon betroffenen Kinder weiter ansteigt, so lässt sich erahnen, wie wichtig es ist, zusätzliche Fördermaßnahmen für Schüler*innen in den Blick zu nehmen.

Interessant ist in diesem Zusammenhang, einen Blick auf die Ergebnisse der PISA-Studien zu werfen. Nach dem »Pisa-Schock« im Jahr 2001 kam es zunächst zu einer deutlichen Verbesserung der Kompetenzen der deutschen Schüler*innen in den Bereichen Lesen, Mathematik und Naturwissenschaften. Mittlerweile jedoch stagnieren die Leistungen beziehungsweise sind sie wieder rückläufig.[3] Zeitweilig wurde vom »2. Pisa-Schock«[4] gesprochen. Dabei scheinen sich die Bildungsexpert*innen aber vor allem auf den Vergleich mit anderen Ländern zu konzentrieren und weniger auf die Ursachenforschung im eigenen Bildungssystem. Was hilft der Vergleich mit China oder Finnland, wenn die soziokulturellen Voraussetzungen ganz andere als in Deutschland sind? Es fehlt zweifelsohne die Diskussion darüber, inwiefern unser Bildungssystem zu psychischen Erkrankungen bei Schüler*innen beiträgt.

Aus Lernlust wird Lernfrust

Man kann es gar nicht oft genug sagen: Lern- und Leistungsprobleme in der Schule sind häufig der ausschlaggebende Anlass für Familien, in meine Sprechstunde zu kommen. Doch »Faulheit« als psychopathologisches Symptom gibt es nicht. Kinder sind vielmehr grundsätzlich lern- und wissbegierig. Dennoch verlieren sie – wie eine Studie des Onlinemagazins *scoyo* und des Kindermagazins *ZEIT LEO* ergab – in den ersten Schuljahren systematisch die Lernfreude. Dass Lernen immer Freude macht, gab mehr als jeder zweite der 6-Jährigen an, von den 13-Jährigen nur noch jeder fünfzehnte.[5]

Das ist kein Einzelbefund, wie eine Befragung des Instituts für Demoskopie Allensbach belegt: Mehr als 50 Prozent der Kinder und Jugendlichen verbinden mit Lernen Zwang und Druck, 44 Prozent sogar Frust. Nicht einmal 25 Prozent bereitet es Spaß.[6] Damit ist explizit das schulische Lernen gemeint. Denn 85 Prozent der Befragten gaben an, dass sie durchaus gern lernen, nur eben nicht für die Schule, sondern für ihre privaten Interessen.[7]

Und so wundert es auch nicht, dass sechs von zehn Schüler*innen an weiterführenden Schulen angeben, dass sie schon einmal einige Stunden oder einen ganzen Tag lang der Schule absichtlich ferngeblieben sind.[8] Man könnte nun argumentieren, dass es sich dabei um ein ganz normales, geradezu alltägliches Phänomen handelt, das in allen Schulformen vorkommt. Zu bedenken ist jedoch, dass sich aus einer vorübergehenden Schulunlust ein zunehmend schulvermeidendes Verhalten entwickeln kann, also ein ausgeprägtes Schulschwänzen. Das ist nicht auf die leichte Schulter zu nehmen. Untersuchungen zeigen, dass ein längerfristiges Fernbleiben von der Schule oftmals mit der Gefahr einhergeht, dass sich psychische Probleme entwickeln oder verstärken. Und das nicht nur zeitweise, sondern bis ins Erwachsenenalter hinein.

Ein klassischer Fall ist der von Tom. Er kam aufgrund psychosomatischer Probleme in meine Praxis, Schulunlust war jedoch ein wesentliches Thema bei ihm. Zunächst kommt der 17-Jährige selbst zu Wort:

»Schule ist bei mir mit Stress verbunden, mit viel Stress und Disziplin. Der Schulalltag wird mir daher oft zu viel. Ich mache das Abitur in der 12. Klasse, auf einem ganz normalen Gymnasium. Ich sage es ganz offen, ich bin von Anfang an nicht gern zur Schule gegangen und daran hat sich nichts geändert.

Das gelangweilte Herumsitzen im Unterricht, wenn der Stoff irgendwie schnell behandelt werden muss, ist da noch das geringste

Problem. Ich bin kein schlechter Schüler, meine Noten waren immer okay. Die großen Probleme fingen für mich in der 10. Klasse an. Da bereitet man sich in Berlin auf den mittleren Schulabschluss zum Ende des Schuljahres vor. Da die meisten von uns Abitur machen wollen, war uns nicht klar, warum wir diese Prüfung überhaupt brauchen. Auch die Lehrer*innen konnten uns das nicht wirklich erklären, es schien ihnen auch nicht so wichtig zu sein. Viele der Unterrichtsstunden und manchmal sogar ganze Schultage erschienen mir als extreme Zeitverschwendung. Ich ging nur noch wegen meiner Freunde in die Schule.

Ich hoffte früher, dass die Schule irgendetwas ›Gutes‹ aus mir macht. Aber in mir stieg immer mehr eine unbestimmte Wut auf, so dass ich anfing, ›Hass‹ auf alles und jeden in der Schule zu schieben. Mein Frust entlud sich dann zu Hause. Ein falsches Wort meiner Eltern genügte, und es gab heftigen Streit, obwohl ich wusste, dass sie nicht für die Schule verantwortlich waren.

Ein weiterer Grund für meine Schulunlust ist der Unterrichtsstoff. Klar, es gibt schon viele Themen, die spannend sind. Meine Leistungskurse interessieren mich sehr und der Unterricht ist meistens gut von den Lehrer*innen gestaltet. Aber vieles erscheint mir unnötig. Mathematik zum Beispiel war ein Fach, was mir anfangs leichtfiel und mir auch Spaß machte. Dann kam in der 10. Klasse ein Mathematiklehrer als Quereinsteiger – und ich verstand den Unterrichtsstoff immer weniger. Meinen Freunden ging es genauso.

Als eine Klausur sehr schlecht ausfiel, erklärte er uns, wie unfähig wir doch alle seien. Seine Schuld sei es jedenfalls nicht, dass wir Mathematik nicht verstehen würden. Danach hatte ich keinen Respekt mehr vor dem Lehrer. Meinen Freunden ging es genauso. Da ich den Anschluss an den Stoff verloren habe, ist mir Mathematik jetzt egal.

Dadurch bin ich an einen Punkt gelangt, an dem ich mich frage, warum ich mir etwas zur Kombination von Rechenoperationen und

Vektorzügen anhören muss, wenn ich es später wohl niemals wieder brauchen werde. Es scheint immer nur darum zu gehen, den Pflichtstoff zu behandeln. Ob ich es verstehe oder nicht, ist eigentlich egal und mein eigenes Problem.

Ich habe dann immer öfter überlegt, welche Unterrichtsfächer gerade nicht so wichtig sind, und den Unterricht geschwänzt. Anfangs einzelne Stunden, später auch ganze Tage. Da meine Eltern beide arbeiten, konnten sie nicht immer kontrollieren, ob ich in der Schule bin. Manchmal bin ich pünktlich zur Schule gegangen, um dann zurückzukommen, wenn niemand mehr in der Wohnung war. In der Schule fällt das nicht weiter auf. Das scheint dort egal zu sein.

Mir ist bewusst, dass ich für ein gutes Studium einen guten NC brauche. Mein NC ist mir morgens in der Früh allerdings nicht so wichtig wie mein Wohlbefinden und meine Laune.

Wenn ich mein Abitur habe, bin ich immer noch 17 Jahre alt. Ich werde von Erwachsenen immer wieder gefragt, was ich nach der Schule beruflich machen möchte. Aber wie soll ich das jetzt schon wissen? Auch meine Freunde wissen das nicht. Ich kann mir jedenfalls nicht vorstellen, mein ganzes Leben die gleiche Arbeit zu machen.«

Und das sagen die Eltern:

»In der Kindergartenzeit hat Tom sich immer auf die Schule gefreut. Wir waren froh, einen Platz an unserer Wunschschule bekommen zu haben. Tom kannte dort bereits viele Kinder aus dem Kindergarten. Am Tag der Einschulung war er sehr aufgeregt und wäre am liebsten nicht hingegangen. Bis zu den Herbstferien änderte sich das kaum. Warum ihm der Schulbesuch so schwerfiel, konnte er nicht sagen. Aber es zeigte sich fast jeden Morgen das gleiche Bild. Tom wollte nicht aufstehen und sich anziehen. Er sagte, dass er Kopf- oder Bauchschmerzen habe und zu Hause bleiben müsse. Oft weinte er auf dem Weg zur Schule.

Obwohl die Grundschule fußläufig entfernt ist, musste er jeden Morgen begleitet werden. Für uns war das eine ziemliche Belastung. In der Schule war und ist Tom immer sozial gut integriert. Er hatte von Anfang an viele Freunde und war auch gegenüber den Lehrern respektvoll. Das konnte nicht der Grund für seine Probleme sein. Zum Glück änderte sich sein Verhalten nach den ersten Herbstferien. Zumindest weigerte er sich nicht länger, morgens zur Schule zu gehen.

An der Schule war ein Jahr zuvor das jahrgangsübergreifende Lernen eingeführt worden: Die Schüler*innen der 1. bis 3. Klasse lernten nun gemeinsam. Der Berliner Senat hatte das damals für die meisten Schulen verpflichtend eingeführt. Die Älteren sollten den Jüngeren beim Lernen helfen. Viele Eltern, auch wir, waren sehr skeptisch. Sowohl die Lehrer*innen als auch die Schüler*innen schienen anfangs überfordert, die Kinder hatten viel Streit untereinander.

Auf den Elternabenden wurde uns gesagt, dass wir mit den Kindern nicht vorlernen sollten. Das war für uns eigentlich selbstverständlich. Wir wurden auch darüber informiert, dass die Kinder anfangs viele Rechtschreibfehler machen würden. Damit sie aber Freude am Schreiben entwickeln könnten, sollten sie so schreiben, wie sie die Wörter hören. Die richtige Schreibweise würden die Kinder dann nach und nach von allein lernen.

Während Tom in den anderen Unterrichtsfächern gut war, blieben seine Rechtschreibleistungen immer weiter zurück. Mehrfach sprachen wir die Klassenlehrerin auf unsere Sorgen an. Diese beruhigte uns und sagte, dass sich das schon von allein geben werde. Wenn wir versuchten, mit Tom zu Hause seine Rechtschreibung zu üben, verweigerte er das mit dem Hinweis, dass seine Lehrerin das nicht möchte.

Kurz vor dem Ende des zweiten Schuljahres sprach uns dann die Klassenlehrerin an: Tom müsse unbedingt an seiner Rechtschreibung arbeiten, da er sonst Probleme bekommen werde. Es liege nun in der Verantwortung der Eltern und des Kindes, die Defizite aufzuholen. Unser Einwand, ob nicht die Art der Rechtschreibvermittlung zu den

Schwierigkeiten geführt haben könne, war aus Sicht der Lehrerin abwegig. Andere Kinder hätten es ja schließlich auch geschafft.

Die Rechtschreibleistungen sollten in allen folgenden Schuljahren ein Problem bleiben. In der 3. Klasse bekam Tom dann einen neuen Klassenlehrer. Er sprach nun positiver über die Schule und war auch motivierter, die Hausaufgaben zu erledigen. Weiterhin klagte er jedoch über Kopf- und Bauchschmerzen, die es ihm unmöglich machen würden, zur Schule zu gehen. Auch plötzliche Schwindelgefühle oder Ohrenschmerzen kamen dazu.

Manchmal halfen nur Drohungen, damit er überhaupt zu Schule ging, obwohl wir wussten, dass dies seine Schullust nicht erhöhen würde. Regelmäßig kam dann am Vormittag ein Anruf aus der Schule: ›Tom ist krank und muss abgeholt werden.‹ Unserer Bitte, ihn nicht sofort nach Hause zu schicken, sondern erst einmal abzuwarten, konnte laut Sekretariat aus rechtlichen und organisatorischen Gründen nicht entsprochen werden.

In den Schulferien und am Wochenende traten die Beschwerden nicht auf. Wenn wir Tom darauf ansprachen, konnte er das nicht erklären. Aber er bat uns, ihn aus dem Schulhort abzumelden. Es sei ihm zu laut und aufgrund der vielen Kinder zu eng.

Im letzten Grundschulhalbjahr der 6. Klasse fiel der Unterricht immer häufiger aus. Dies wurde mit dem hohen Krankenstand und der Unterbesetzung des Kollegiums begründet. Der Unterricht sei für die jüngeren Jahrgänge wichtiger.

Nach dem Wechsel auf ein Gymnasium gingen die körperlichen Beschwerden zunächst zurück. Tom hatte keine grundsätzlichen Leistungsprobleme und war weiterhin sozial gut integriert. Seine Rechtschreibung ist aber bis heute ein großes Problem. Von seiner Deutschlehrerin erfuhren wir, dass mittlerweile sehr viele Schüler*innen ähnliche Probleme haben. Die Grundschule habe sie schlecht vorbereitet. Ein weiteres großes Problem sei, dass die Kinder immer weniger lesen würden.

In den Fächern, die ihn interessierten, zeigte Tom auch gute Leistungen. Andere Fächer langweilten ihn. Ab der 10. Klasse nahmen seine Beschwerden wieder zu. Nachmittags genügte ein falsches Wort und es gab mitunter heftigen Streit. Schon in der Grundschule stritten wir häufig über die Hausaufgaben, danach wurden sie dann aber schnell gemacht. Nun waren die Konflikte anders. Und es war für uns Eltern belastend, zu sehen, wie wenig Freude unser Sohn an der Schule hatte und wie entspannt er in den Ferien wirkte.

Tom soll in diesem Jahr das Abitur machen. Doch wir sind in ständiger Sorge, dass er durch das viele Schwänzen die Zulassung zum Abi verpasst. Wir hoffen sehr, dass sein Studienwunsch in Erfüllung geht und er dann besser zum Lernen motiviert ist.«

Toms Geschichte mag beispielhaft für die vieler Kinder und Jugendlicher stehen, die es letztlich doch schaffen, einen guten Schulabschluss zu erreichen. Für mich als Kinder- und Jugendpsychiater wird ein solcher Fall jedoch bedeutsam, wenn aus einzelnen geschwänzten Schulstunden oder -tagen plötzlich Wochen oder Monate werden. Untersuchungen zeigen, dass etwa fünf bis zehn Prozent aller Schüler*innen regelmäßig der Schule fernbleiben.[9] Das macht deutlich, bei wie vielen Schüler*innen sich aus einem individuellen Phänomen – wie bei Tom – ein Problem größeren Ausmaßes entwickeln kann.

Ein Motivationsproblem

Die mangelnde Motivation zum Lernen resultiert aus unterschiedlichen Gründen. Aufseiten des Kindes sind es zum Beispiel Konzentrations- und Aufmerksamkeitsprobleme und andere psychiatrische Störungen, Mobbing, Ängste aufgrund schlechter Schulleistungen oder Trennungsängste, aber auch schulische Unterforderung.

Gründe aufseiten der Schule sind zu große Klassen, ein schlechtes Verhältnis zwischen Lehrer*innen, Schulleitung und Schüler*innen, die mangelnde Kooperation zwischen Eltern und Schule sowie eine ungenügende Kontrolle der Fehlzeiten.

Mitunter kommen Gründe aus dem familiären Umfeld hinzu: schwere psychische oder körperliche Erkrankungen der Eltern, konfliktreiche Trennungen, geringe elterliche Kontrolle, ein niedriger sozioökonomischer Status, ein Migrationshintergrund sowie familiäre Streitigkeiten.

Es mag banal klingen: Wissenschaftliche Erkenntnisse zum Zusammenhang zwischen der kognitiven Leistungsfähigkeit und dem allgemeinen Motivations- und Erregungsniveau zeigen, dass die Leistungsfähigkeit von Schüler*innen dann am größten ist, wenn sie weder unter- noch überfordert werden. Denn in dem Fall ist auch die Motivation am größten.[10] Positive Motivation ist also ein wesentlicher Schlüssel für erfolgreiches Lernen, genauso wie sie elementarer Bestandteil jeder Psychotherapie und jeder psychiatrischen Behandlung ist.

Untersuchungen zum Aufmerksamkeitsdefizitsyndrom zeigen einen ähnlichen Zusammenhang auf der Ebene der Nervenzellen und der Neurotransmitter.[11] Bei ausgeglichener Stimmung und guter Motivation kommt es zu einer normalen Neurotransmitterausschüttung. Bei einer reduzierten Ausschüttung von Neurotransmittern, etwa infolge einer Depression, kommt es zu einer verminderten Motivation und zunehmender Antriebslosigkeit. Gleiches gilt bei einer erhöhten Neurotransmitterkonzentration, etwa infolge einer Angststörung oder exzessiven Computerspielens.

Kinder und Jugendliche mit AD(H)S haben also, wie die meisten anderen Schüler*innen, in der Regel kein Intelligenz-, sondern ein Motivationsproblem. Ist der Unterricht schlecht strukturiert, sind die Lehrer*innen unmotiviert, ist die Klasse zu groß oder wird lebensfremder Lernstoff vermittelt, sinkt die Lernmotivation, und die

Aufmerksamkeit lässt nach. Dementsprechend häufen sich in der Folge Konzentrationsprobleme und Impulsivität.

Es ist zweifellos keine neue Erkenntnis, dass Schulerfolg in hohem Maße mit Motivation und Anstrengungsbereitschaft zu tun hat. Aber Kindern und Jugendlichen mit psychischen Erkrankungen fällt es erheblich schwerer als anderen, diese Eigenschaften zu entwickeln. Denn Konzentrations- und Aufmerksamkeitsprobleme sind schließlich Teil dieser Erkrankungen. Daher muss die positive Motivation gestärkt werden. Folgende Aspekte tragen dazu bei:

- Geringere Anzahl von Schüler*innen in den Klassen
- Spezielle Förderung sowohl lernschwacher als auch lernstarker Kinder
- Verzicht auf die alleinige Fokussierung auf die Erfüllung des Rahmenlehrplans
- Ausbau der Unterstützung der Schüler*innen und ihrer Eltern durch Sozialpädagog*innen und Sozialarbeiter*innen

Das sind wahrlich keine innovativen Vorschläge. Vielmehr sollten sie ganz selbstverständlich sein – sie sind es aber immer noch nicht. Es drängt sich mir in dem Zusammenhang die Frage auf, weshalb nach immer neuen Wegen des Lernens geforscht wird, während längst bekannte Fördermöglichkeiten kaum genutzt und nur schleppend umgesetzt werden. Auch die im angelsächsischen Raum in den meisten Schulen obligatorischen »School nurses«, Pflegekräfte, die sich um die körperlichen Beschwerden der Kinder kümmern, könnten in vielen Fällen eine hilfreiche Rolle einnehmen.

Für den Behandlungserfolg meiner Patient*innen ist es in vielen Fällen notwendig, Kontakt zu den Schulen aufzunehmen. Die Gespräche mit Schulleiter*innen, Lehrer*innen, Sozialpädagog*innen und Schulpsycholog*innen sind oftmals sehr förderlich, um Rückmeldungen in Bezug auf die soziale Integration der Kinder oder den

Verlauf begonnener Therapien und medikamentöser Behandlungen zu erhalten. Vielfach erlebe ich engagierte Pädagog*innen, die großes Interesse an ihren Schüler*innen aufbringen und ihnen helfen wollen.

Viele Lehrer*innen fragen mich im Zuge der Gespräche nach Strategien für den richtigen Umgang mit ihren Schüler*innen. Oft haben schon kleine Veränderungen einen positiven Effekt auf das Verhalten und die Motivation. Hilfreich ist es beispielsweise, wenn die Kinder möglichst weit vorn im Blickfeld der Lehrer*innen sitzen und immer wieder direkt angesprochen werden. Und wenn Unterrichtsinhalte reihum mündlich abgefragt werden, sollten Kinder mit Aufmerksamkeitsproblemen frühzeitig aufgerufen werden, damit ihre Konzentrationsfähigkeit noch möglichst hoch ist.

Nicht mehrere Anforderungen in einen Satz zu verpacken, sondern kurze, eindeutige Ansprachen mit wenigen Wörtern zu nutzen gilt für die Schule wie für zu Hause. Das hilft jedem Kind, das Gesagte besser zu verstehen, ganz besonders hilft es aber psychisch erkrankten Kindern. Gezeigt hat sich das in einer Untersuchung, bei der gezählt wurde, wie viele Wörter pro Satz Eltern normalerweise verwenden, wenn sie mit ihren Kindern sprechen. Im Durchschnitt waren es zwanzig Wörter pro Satz. Gleichzeitig wurde untersucht, nach wie vielen Wörtern die Aufmerksamkeit bei Kindern mit AD(H)S deutlich nachließ. Das war im Schnitt bereits nach zehn Wörtern der Fall.[12]

Unwissen und Fehldiagnosen

Um auf Kinder mit psychischen Erkrankungen individuell eingehen zu können, müssen Pädagog*innen zuallererst wissen, welche Kinder überhaupt betroffen sind. Nur so können sie das Verhalten der Kinder besser einschätzen, spezielle Hilfestellungen bieten oder frühzeitig einen Förderbedarf festlegen. Daher fordern viele Schulen die Eltern auf, ihnen ärztliche Befunde zur Verfügung zu stellen. Viele Eltern haben allerdings Sorge, dass die Informationen nicht sensibel genug behandelt und in den Schulakten gespeichert werden. Das führt zu der unbefriedigenden Situation, dass selbst in Inklusionsklassen die Probleme einiger Schüler*innen bekannt sind, die anderer hingegen nicht.

Meiner Erfahrung nach ist die Sorge vor einem unsensiblen Umgang mit den Informationen zum Kind unberechtigt. Eltern sollten einen Arztbrief oder Befundbericht jedoch nur weitergeben, wenn sie den Inhalt vollständig verstanden haben. Denn dann ist es ihnen möglich, auf Augenhöhe mit den Lehrer*innen über die empfohlene Förderung zu beraten. Bleibt ihnen im Arztbrief oder im Befundbericht etwas unklar, sollten sie zunächst ihren Arzt danach fragen.

Grundsätzlich muss in Bezug auf die Weitergabe von Informationen von ärztlicher Seite festgehalten werden, dass ohne eine Schweigepflichtentbindung kein Befund an andere Stellen weitergegeben wird. Ich spreche als behandelnder Arzt nur dann mit den Pädagog*innen über die Kinder, wenn ich dafür die ausdrückliche Erlaubnis der Eltern erhalten habe.

Einem Kind kann allerdings nur bestmöglich geholfen werden, wenn die Pädagog*innen und Schulpsycholog*innen die ärztlichen Befunde richtig interpretieren. So wird beispielsweise bei Intelligenztests mitunter übersehen, dass deren Ergebnisse nicht in Stein gemeißelt sind. Denn bessern sich die psychischen Probleme, so ist es immer wieder erstaunlich, festzustellen, wie sich Konzentration und Aufmerksamkeit, die soziale Integration und letztlich auch die kognitiven Fähigkeiten der Kinder zum Positiven hin verändern.

Hinzu kommt, dass die Befunde zwar wichtig sind, etwa für die Bewilligung eines sonderpädagogischen Status. Sie sagen aber nicht grundsätzlich etwas über die Schulfähigkeit aus. Insofern müssen sie vorsichtig interpretiert werden, da die Ergebnisse die gesamte weitere Schullaufbahn eines Kindes beeinflussen können. Es ergibt daher auch keinen Sinn, die Intensität und Häufigkeit von Förderstunden von einer einzigen gestellten Diagnose abhängig zu machen. Vielmehr müssen die Fördermaßnahmen – weil sich Kinder ständig weiterentwickeln – regelmäßig überprüft und angepasst werden.

Allerdings berichten Eltern mir immer wieder, dass eine einmal gestellte Förderprognose nicht wieder rückgängig gemacht wird – selbst wenn es in der Zwischenzeit weitere Befunde gegeben hat, wonach eine Förderung nicht mehr notwendig ist. So gibt es Fälle, in denen Kinder Förderung im Bereich »geistige Entwicklung« erhalten, also besondere Unterstützung bei der Entwicklung von Wahrnehmung, Sprache, Denken und Handeln. Dafür werden sie an eine Förderschule überwiesen. Obwohl sich die Kinder dann im Lauf der Zeit gut entwickeln und gute Schulleistungen zeigen, wird ihnen eine Reintegration in eine Regelschule verweigert. Die ursprünglich sinnvolle Umschulung wendet sich also letzten Endes gegen die Kinder und verschlimmert ihren Leidensdruck, indem sie das Lernen oder den Schulbesuch an sich verweigern oder die Verhaltensauffälligkeiten zurückkehren.

Außerdem gibt es Fälle, in denen Lehrer*innen generell anzweifeln, dass es so etwas wie Verhaltensauffälligkeiten und psychische Probleme überhaupt gibt. Davon berichtete mir die Schulleitung einer weiterführenden Schule. Dahinter stehe bei einigen Lehrer*innen die Furcht vor einem Autoritätsverlust. Denn wenn sie das Vorhandensein psychischer Probleme akzeptieren würden, müssten sie sich eingestehen, dass sie als Pädagog*innen damit überfordert sind, die Situation allein zu bewältigen. Diese Abwehrhaltung hat mitunter seltsame Folgen: Lehrer*innen teilen Eltern mit, dass AD(H)S, Legasthenien oder Dyskalkulien lediglich Ausreden für mangelnde Mitarbeit oder schlechte Schulleistungen ihrer Kinder seien. Reicht das persönliche Gespräch der Lehrer*innen mit mir –

welches meist auf Bitte der Eltern organisiert wird – nicht aus, muss auf der Schulleitungsebene oder aber durch die Schulaufsicht viel stärker eingegriffen werden, um eine Symptomverschlechterung bei den Kindern zu vermeiden.

Insbesondere Mädchen werden mit ihren Problemen in den Grundschulen nicht richtig wahrgenommen, da sie sich oftmals zurückhaltend, sehr kontrolliert und eher ängstlich verhalten. Der Umgang mit ihnen ist für Pägagog*innen vordergründig unkompliziert, denn Mädchen machen meist keinen Ärger. Doch ein Mädchen, das scheinbar still dem Unterricht folgt, kann mitunter eine Aufmerksamkeitsdefizitstörung mit erheblichem Leidendruck haben.

Das unruhige und laute Verhalten von Jungen wird hingegen schneller als störend wahrgenommen. Und das führt dazu, dass Eltern von Jungen häufiger dazu geraten wird, einen Kinder- und Jugendpsychiater aufzusuchen. Dabei ist ihr Verhalten vielfach Teil der ganz normalen Entwicklung. Längst nicht jeder motorisch aktive Junge, der sich nicht lange konzentrieren kann, hat eine Aufmerksamkeitsdefizit- und Hyperaktivitätsstörung.

In Baden-Württemberg werden spezielle Seminare zum Umgang mit typischem Jungenverhalten im Studiengang Grundschulpädagogik angeboten. Das ist ein erster Schritt und auch insofern wichtig, als dass der Frauenanteil in diesem Studiengang enorm hoch ist – und an der Schule später unterschiedliche Rollenerwartungen aufeinandertreffen.

Immer wieder erlebe ich es, dass Eltern von Lehrer*innen aufgefordert werden, sich um eine bestimmte Diagnose zu kümmern, etwa Autismus. Denn der Umfang von Förderstunden ist manchmal von speziellen Diagnosen abhängig. Und auch Jugendämter geben Eltern den Hinweis, dass mit einer solchen Diagnose eine bestmögliche Förderung ihres Kindes möglich sei. Nicht zuletzt aufgrund dieses Umstands ist in den letzten Jahren der Anteil der Kinder und

Jugendlichen mit Autismusverdacht – und dabei insbesondere mit Asperger-Syndrom – erheblich angestiegen.

So war es im Fall des 8-jährigen Benjamin, der mit seinen Eltern zu mir in die Sprechstunde kam.

Benjamins Familie war zwei Jahre zuvor aus dem englischsprachigen Ausland nach Berlin gezogen. Der Junge, so erzählte seine Mutter, habe Schwierigkeiten mit der deutschen Sprache und sei ein wenig schüchtern, suche eher wenig Kontakt. Beim Vater sei in der Kindheit eine Legasthenie und ein Aufmerksamkeitsdefizitsyndrom diagnostiziert worden. Und Benjamin habe ebenfalls Schwierigkeiten, sich über eine längere Zeit zu konzentrieren.

Die Mutter hatte alle Arztbriefe über die bereits erfolgten Untersuchungen mitgebracht. Trotz einer sehr ausführlichen Diagnostik gab es keine Hinweise auf Autismus. Nach einigen Minuten unterbrach ich das Gespräch und sagte der Mutter, dass ich keine Hinweise finden könne, die für einen Autismus sprechen. Die Mutter berichtete, dass das auch ihre Überzeugung sei. Sie sei aber von der Klassenlehrerin bereits zum dritten Mal zu einer Diagnostik aufgefordert worden. Und da sie nichts falsch machen wolle und sich mit dem deutschen Schulsystem nicht auskenne, habe sie sich mehrfach um Untersuchungstermine bemüht. Die Lehrerin hatte die Ergebnisse aber nicht akzeptiert und der Mutter gesagt, dass eine weitere Beschulung ohne diese Diagnose nicht vorstellbar sei. Mittlerweile haben sich die Eltern um einen Platz an einer englischsprachigen Privatschule beworben.

Dieses Beispiel weist auf ein gravierendes Problem hin: Die Art und der Umfang der Förderung eines Kindes scheinen sich längst nicht immer nach dem tatsächlichen Hilfebedarf zu richten, sondern nach einer Diagnose, die schon feststeht, bevor eine Untersuchung vorgenommen wird.

> Grundsätzlich besteht ein erheblicher Mangel an Wissen über psychische Erkrankungen – nicht nur bei Lehrer*innen, sondern auch bei Sonderpädagog*innen und in den Schul- und Jugendämtern.

Das soll nicht als Vorwurf verstanden werden, denn das Thema wird im Studium oft nur sehr basal behandelt. Da der Anteil der Kinder mit dem Förderschwerpunkt »emotionale und soziale Entwicklung« aber zunimmt, ist eine intensivere Informationsvermittlung unbedingt notwendig. Regelmäßige Schulungen und Weiterbildungen von Pädagog*innen zur Symptomatik, zu den Ursachen und den Verläufen psychischer Erkrankungen würden helfen, ein besseres Verständnis für die Schüler*innen zu entwickeln. Regelmäßige Lehrveranstaltungen zu diesen Themen im Pädagogik- und Lehramtsstudium sollten ebenfalls selbstverständlich sein.

Es scheint so, als würden pädagogische Probleme gern an die Medizin delegiert – und damit zumindest ein Teil der pädagogischen Verantwortung abgegeben. Das setzt die Eltern immer wieder unter den großen Druck, die »richtige« Diagnose zu erhalten, damit ihr Kind bestmöglich gefördert werden kann. So kommt es mitunter dazu, dass vorschnell eine Autismusdiagnose gestellt wird – eine schwerwiegende, nicht heilbare Entwicklungsstörung, die jedoch in Wirklichkeit gar nicht vorliegt. Die Symptome des Kindes, die zweifellos förderungswürdig sind, sind vielmehr Teil einer ganz anderen, oft auch nicht medizinischen Problematik. Doch ohne eine korrekte Diagnose ist keine hilfreiche Förderung möglich.

Immer wieder bemerke ich die Enttäuschung und auch den Zorn der Eltern, wenn ich aufgrund einer sorgsamen Diagnostik eine Erkrankung ausschließe – obwohl das für sie eigentlich höchst erfreulich und erleichternd sein müsste. Aber das Gegenteil ist der Fall. Die Eltern wissen, dass nun keine zusätzliche Förderung ihres Kindes durch die Schule möglich ist. Nicht selten erreichen mich einige Wochen später Befundanforderungen von Kolleg*innen, da die Eltern bei ihnen eine zweite oder dritte Meinung einholen – in der Hoffnung, doch noch die gewünschte Diagnose zu erhalten. Auch das trägt dazu bei, dass die Zahlen im Bereich »emotionaler und sozialer Entwicklung« so stark ansteigen.

Selbst wenn ein Sonderförderbedarf für ein Kind festgestellt wird, heißt das noch lange nicht, dass eine Förderung auch tatsächlich stattfindet. Viele Familien berichten, dass schlichtweg kein Personal an den Schulen vorhanden ist, das sich um die Umsetzung der Fördermaßnahmen kümmert. Häufig fehlt es zudem an einer qualifizierten sonderpädagogischen Ausbildung der Mitarbeiter*innen in den Schulen. Mit dem Übergang in die Oberschule wäre eine Fortsetzung der Förderung problemlos möglich, sofern sie weiterhin notwendig ist. Die Realität aber zeigt, dass diese zusätzlichen Stunden oft grundlos wegfallen oder sich herausstellt, dass sie anderweitig genutzt werden.

In der gymnasialen Oberstufe nach der 10. Klasse verschärft sich für viele Schüler*innen die Situation weiter, da zuvor gewährte Förderungen nur noch in gravierenden Ausnahmefällen bewilligt werden. Viele Schüler*innen mit Teilleistungsstörungen sind insofern davon abhängig, dass die Schulen bereit sind, sie trotzdem zu unterstützen. Sonst bedarf es engagierter Lehrer*innen, auf die ich zum Glück immer wieder treffe, die Wege finden, die Jugendlichen zu unterstützen.

Viele Patient*innen bitten mich mit Beginn eines Studiums um entsprechende Bescheinigungen für einen Nachteilsausgleich – inzwischen ermöglichen die Studienordnungen vieler Hochschulen zum Beispiel eine Berücksichtigung von Teilleistungsstörungen.

Das ist ein Fortschritt. Warum das nicht schon für die gymnasiale Oberstufe möglich ist, ist für mich absolut unverständlich.

Kinder und Jugendliche verbringen viel Zeit mit und in der Schule. Umso bemerkenswerter ist die offensichtliche Unzufriedenheit der Schüler*innen und Eltern genauso wie der Lehrer*innen mit den Bedingungen, die sie vorfinden. Die Diskussion über die unbedingt notwendige Sanierung vieler Schulen ist wohl nur die Spitze des Eisberges. Ein Umfeld, indem sich alle wohlfühlen, trägt genauso zu einer positiven Lernmotivation bei wie die vielen anderen in diesem Kapitel angesprochenen Aspekte.

Kinder und Jugendliche mit psychischen Erkrankungen brauchen unsere besondere Aufmerksamkeit und Unterstützung. Die Debatte über dringend erforderliche Änderungen im »System Schule« muss zweifellos in ihrem Interesse intensiviert werden.

KAPITEL 6

Anpassungsdruck, Spielsucht, Dauerkonsum – Wenn die sozialen Medien zum Risikofaktor werden

Wohl keine Entwicklung hat unser soziales Zusammenleben derart schnell, fundamental und nachhaltig verändert wie das Internet. Es prägt die Art und Weise, wie wir lernen und nach Informationen suchen, wie wir unsere Freizeit verbringen und miteinander kommunizieren. Es lässt uns mithilfe von Computer und Smartphone soziale Kontakte anders beginnen, anders gestalten und auch anders beenden als im analogen Zeitalter.

Die Einführung des ersten iPhone im Jahr 2007 gilt heute als Initialzündung des Smartphone-Zeitalters. Nur zehn Jahre später besaßen schon mehr als zwei Drittel aller 10- bis 12-jährigen Kinder und mehr als neun von zehn aller 14- bis 18-Jährigen ein Smartphone.[1] Heute ist in jedem Haushalt in Deutschland mindestens ein Smartphone vorhanden – und selbst in der Generation 70 plus besitzen 52 Prozent ein solches.[2]

Fast alle Jugendlichen haben außerdem zu Hause die Möglichkeit, das Internet zu nutzen. Die tägliche Internetnutzung der 14- bis 29-Jährigen lag 2018 bei knapp sechs Stunden pro Tag. Hierbei sind sowohl die mediale Nutzung (z. B. Videos ansehen, Musik hören) und die Onlinekommunikation (z. B. per E-Mail oder App) als auch die sonstige Nutzung (z. B. Onlineshopping, Recherchen) einberechnet worden. Besonders auffällig ist, dass bei den 6- bis 10-jährigen Kindern die Internetnutzung in der letzten Zeit viel stärker angestiegen ist als in allen anderen Altersgruppen.[3]

Bis vor wenigen Jahren waren die meisten Eltern noch der Ansicht, dass ihre Kinder frühestens im Jugendalter ein Handy besitzen sollten. Das hat sich geändert. Auch die meisten Grundschüler*innen haben bereits ein Handy. Smartphones sind zu einem unverzichtbaren Statussymbol geworden. Konflikte mit Lehrer*innen über die Handynutzung in der Schule gehören längst zum Alltag.

Wie normal der Umgang mit digitalen Medien geworden ist, beobachte ich immer wieder. An einem warmen Septembernachmittag wollte ich in Berlin einmal eine Sportveranstaltung in einem angesagten Berliner Bezirk besuchen. Auf dem Weg dorthin kam ich an vielen Restaurants und Bars vorbei, die Tische draußen waren voll besetzt. Ich sah junge Familien mit Kinderwagen. Die Eltern unterhielten sich angeregt, die Kinder waren still. Die meisten von ihnen hatten ein Smartphone in den Händen und schauten auf den Bildschirm. Eltern wie Kinder schienen dank des elektronischen Babysitters einen entspannten Nachmittag zu verbringen.

Oft sehe ich auch Mütter und Väter, die einen Kinderwagen schieben und gleichzeitig telefonieren. Dagegen ist grundsätzlich nichts einzuwenden. Vielfach aber beobachte ich, dass die Babys zu schreien anfangen, die Eltern weitertelefonieren. Hört man etwas länger hin, so stellt man fest, dass die Kinder immer lauter schreien, um die Aufmerksamkeit der Eltern auf sich zu lenken.

Das ist eine ganz natürliche Reaktion, denn Babys und Kleinkinder sind darauf angewiesen, dass ihre Eltern auf ihr Verhalten und ihre Signale reagieren. Nur so können sie ihre Empathiefähigkeit und soziale Kompetenz weiterentwickeln. Und je jünger ein Kind ist, desto weniger Möglichkeiten hat es, auf sich aufmerksam zu machen. Daher schreit es. Bleibt jedoch eine Reaktion der

Eltern aus, so ist das Kind zunächst irritiert und schließlich frustriert.

Was ich damit sagen will: Nicht nur Kinder und Jugendliche gehen oftmals unbedacht mit digitalen Medien um, auch Erwachsene tun das. Die so praktische Nutzung des Smartphones hat Nebenwirkungen, deren sich viele Eltern offenbar nicht bewusst sind. Das Baby erfährt, während sie das Smartphone in den Händen halten, keine emotionale oder soziale Zuwendung. Geschieht das sehr häufig, wird die soziale und emotionale Entwicklung negativ beeinflusst.

Und was die zweite Beobachtung betrifft: Ein schreiendes, irritiertes und in der Folge frustriertes Kind, das keine Rückmeldung von seinen mit ihrem Smartphone beschäftigten Eltern bekommt, erleidet eine Stressreaktion. Diese lässt sich bis auf die Ebene der Botenstoffe im Gehirn nachweisen. Bei Stress werden vermehrt sogenannte Glukokortikoide ausgeschüttet. Ein Überschuss dieser Hormone hat speziell in der Entwicklungsphase zwischen der Geburt und dem dritten Lebensjahr einen negativen Einfluss. Die so wichtige Vernetzung der Nervenzellen im Gehirn wird beeinträchtigt, ebenso die Empfindlichkeit der Rezeptoren.

Die Signalübertragung im Gehirn wird also negativ beeinflusst, wenn Eltern die Signale ihrer Kinder missachten. Kinder, bei denen es regelmäßig zu derartigen Stressreaktionen kommt, haben ein erhöhtes Risiko für psychische Auffälligkeiten im späteren Leben.

Ohnehin sind die ersten Lebensjahre eines Kindes von großer Bedeutung für die kognitive Entwicklung (vgl. Kap. 3). Durch sein Spielverhalten kommt es in vielfältigen Kontakt mit der Umwelt und lernt sie, im Wort- wie im übertragenen Sinn, zu begreifen. Auch die Sprachentwicklung ist in diesem Alter enorm wichtig, vor allem für die Herausbildung der sozialen Kompetenz. Sprache, Motorik, Wahrnehmung – all das sollte sich altersgerecht entwickeln können und dementsprechend gefördert werden. Insofern ist es keine gute Idee, Kinder permanent mit einem Smartphone ruhigzustellen oder sie vor einem Fernsehgerät zu parken.

Ein hoher TV-Konsum hat nachweislich einen eindeutig negativen Einfluss auf die Kindesentwicklung. Das bestätigen wissenschaftliche Studien bereits seit vielen Jahren. Besonders eindrücklich ist jene, die in der Fachzeitschrift *Kinder- und Jugendarzt* veröffentlicht wurde. Welche Auswirkung die Dauer des Fernsehkonsums auf die kognitive Entwicklung von 5- bis 7-Jährigen hat, wurde darin untersucht. Unter anderem wurden die Kinder gebeten, Menschen zu malen. Im Zuge dessen kam es – wie die folgende Abbildung zeigt – zu deutlichen Unterschieden, obwohl alle Kinder ab dem dritten Lebensjahr einen Kindergarten besuchten und somit über die Möglichkeit zum Malen verfügten.

Abb. 2: Typische Mensch-Zeichnungen von Vorschulkindern

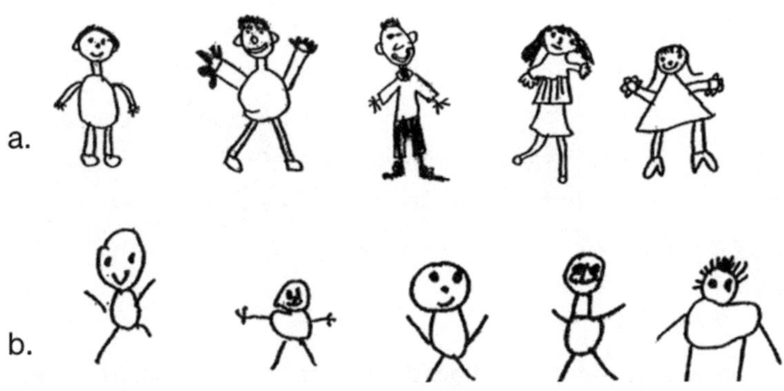

Quelle: Winterstein und Jungwirth 2006. Hansisches Verlagskontor GmbH, Lübeck

Die obere Reihe (a) zeigt Zeichnungen von Vorschulkindern, die täglich nicht mehr als 60 Minuten Fernsehen schauen. Die untere Reihe (b) zeigt Zeichnungen von Kindern, die täglich drei Stunden oder mehr vor dem TV-Gerät sitzen. Wie unschwer zu erkennen ist, sind die Zeichnungen der Wenigseher*innen erheblich detaillierter. Das zeigt, dass deren motorische und kognitive Fähigkeiten deutlich weiter entwickelt sind als die der Vielseher*innen.[4]

Doch nicht nur die Dauer des Fernsehkonsums ist in dieser Altersgruppe von Bedeutung. Es kommt auch darauf an, *was* die Kinder sehen. Vergleichen wir einmal *Die Sendung mit der Maus* mit einer typischen Animeserie wie *Dragon Ball Z*: Einfache und klare Farben, langsame Bildfolgen und eher ruhige Töne prägen *Die Sendung mit der Maus*. Anders bei *Dragon Ball Z*: Hier sind schnelle Bildfolgen, häufig wechselnde Szenen, grelle Farben und laute Musik vorherrschend.

Auch bei mir im Wartezimmer sehe ich immer wieder sehr junge Kinder, die Clips mit derartig schnellen Bildfolgen schauen oder Videospiele spielen. Den meisten Eltern ist nicht bewusst, welche Folgen eine permanente Reizüberflutung haben kann. Ich erkläre ihnen dann, dass gerade jüngere Kinder die Vielzahl solcher Reize und Informationen gar nicht aufnehmen können. Dass durch eine Dauerbeschallung ihre kognitive Entwicklung gestört wird und sich ihre Nervenzellen im Gehirn nicht optimal vernetzen können.

Viele Eltern sind erstaunt, wenn sie erfahren, dass dies negative Auswirkungen auf die Konzentrationsfähigkeit, die Fähigkeit zur Impulskontrolle sowie die geistige Flexibilität hat. Das gilt insbesondere für Kinder im Vorschulalter, aber auch für Grundschüler*innen sowie Jugendliche.

Besonders bedenklich wird es, wenn ein junges Kind ununterbrochenen Kontakt mit modernen Medien hat – und gleichzeitig kaum Kontakt zu anderen Menschen. So war es im Fall einer jungen Mutter mit Migrationshintergrund. Sie kam vor einigen Jahren mit ihrer Tochter zu mir in die Praxis.

Die Mutter erzählte, dass bei ihrer 6-jährigen Tochter anlässlich der Einschulungsuntersuchung ein deutlicher Entwicklungsrückstand festgestellt worden sei. Da das Mädchen nicht richtig sprechen konnte, wurde der Verdacht eines Autismus beziehungsweise einer schweren kognitiven Entwicklungsstörung geäußert. Der Mutter wurde daraufhin empfohlen, einen Kinder- und Jugendpsychiater aufzusuchen.

Die Frau offenbarte mir eine tragische Geschichte: Sie war mit einem deutschen Mann, ebenfalls mit Migrationshintergrund, verheiratet worden. Er hatte ihr und der Tochter über Jahre nicht erlaubt, die Wohnung zu verlassen. Das Mädchen hatte daher nie einen Kindergarten besucht und durch die Isolation der Familie nur wenige Spielgefährt*innen gehabt.

Nach einiger Zeit gelang es der Mutter, sich mithilfe einer Hilfsorganisation von ihrem Mann zu trennen. Auffallend war, dass die Mutter trotz der langen Isolation recht gut Deutsch sprach. Sie erzählte, dass sie die Sprache durch das tägliche Fernsehen erlernt habe. Sie sei davon ausgegangen, dass ihre Tochter auf diese Weise ebenso Deutsch lernen würde, daher habe sie das Mädchen ganz bewusst viel fernsehen lassen.

Was die Mutter nicht wissen konnte: Anders als ihre Tochter hatte sie selbst deutlich weniger Probleme, sich eine zweite Sprache anzueignen. Denn sie hatte in ihrer Kindheit auf ganz normalem Weg und mit regelmäßigen sozialen Kontakten ihre Muttersprache erlernt. Dank einer solchen grundlegenden Erfahrung gelingt auch der Erwerb einer zweiten Sprache leichter.

Ihre Tochter hatte jedoch fast nie Kontakt zu gleichaltrigen Kindern und nur Zugang zu deutschsprachigen Fernsehsendungen, konnte also kaum eigene Sprecherfahrungen im Deutschen machen.

Die Mutter hatte mit ihrer Tochter stets in ihrer Muttersprache gesprochen. Da sie glaubte, dass das Fernsehen effektiver als die persönliche Beschäftigung mit ihrer Tochter war, hatte sie so nur eingeschränkte Anregungen erfahren. Das Erlernen einer Sprache und die damit verbundene kognitive Entwicklung hängen jedoch in hohem Maß vom sozialen Eingebundensein ab.

Dieses Lernen durch den alltäglichen Gebrauch der Sprache fehlte dem Mädchen, und so kam es zu der schweren Entwicklungsstörung. Wie sich herausstellte, war sie keineswegs geistig behindert, sie hatte eine gute kognitive Begabung. Doch trotz intensiver Förderung ließen sich die Entwicklungsdefizite nicht mehr vollständig aufholen.

Manche Eltern machen sich ganz offensichtlich zu wenig Gedanken über die Auswirkungen von TV und Internet auf ihre Kinder. Andererseits vergeht keine Woche, in der mir nicht andere, sehr besorgte Eltern über die »Internetsucht« ihrer Kinder berichten, die bewegungslos vor dem Smartphone oder Computer hocken. Das sorgt regelmäßig für erhebliche Konflikte in den Familien, da die Meinungen über die Nutzungsdauer erwartungsgemäß ziemlich weit auseinandergehen. Als Anhaltspunkt verweise ich dann gern auf die Zeiten, die vom Internationalen Zentralinstitut für das Jugend- und Bildungsfernsehen empfohlenen werden (eine tabellarische Darstellung folgt auf der nächsten Seite).[5]

Tab. 2: Wie lange dürfen Kinder ab welchem Alter am Computer sitzen?

Alter	4–6 Jahre	7–10 Jahre	11–13 Jahre	ab 14 Jahre
Nutzungsdauer (Computer, Spielekonsolen)	max. 30 Minuten am Tag	max. 45 Minuten am Tag	max. 1 Stunde am Tag	max. 1,5 Stunden am Tag
chatten	nein	ab 8 Jahre, nicht ohne Kontrolle, nur für Kinder geeignete Angebote	ja, aber Regeln vereinbaren	ja, aber Regeln vereinbaren
alleine spielen	nein	ab 8 Jahre, aber nur unter Kontrolle	ab 12 Jahre, aber klare Regeln vereinbaren	ja

Alter	4–6 Jahre	7–10 Jahre	11–13 Jahre	ab 14 Jahre
PC im eigenen Zimmer	nein	nein	ab 12 Jahre, Regeln vereinbaren (z. B. nicht nachts spielen)	ja
Internet surfen	nein	ab 8 Jahre, aber nur für Kinder geeignete Seiten unter Aufsicht	ja	ja

Quelle: Thomasius 2019

Es ist unschwer zu erkennen, dass diese Zeiten vermutlich nur in wenigen Familien eingehalten werden. Doch hierbei handelt es sich nicht um aus der Luft gegriffene Werte von überbesorgten Expert*innen, sondern um Empfehlungen auf wissenschaftlicher Grundlage.

Wegweisend war in diesem Zusammenhang eine Studie aus dem Jahr 2018, die im Fachjournal *The Lancet Child Adolescent Health* veröffentlicht wurde: Bei den etwa 2 500 untersuchten Kindern und Jugendlichen zeigte sich ein eindeutiger Zusammenhang zwischen regelmäßiger Bewegung und wichtigen kognitiven Prozessen. Jene, die viel körperlich aktiv waren, konnten beispielsweise nachts besser und länger schlafen, was für die Gehirnentwicklung, für das Gedächtnis und den Übergang von unbewusst aufgenommenem Wissen zu abrufbarem Wissen überaus bedeutsam ist. Je mehr Zeit die Kinder jedoch vor Bildschirmen verbrachten, desto mehr litt darunter die Schlafqualität – und infolgedessen auch die kognitive Entwicklung. Aus den Ergebnissen der Studie ergeben sich drei wichtige Empfehlungen:[6]

- Mehr als zwei Stunden Bewegung täglich
- Weniger als zwei Stunden Bildschirmzeit täglich
- Mehr als sieben Stunden Schlaf pro Nacht

Mir ist kaum eine Familie bekannt, in der diese Empfehlungen konsequent umgesetzt werden. Auch wir Erwachsenen tun uns schwer mit guten Ratschlägen. Wer von uns folgt schon regelmäßig der Empfehlung, mindestens einmal pro Woche für 24 Stunden komplett auf sein Handy und die Internetnutzung zu verzichten? Vermutlich die wenigsten, mich eingeschlossen.

Dabei haben viele Kinder und Jugendliche oft selbst ein gewisses Unbehagen in Bezug auf die übermäßige Nutzung digitaler Medien. In einer deutschlandweiten Untersuchung gaben weit mehr als 80 Prozent der 13- bis 16-Jährigen an, zu viel Zeit im Internet zu verbringen.[7] Forscher*innen aus den USA, die die Lebenszufriedenheit von Acht- bis Zehntklässlern in den Jahren 2013 bis 2016 untersuchten, bestätigen das. Demnach führt eine intensivere Nutzung digitaler Medien zu einer größeren allgemeinen Unzufriedenheit. Gefragt nach dem, was sie zufrieden macht, nannten die Jugendlichen sportliche Aktivitäten sowie den Kontakt zu Gleichaltrigen.[8]

Allerdings finden auch Erwachsene immer wieder scheinbar gute Gründe, warum das Handy unverzichtbar ist – selbst bei ihren Kindern.

Vor einiger Zeit kamen Eltern mit ihrer 15-jährigen Tochter zu mir in die Praxis, weil das Mädchen bei Streitigkeiten das Smartphone ihres Vaters und ihr eigenes zerstört hatte. Die Eltern waren sehr besorgt angesichts der wiederkehrenden und zunehmenden Wutausbrüche ihrer Tochter.

Im Gespräch erfuhr ich, dass sich die Tochter regelmäßig per Handy beim Vater melden musste, wenn sie sich mit ihren Freundinnen traf. Und wenn sie sich auf den Heimweg machte, wurde sie wiederholt vom Vater angerufen, wo sie denn gerade sei und wie lange sie noch brauche. Alle Diskussionen in der Familie konnten den Vater nicht dazu bewegen, mehr Vertrauen zu seiner Tochter zu haben. Die Situation eskalierte schließlich, als die Tochter eine aktivierte Ortungsfunktion auf ihrem Handy entdeckte, ihr Vater also ohne ihr Wissen zu jeder Zeit nachvollziehen konnte, wo sie sich aufhielt.

Mir wurde klar: In dieser Familie war nicht die Tochter auffällig, sondern der Vater. Mit der technischen Hilfe des Smartphones unterband er die altersgerechte Autonomieentwicklung seiner Tochter, wogegen sie sich natürlich zunehmend wehrte. In den weiteren Familiengesprächen konnte ich die Sorgen des Vaters zunächst nur langsam abbauen. Erst durch konkrete Absprachen und die Einhaltung klarer Regeln – etwa Pünktlichkeit und das Hinterlassen von Adressen der Freund*innen – gelang es, die Ängste des Vaters langsam zu reduzieren. Vordergründig bestanden diese Ängste darin, dass seiner Tochter etwas zustoßen könnte. Im Verlauf stellte sich dann aber heraus, dass der Vater große Schwierigkeiten mit dem Erwachsenwerden seiner Tochter hatte.

Auch Lehrer*innen berichten immer wieder von zähen Diskussionen auf Elternabenden. Ein Handy in der Schule sei unverzichtbar, heißt es oftmals von Elternseite, die Kinder könnten ja den Wohnungsschlüssel vergessen haben. Oder man selbst könne sich verspäten und sei nicht rechtzeitig zu Hause, um dem Kind die Türaufzuschließen. Oder jemand aus der Familie könnte plötzlich erkranken, sodass niemand zu Hause anzutreffen sei.

Wir Eltern sollten bei aller Sorge um das Wohl unserer Kinder nicht vergessen, dass derartige Probleme vor nicht allzu langer Zeit auch ohne Handys gelöst werden mussten – und auch gelöst wurden. Die permanente Erreichbarkeit und die damit verbundene Kontrolle führen oftmals dazu, dass Kinder keine eigenen Erfahrungen machen und keine eigenen Lösungen für Alltagsprobleme finden. Das Handy sendet stattdessen das Signal aus, dass die Eltern jederzeit erreichbar sind, um möglichst schnell alle Probleme aus dem Weg zu räumen. Dabei wird vergessen, was so ungeheuer wichtig für die Persönlichkeitsentwicklung der Kinder ist: das Überwinden von Schwierigkeiten – von Schwierigkeiten, die durchaus fordern sollen, die aber zu bewältigen sind.

Ich möchte nicht missverstanden werden. Die Nutzung digitaler Medien eröffnet trotz aller Kritik vielfältige neue und faszinierende Möglichkeiten der Kommunikation und des sozialen Miteinanders. Sie können Kindern und Jugendlichen, die an Depressionen oder Ängsten leiden, Wege aus der Isolation weisen. Denn ihnen stehen damit leicht zugängliche Kommunikationsmöglichkeiten zur Verfügung. Autistische Kinder und Jugendliche können sich auf diese Weise sogar besser anderen Menschen gegenüber öffnen.

Es gibt auch vielfältige neue Möglichkeiten des Lernens, die insbesondere Kindern, die im normalen Schulsystem scheitern, neue Perspektiven eröffnen. So hat in Nordrhein-Westfalen eine der ersten Internetschulen eröffnet, die es Kindern, die seit Monaten nicht zur Schule gegangen sind, ermöglicht, per Videokonferenz regelmäßig am Unterricht teilzunehmen, inklusive Anwesenheitskontrolle und Leistungsnachweisen.

Eine Zukunft unserer Kinder ohne digitale Medien ist nicht mehr vorstellbar. YouTuber*innen sind die neuen Vorbilder, Influencer*innen bestimmen das Mode- und Konsumverhalten, für Hausaufgaben wird bei Wikipedia recherchiert – und nur zu gern auch kopiert. Wir werden diese Entwicklung nicht zurückdrehen oder aufhalten können. Umso wichtiger ist es, zu lernen, vernünftig mit ihr umzugehen.

Es bedarf zweifellos weiterer Untersuchungen zum Einfluss digitaler Medien auf die neurobiologische und psychische Entwicklung von Kindern. Insbesondere ihr langfristiger Einfluss ist nach wie vor unerforscht. Das ist nicht besonders überraschend, bedenkt man die kurze Zeitspanne, die seit der Verbreitung des Internets und der digitalen Medien verstrichen ist.

Notwendig ist zudem eine gründliche wissenschaftliche Aufarbeitung der Folgen digitaler Medien für das Lernverhalten und die Art, wie unsere Kinder miteinander kommunizieren. Außerdem muss untersucht werden, welche Auswirkungen die Internetnutzung auf die emotionale Entwicklung hat und inwiefern eine pathologische Nutzung digitaler Medien zur Entwicklung von Suchtverhalten bei Kindern und Jugendlichen beiträgt.

»Digitale Demenz«[9] und »Cyberkrank«[10] sind nur zwei Schlagwörter, von denen die Rede ist. Das klingt alarmistisch – und tatsächlich hat intensiver Medienkonsum neurobiologische Auswirkungen auf die Entwicklung des zentralen Nervensystems, insbesondere in der Pubertät, die ohnehin eine Zeit enormer Veränderungen ist. Allerdings hatten die Entdeckung und Nutzung neuer Fertigkeiten schon immer Auswirkungen auf das zentrale Nervensystem– wie das intensive Lesen, das noch vor einigen Jahrzehnten ganz und gar nicht so positiv gesehen wurde wie heute.

Forschungsprojekte zu den Auswirkungen digitaler Medien sind immens wichtig, um zu erkennen, welche negativen Folgen sie haben, aber auch welche positiven Folgen sie für Kinder und Jugendliche bereithalten.

Verändertes Lernen

Viele Eltern gehen davon aus, dass mit höherer Nutzungsdauer der digitalen Medien die Schulleistungen ihrer Kinder schlechter werden, da immer weniger Zeit zum Lernen bleibe. Jugendliche argumentieren dagegen, dass sie durch Smartphones und Computer viel schneller Zugang zu wichtigen Informationen für die Hausarbeiten bekommen. Ohne Messengerdienste wie WhatsApp seien sie zudem von jeglicher Kommunikation mit ihren Gleichaltrigen ausgeschlossen. Und tatsächlich werden über Gruppenchats heutzutage Hausaufgaben ausgetauscht und Informationen über Klassenarbeiten weitergegeben. Längst nutzen auch viele Pädagog*innen diesen Weg, um in Kontakt mit ihren Klassen zu sein.

Eine Mutter berichtete mir, dass sie keine andere Wahl habe, als ihrer Tochter nach dem Übergang auf die weiterführende Schule ein Smartphone zu kaufen. Schulische Informationen würden nur über WhatsApp ausgetauscht. Ihr Wunsch, Informationen per E-Mail zu bekommen, sei mit den Worten abgelehnt worden, dass den Lehrer*innen aus Datenschutzgründen keine schuleigenen E-Mail-Adressen zur Verfügung gestellt werden könnten. Nicht nur an diesem Beispiel zeigt sich überdeutlich, dass die Digitalisierung der Schulen immer weiter hinter den derzeitigen Erfordernissen zurückfällt.

Ein weiteres Beispiel für eine Veränderung des Lernverhaltens ergibt sich in Bezug auf Internetrecherchen. Schüler*innen gehen in der Regel zunächst bei Wikipedia auf die Suche nach Informationen zu einem Thema. Dort stoßen sie in fast jedem Satz auf weitere Links, die auf ein anderes Thema oder einen anderen Aspekt verweisen. Das hat eine unliebsame Nebenwirkung: Werden die Links angeklickt, lenken die sich neu öffnenden Internetseiten von der eigentlichen Aufgabe ab. Das trifft besonders auf Kinder zu, die ohnehin Konzentrationsprobleme haben.

Während bislang das Was, also das Speichern konkreten Wissens, beim Lernen im Vordergrund stand, geht es heute eher um das Wo. Es ist für Schüler*innen zunehmend von Bedeutung, wo im Internet eine Information abgerufen werden kann. In dem Wissen, dass sie dann jederzeit auf die Inhalte zugreifen können, entsteht bei ihnen die Überzeugung, es sei nicht mehr wichtig, die Inhalte auch zu kennen. Man weiß schließlich, wo sie zu finden sind. Dies ist ein weiterer zentraler Aspekt in Bezug auf das Lernen.

Inzwischen geht fast jeder davon aus, dass Informationen ständig verfügbar sind – was vermutlich auch dazu beigetragen hat, dass viele Kinder und Jugendliche zunehmend Schwierigkeiten haben, Allgemeinwissen abzurufen. Das verwundert nicht, denn aus Untersuchungen ist bekannt, dass Informationen besser verinnerlicht und aus dem Langzeitgedächtnis abgerufen werden, wenn die Person nicht sicher sein kann, ob sie digital abgespeichert sind.[11]

Andererseits darf man nicht vergessen, dass durch digitale Speicherung ein riesiges »gemeinschaftliches Gedächtnis« entsteht, auf das viele Menschen gleichzeitig Zugriff haben und das in der Schule Teamarbeit ermöglicht – eine wichtige Fähigkeit. Um es sinnvoll nutzen zu können, bedarf es aber eines Zugangs für alle Schüler*innen, geeigneter Hard- und Software und entsprechend ausgebildeten Lehrpersonals. Davon sind viele Schulen – wie das Homeschooling in der Pandemie schonungslos offenbart hat – noch weit entfernt.

Die genannten Beispiele zeigen, wie grundlegend die digitalen Medien das Lernverhalten unserer Kinder verändern. Sie beeinflussen nicht nur, *was* sie lernen, sondern auch, *wie* sie lernen. Gedächtnisprozesse und die Aneignung von Wissen sind davon genauso betroffen wie Aufmerksamkeitsleistungen und die kognitive Flexibilität.

Glücklicherweise besitzt unser Gehirn die Fähigkeit, sich an Veränderungen anzupassen und Neues zu erlernen. Diese Neuroplastizität ist bei Kindern viel ausgeprägter als bei Erwachsenen. Das zeigt sich zum Beispiel daran, dass Kinder sich den Umgang mit einem Smartphone deutlich schneller aneignen als ihre Eltern. Noch drastischer tritt diese Fähigkeit unseres Gehirns bei Beeinträchtigungen zutage: Etwa infolge eines schweren Schädelhirntraumas erlernen Kinder wesentlich schneller wieder verlorene Fertigkeiten wie Sprechen oder Gehen als ein 50-Jähriger.

Mit zunehmendem Alter nimmt also die Fähigkeit, Neues zu erlernen, immer weiter ab. Auch unsere kognitive Reserve, die dazu dient, traumatische, altersbedingte oder krankhafte Veränderungen des Gehirns auszugleichen, wird geringer. Das zeigt sich insbesondere in der Abnahme der grauen Hirnsubstanz – der Verbindungen zwischen den Nervenzellen, die erst die Weiterleitung von Informationen ermöglichen.

Diese Verbindungen werden im Kindesalter zunächst besonders stark ausgebaut. Allerdings weiß man, dass chronischer Stress die Vernetzung der Nervenzellen behindert. Das führt zu der Hypothese, dass krankhaftes Gaming und die ständige Beschäftigung mit virtuellen Welten wie im beliebten Spiel *World of Warcraft* ähnliche Effekte haben wie andauernder Stress. Eine Forschergruppe konnte zeigen, dass es schon nach sechs Wochen intensiven Gamings zu einer deutlichen Abnahme der grauen Substanz kommt. Und zwar in einer Hirnregion, die wichtig für unsere Impulskontrolle und Entscheidungsfähigkeit ist: dem orbitofrontalen Kortex.[12]

Ohne Frage lässt sich ein solches Ergebnis nicht auf alle anderen Formen der Internetnutzung übertragen. Und die wenigsten Jugendlichen spielen sechs Wochen ununterbrochen *World of Warcraft*. Die Studie macht aber deutlich, wie schnell sich unser Gehirn auf neue Umweltbedingungen einstellt. Darunter leiden in diesem Fall soziale Fähigkeiten. Insofern legt die Studie nahe, auch andere Auswirkungen der zunehmenden Internetnutzung zu untersuchen.

US-Mediziner*innen und -Psycholog*innen gingen der Frage nach, ob AD(H)S-typische Symptome etwas mit der intensiven Nutzung digitaler Medien zu tun haben könnten. Dazu begleiteten sie zwei Jahre lang rund 2600 Jugendliche im Alter von 15 bis 16 Jahren, die zu Beginn der Untersuchung keinerlei AD(H)S-Symptome aufwiesen. Die Jungen und Mädchen wurden zu verschiedenen Nutzungsgewohnheiten digitaler Medien befragt. Die im Jahr 2018 veröffentlichten Ergebnisse sind eindeutig: Je intensiver die Jugendlichen digitale Medien nutzten, desto wahrscheinlicher war es, dass zwei Jahre später AD(H)S-typische Symptome auftraten. Den stärksten Zusammenhang gab es bei der intensiven Nutzung von Onlinespielen, beim Streamen von Videos und bei der intensiven Beschäftigung mit Chat-Foren. Das sind auch die häufigsten Aktivitäten von Jugendlichen im Internet.[13]

Bestätigt wurden diese Ergebnisse durch eine Überblicksarbeit, die bedeutende Forschungsarbeiten zum Thema Internetsucht und AD(H)S zusammenfasste. Ganz gleich, ob es um Jugendliche oder junge Erwachsene geht, zeigt sich, dass eine Internetabhängigkeit die Entwicklung einer Aufmerksamkeitsstörung begünstigt: Die Betroffenen konnten sich deutlich schlechter konzentrieren, hatten ihre spontanen Impulse weniger unter Kontrolle und waren geistig nicht so flexibel wie Gleichaltrige ohne Internetabhängigkeit.[14]

Diese Erkenntnisse führen zu einem weiteren Phänomen, das im Umgang mit digitalen Medien verstärkt wahrzunehmen ist, dem *Media-Multitasking*. Das beschreibt, was Eltern häufig beobachten: Ihr Kind benutzt nicht nur ein digitales Gerät, sondern mindestens zwei gleichzeitig. Am Computer wird gespielt oder es werden Hausaufgaben gemacht, gleichzeitig wird mit Freund*innen gechattet. Oder auf dem Smartphone ein Film gestreamt, während im Hintergrund Musik läuft.

Sicher haben viele Schüler*innen schon früher bei den Hausaufgaben Musik gehört und behauptet, dass sie sich auf diese Weise besser konzentrieren können. Doch was die digitalen Medien betrifft, ist das eindeutig eine Fehleinschätzung. Untersuchungen amerikanischer Forscher*innen belegen einen eindeutig negativen Einfluss auf das Lernverhalten. Je jünger das Kind und je stärker das *Media-Multitasking* ausgeprägt ist, desto schwerwiegender sind die Effekte: auf das Arbeitsgedächtnis, die geistige Flexibilität, die Entscheidungsfähigkeit und das Filtern von Informationen. Und mehr noch: Die Konzentrations- und die Aufmerksamkeitsspanne vermindern sich, die Impulskontrolle wird gestört, die Risikobereitschaft nimmt zu.[15] Andere Studien zur emotionalen Entwicklung finden infolge von *Media-Multitasking* zudem eine Häufung sozialer Ängste und depressiver Symptome sowie sozialer Isolierung.[16]

Zusammengenommen zeigen sich also deutliche Risikofaktoren für die Entwicklung ausgeprägter psychischer Erkrankungen. Bei Schul- und Leistungsstörungen von Kindern und Jugendlichen muss die Frage nach der Art und Häufigkeit der Nutzung digitaler Medien daher selbstverständlich sein.

Das Internetverhalten von Kindern und Jugendlichen allein durch das ärztliche Gespräch zu beeinflussen ist zugegebenermaßen schwierig. Aber ich erlebe es immer wieder, dass das Sprechen darüber zumindest zum Nachdenken anregt. Insofern ist dieses Vorgehen wesentlich sinnvoller, als Jugendliche nur mit dem Vorwurf der Suchterkrankung zu konfrontieren.

Soziale Kommunikation

Jeder und jede Jugendliche empfängt durchschnittlich 36 WhatsApp-Nachrichten täglich. Die Telefonfunktion wird allenfalls noch benutzt, um die Großeltern anzurufen. Für unsere Kinder sind digitale Medien unverzichtbarer Bestandteil ihres sozialen Lebens. Welche Formen das annehmen kann und welche Probleme dadurch auftreten können, zeigt der Fall des 16-jährigen Finn, der aufgrund einer Angststörung zu mir in die Praxis kam.

Schon seit der Kindergartenzeit war Finn ein zurückhaltendes und ängstliches Kind. Das änderte sich auch mit Beginn der Grundschule nicht. Vor der Klasse zu sprechen fiel ihm schwer, seine mangelnde mündliche Mitarbeit glich er jedoch durch gute schriftliche Arbeiten aus.

Er hatte zudem kaum Freund*innen und weigerte sich, an Klassenfahrten teilzunehmen. Seine Eltern legten dann regelmäßig ein ärztliches Attest vor, damit er zu Hause bleiben konnte. In seiner Freizeit beschäftigte Finn sich meistens allein oder spielte mit seiner jüngeren Schwester. Als diese ihre eigenen Freundinnen hatte, wurden Computerspiele seine liebste Freizeitbeschäftigung.

Mit Beginn der weiterführenden Schule waren Finns Ängste noch schlimmer geworden, immer öfter schwänzte er den Unterricht. Die Schule reagierte erst nach einiger Zeit auf die zunehmenden Fehlzeiten und informierte die Eltern. Kurz darauf kamen sie mit Finn zu mir in die Praxis.

Der Junge erzählte, dass er auf dem Schulweg regelmäßig Schweißausbrüche und Panikattacken bekam. Und dass es ihm nicht gelungen war, Kontakt zu seinen Mitschüler*innen aufzubauen. Aufgrund seiner Schüchternheit hatte er sich immer mehr zurückgezogen, was seine Angst vor dem Schulbesuch weiter verstärkte. Er beschrieb sich selbst als »Computerfreak«, dem die Kontakte im Internet wichtiger seien als reale Freund*innen. Ich merkte schnell, dass das vor allem eine Schutzbehauptung war, um von seinen Ängsten und vor allem seiner Einsamkeit abzulenken.

Da seine Eltern berufstätig waren, konnte er die Vormittage oft zu Hause verbringen. Kam jemand vorzeitig nach Hause, behauptete er, der Unterricht sei ausgefallen. Die Eltern schöpften daher zunächst keinen Verdacht. Die Zeit zu Hause verbrachte Finn dann meist im Internet. Über Onlinespiele hatte er einige Kontakte gefunden – die einzigen neben denen zu seiner Familie.

Er habe sehr wohl den Wunsch nach Freund*innen und sozialen Kontakten, erzählte er, nachdem er zunehmend Vertrauen zu mir aufgebaut hatte. Aber im Internet falle es ihm deutlich leichter, mit anderen ins Gespräch zu kommen, als in der realen Welt. Er habe gehofft, auf diese Weise für ihn befriedigende Freundschaften knüpfen zu können.

Manchmal sei in den Chats über persönliche Probleme gesprochen worden. Irgendwie habe er die Hoffnung gehabt, auf Hilfe und Verständnis zu treffen. Dafür war er bereit, Meinungen anderer zu teilen, die nicht seiner eigenen entsprachen. Regelmäßig seien in den Chats negative und manchmal auch rassistische Kommentare über andere User*innen aufgetaucht, die er dann, ohne weiter nachzudenken, geteilt habe. Irgendwann sei er in einem Chatroom gelandet, wo er zweimal aufgefordert worden sei, seine Probleme dadurch zu lösen, dass er sich das Leben nehme. Erst zu dem Zeitpunkt habe er bemerkt, dass er dort keine Hilfe für seine Probleme finden werde.

Dennoch traute Finn sich weiterhin nicht, mit seinen Eltern zu sprechen. Dass schließlich die Schule seine Eltern informierte, war eine regelrechte Erleichterung für ihn. Gleichzeitig wunderte er sich, dass es so lange gedauert hatte, bis auf sein Schwänzen überhaupt reagiert worden war.

Die Anamnese und die psychiatrische Untersuchung ergaben eindeutig, dass Finn aufgrund der Angststörungen und Panikattacken eine soziale Phobie entwickelt hatte und ein geringes Selbstbewusstsein besaß. In so einem Fall haben Menschen starke Ängste, die Aufmerksamkeit anderer auf sich zu ziehen und sich zu blamieren. Daher vermeiden sie möglichst alle Situationen, in denen ihre Befürchtungen sich bewahrheiten könnten – das war der Grund, weshalb Finn so oft nicht zur Schule ging.

Das Problem dabei: Wenn jemand ständig angstbesetzte Situationen meidet, nehmen die Ängste nicht etwa ab, sondern sie nehmen weiter zu. Der Rückzug wird somit immer ausgeprägter und die Selbstwertprobleme verschärfen sich. Ein klassischer Teufelskreis entsteht, gleichzeitig steigt das Risiko für eine Depression.

Ich empfahl Finn parallel zu unseren Therapiesitzungen ein Gruppentraining zur Stärkung seines Selbstwertgefühls und zum besseren Umgang mit seinen Ängsten. Dabei lernen die Kinder, ihre Ängste ein Stück weit zu überwinden, und erfahren durch die Rückmeldung der Gruppe eine positive Verstärkung ihres Verhaltens. Tatsächlich gelang es Finn dadurch, nach und nach wieder mehr Kontakte zu knüpfen. Einige Wochen später nahm er erstmals wieder am Schulunterricht teil, zunächst nur einige Stunden, dann ganze Tage.

Und es eröffneten sich neue Perspektiven. Während einer unserer gemeinsamen Sitzungen fragte er mich um Rat. Er sei in ein Mädchen aus seiner Klasse verliebt, wisse aber nicht, wie er ihr das sagen könne. Er habe Angst vor einer Zurückweisung – und Ängste seien ja sein großes Problem. Das Mädchen direkt zu fragen, traue er sich nicht, obwohl sie sich regelmäßig zum Konfirmationsunterricht sähen. Er meinte, er könne ihr ja eine Nachricht über WhatsApp schicken. Mein Einwand, dass das für mich wenig romantisch klinge und das Mädchen vielleicht auf einen handgeschriebenen Brief positiver reagieren würde als auf eine Textnachricht mit Emoticons, erntete nur ein Stirnrunzeln. Aus Finns Perspektive war ich schlicht altmodisch.

Als wir uns das nächste Mal wiedersahen, berichtete Finn, dass er auf seine Nachricht hin von dem Mädchen eine Absage bekommen hatte. Natürlich ebenfalls per WhatsApp. Dennoch war er stolz, das Mädchen überhaupt gefragt zu haben. Für ihn war es eine große Überwindung, seine Gefühle so offen zu zeigen, wenn auch nur im virtuellen Raum. Mit dem Mädchen hat es einige Zeit später doch noch geklappt. Auf der Abschlussfahrt des Konfirmationsunterrichts sind sie sich nähergekommen – ganz ohne die Hilfe von WhatsApp.

Etwas anders war der Fall bei der 15-jährigen Lea gelagert, die einige Zeit bei mir aufgrund depressiver und psychosomatischer Symptome in Behandlung war.

In einer der ersten Therapiestunden erzählten mir die Eltern die Vorgeschichte. Vor einiger Zeit hatte die Familie gemeinsam Urlaub gemacht, der sich als reines Fiasko entpuppte. Lea hatte ständig über Kopfschmerzen und Kreislaufprobleme geklagt. Die Eltern wussten sich nicht anders zu helfen, als mit ihrer Tochter am Urlaubsort einen Arzt aufzusuchen, der jedoch keine körperliche Ursache für die Symptome finden konnte.

Mir gegenüber äußerten sie den Verdacht, dass Leas Zustand womöglich etwas mit ihrer extremen Social-Media-Nutzung zu tun habe. Lea war seit mehreren Monaten –schon vor dem gemeinsamen Urlaub – täglich damit beschäftigt, Fotos, kurze Videos und Selfies zu machen, um sie am Abend bei Instagram oder TikTok zu posten. Dafür erhielt sie Fotos und Kommentare von ihren Freund*innen und Follower*innen, woraufhin sie sich wiederum verpflichtet fühlte, diese zu kommentieren und zu liken. Dadurch setzte sie sich zunehmend unter Druck, perfekte Fotos und perfekte Kommentare zu versenden, konnte sich aber oftmals nur schwer entscheiden, was sie postete. Meldete sie sich mal einige Stunden nicht, bekam sie sogleich negative Kommentare von verärgerten Follower*innen. Diese Reaktionen setzten sie noch mehr unter Druck.

Lea erzählte, sie habe manchmal das Gefühl gehabt, Ereignisse und Erlebnisse hätten nur stattgefunden, seien nur real gewesen, wenn sie auch ein »Beweisfoto« davon gemacht hatte. Diese zwanghafte Suche nach den besten Fotos hatte den gesamten Urlaub überschattet.

Und zu Hause hörten die Probleme nicht auf. Die negativen Kommentare und Dislikes in den sozialen Medien setzten dem Mädchen weiterhin zu. Da sie zudem nur perfekt gestylt aus dem Haus gehen wollte, brauchte sie am Morgen extrem viel Zeit, um sich fertig zu machen. Erhielt sie trotz des Aufwands abwertende Kommentare für ihr Aussehen, nahm sie sich am nächsten Tag noch mehr Zeit – um aus ihrer Sicht noch perfektere Fotos von sich zu präsentieren.

Daher erstaunt es nicht, dass es Lea immer weniger gelang, sich auf die Schule zu konzentrieren, zumal sich herausstellte, dass sie entgegen den Familienregeln ihr Handy nachts heimlich nutzte, um keine Nachricht zu verpassen. Schließlich brach sie eines Tages in der Schule mit Kreislaufproblemen und Schwindel zusammen und wurde mit einem Krankenwagen in die Notaufnahme einer Klinik gebracht. Auch dort konnten, wie schon im Urlaub, keine körperlichen Ursachen für ihre Symptome gefunden werden. Eine Kinder- und Jugendpsychiaterin riet daher dringend zu einer ambulanten Psychotherapie. So kam sie schließlich in meine Praxis.

Was vordergründig wie ein Erschöpfungssyndrom wirkte, stellte sich aufgrund von Leas Vorgeschichte als eine depressive Reaktion auf die ständige Erreichbarkeit und den dadurch ausgelösten psychischen Druck heraus.

Leas Geschichte ist beileibe kein Einzelfall. Die Gefahr psychischer Probleme durch den gefühlten Druck, ständig erreichbar sein zu müssen, spiegelt sich mittlerweile in den Begriffen »Nomophobie«

(No-Mobile-Phone-Phobia) – der Angst, kein Handy zur Verfügung zu haben – und »Fomo« (Fear of missing out) – der Angst, etwas zu verpassen – wider. Schätzungen zufolge treffen Formen dieser Abhängigkeit auf bis zu zwölf Prozent aller Jugendlichen und jungen Erwachsenen weltweit zu, darunter mehr weibliche als männliche Personen.[17] Das ist nicht überraschend, da Mädchen und junge Frauen generell mehr Zeit in sozialen Netzwerken verbringen als ihre männlichen Altersgenossen.[18]

Das geht nicht spurlos an den Betroffenen vorbei. Eine Untersuchung aus den Niederlanden konnte belegen, dass sich dieser innere Druck im Gehirn eindeutig bemerkbar macht. Für die Studie wurde den Probandinnen zunächst ein Foto gezeigt, auf dem eine normalgewichtige Frau zu sehen war. Sie sollten daraufhin für sich entscheiden, ob die gezeigte Person ihrer Ansicht nach eher normalgewichtig oder übergewichtig ist. Nachdem sie sich entschieden hatten, wurde ihnen mitgeteilt, wie die anderen Probandinnen die gezeigte Person einschätzen. Der Clou dabei: Jenen, die die Person für normalgewichtig gehalten hatten, wurde gesagt, dass die anderen sie für übergewichtig hielten; jenen, die die Person als übergewichtig eingeschätzt hatten, wurde vermittelt, die anderen hielten die Person für normalgewichtig. Während die Probandinnen das erfuhren, lagen sie in einem Magnetresonanztomografen, der ihre Hirnaktivität registrierte. Dabei zeigte sich eine verstärkte Aktivität in den Hirnarealen, die besonders aktiviert werden, wenn Menschen Regelverletzungen begehen. Die Mädchen empfanden offenbar ihre persönliche Entscheidung als Regelverletzung, als Verstoß gegen die Meinung der Gruppe. Je geringer das Selbstbewusstsein der Probandinnen war, desto stärker war die Hirnaktivität.

Das Fazit der Forscher*innen war eindeutig. Die Nutzung sozialer Medien erzeugt einen enorm hohen Anpassungsdruck, vor allem bei Jugendlichen mit schwach ausgeprägtem Selbstwertgefühl. Je geringer es ist, desto schwieriger ist es, sich dem Gruppendruck zu entziehen. Natürlich trifft das auch auf andere Formen der Meinungsbildung zu wie auf Diskussionen in der Schulklasse. Der Unterschied ist, dass digitale Medien in kurzer Zeit wesentlich mehr Menschen erreichen, die durch Likes oder Dislikes ständig mit positiven oder negativen Reaktionen konfrontiert werden.[19]

Dass jüngere Heranwachsende Gruppendruck stärker empfinden als ältere, verdeutlicht eine Studie der Harvard-Universität. Bei jüngeren hing die eigene Einschätzung in besonders hohem Maß davon ab, wie andere sie bewerteten. Am deutlichsten trat der Effekt in der Altersgruppe der 13- bis 16-Jährigen auf.[20] Hinzu kommt, dass in jüngerem Alter verstärkt die Erwartung besteht, grundsätzlich eher negativ bewertet zu werden. Das hängt mit der Zeit der ausgeprägten Pubertät zusammen, in der die Bedeutung der Peergroup enorm zunimmt, während die der Eltern abnimmt. Erst einige Zeit später gelingt es den Heranwachsenden besser, der Bewertung von außen eine unabhängige eigene Bewertung entgegenzusetzen.

Lea konnte sich dem Druck des Postens von Fotos und Kommentaren und der Bewertungen durch andere zunehmend weniger entziehen. Auf ihren Instagram-Fotos sah man eine modisch gekleidete und perfekt geschminkte Jugendliche. In ihrer Peergroup fand sie dennoch nicht die Anerkennung, die sie suchte. Ihr Verhalten führte zu einem zunehmenden Rückzug ihrer Freund*innen, da sie ihre Selbstinszenierung als eher negativ empfanden.

Durch die Persönlichkeitsdiagnostik in unserer Praxis zeigte sich, dass Lea eine leicht zu verunsichernde Jugendliche mit einem geringen Selbstbewusstsein ist. Ganz ähnlich wie bei Finn waren die sozialen Medien für sie ein Versuch, Anerkennung zu bekommen. Im Verlauf der Psychotherapie berichtete sie, dass sie immer größere Risiken eingegangen war, um Anerkennung zu finden. So hatte sie etwa Selfies und Videos von sich in Unterwäsche online gestellt. Zunächst aus eigenem Entschluss, dann aber sei sie immer häufiger dazu gedrängt worden. Glücklicherweise war sie zumindest nicht der Aufforderung nachgekommen, Nacktfotos von sich zu posten.

Diese Form der Selbstdarstellung wird als *Sexting* bezeichnet und mittlerweile auch als digitale Selbstverletzung wahrgenommen. Das *Sexting* hat seit einiger Zeit in den digitalen Medien stark zugenommen. Dabei geht es um das Versenden von Textnachrichten, Fotos und Videos mit sexuellen Inhalten. Einige Wissenschaftler*innen gehen davon aus, dass eine derartige Form der Darstellung des eigenen Körpers eine Folge des generell gesteigerten Risikoverhaltens in der Pubertät ist. Auch dabei spielt der Wunsch nach Anerkennung eine wesentliche Rolle. Was die meisten Jugendlichen jedoch nicht bedenken: Das Internet vergisst nicht. Ob Fotos oder Videos, nichts davon kann – einmal versendet – wieder zurückgeholt werden, und alles ist meist noch für sehr lange Zeit auffindbar.

Vieles in den Fallgeschichten von Lea und Finn ist unterschiedlich, doch eines eint sie: Beide beschrieben im Laufe der Psychotherapie ein Gefühl großer Einsamkeit, unter dem sie leiden. Und beide berichteten von einem tiefen Wunsch nach Freundschaften. Die Sehnsucht nach Kontakten führt jedoch, wenn man sie ausschließlich im Internet sucht, oftmals zum Gegenteil, zur digitalen Einsamkeit. Dafür gibt es Gründe.

Viele Jugendliche in meiner Praxis erzählen mir, dass es für sie selbstverständlich ist, über Dating-Apps und in Chatrooms zu kommunizieren und neue Kontakte zu finden. Auch Minderjährige können sich dort in der Regel problemlos anmelden. Vieles ist dabei von großer Unverbindlichkeit geprägt. So werden schlicht Fotos von Personen nach rechts oder links gewischt, je nachdem, ob man jemanden auf den ersten Blick interessant findet oder nicht. Dann schreibt man sich womöglich – und wenn man keine Lust mehr hat oder jemanden uninteressant findet, wird der Kontakt ohne viel

Aufhebens gelöscht. Auch dafür hat sich ein Begriff eingebürgert, das *Ghosting* – das Gegenüber verschwindet wie ein Geist, plötzlich und ohne einen Grund zu nennen. Viele Heranwachsende, deren Persönlichkeit noch nicht gefestigt ist, verunsichert das und ihr Selbstwertgefühl kann darunter enorm leiden.

Insbesondere für Jugendliche, denen Onlinekontakte wichtiger erscheinen als direkte soziale Kontakte in der Schule und in ihrer Freizeit, ist die virtuelle Unverbindlichkeit ein großes Problem.

Unser Gehirn ist auf das Teilen von Emotionen mit unseren Mitmenschen ausgerichtet, auf die damit verbundenen Bindungserfahrungen und das gemeinsame Erleben. Positive Erfahrungen werden auf diese Weise nach und nach verinnerlicht. Und negative Erfahrungen können durch Verhaltensänderungen umgewandelt werden.

Das führt zu einer Stärkung sozialer Kompetenzen und einer insgesamt positiven Lebenseinstellung. Über einen zweidimensionalen Bildschirm mit beiläufigen Kontakten lässt sich so etwas nicht erreichen. Beim *Ghosting*, wenn es kein Gegenüber mehr gibt, ist es nicht möglich, sich beim nächsten Mal anders zu verhalten. Denn es gibt kein nächstes Mal. Die übermäßige Fixierung auf digitale Medien fördert daher auf Dauer eine soziale Distanzierung von anderen Menschen – und damit die digitale Einsamkeit.

Insbesondere für unser im Gehirn angesiedeltes Belohnungssystem sind persönliche Kontakte also unerlässlich. Dieser Aspekt führt zu einem weiteren wichtigen Thema, das mich in der Praxis zunehmend beschäftigt.

Gaming und Sucht

Paul war 16 Jahre alt, als er zusammen mit seinem Vater in meine Sprechstunde kam. Der Junge war für sein Alter groß und leicht übergewichtig, er wirkte übernächtigt und war sehr blass. Eine Woche zuvor hatte es einen heftigen Streit um die Computernutzung gegeben. Zum Schluss hatte Paul eine Tür eingetreten und seinem Vater Schläge angedroht.

Paul war erst acht Monate zuvor bei seinem Vater eingezogen. Davor hatte er bei seiner Mutter gelebt, die seit vier Jahren vom Vater getrennt ist und einen neuen Partner hat. Die drei waren in eine kleine Stadt gezogen. Aber in der ländlichen Umgebung fiel es dem Jungen schwer, Freund*innen zu finden und sich sozial zu integrieren.

Paul erzählte außerdem, dass der Lebensgefährte der Mutter ihn ständig kritisiere und sich über sein Übergewicht lustig mache. Auch um die Computernutzung kam es mit ihm zum Streit, während ihn seine Mutter eher gewähren ließ.

Mit den Interessen der Kinder in seiner Grundschulklasse habe er nicht viel anfangen können. Sie seien für ihn »uncool« gewesen. Eigentlich habe er sich unsicher gefühlt, da er niemanden kannte und seine Freund*innen aus Berlin sehr vermisste. Zugeben musste er auch, dass die neuen Klassenkamerad*innen sein Verhalten wohl als arrogant und abweisend empfanden.

In der Oberschule habe er dann vor allem Freunde gehabt, die sein Interesse an Computerspielen teilten. Seine Freizeit verbrachte er daher vorwiegend mit Spielen wie *Fortnite*, *Grand Theft Auto* und *Call of Duty*. Seine Schulleistungen verschlechterten sich zunehmend.

Seinen Vater habe er nur in den Schulferien besuchen können. Meistens seien sie in einen Ferienclub gefahren. Dort habe Paul viel Zeit mit seinem Handy verbracht, meist Filme auf Netflix und YouTube und viele »Let's-play«-Videos geschaut, bei denen Computerspieler*innen ein Spiel vorführen und es kommentieren. Anfangs habe sein Vater noch versucht, ihn für Aktivitäten zu begeistern, es aber schnell aufgegeben.

Die Konflikte mit dem neuen Partner der Mutter waren schließlich so weit eskaliert, dass dieser damit drohte, die Beziehung zur Mutter zu beenden. Daraufhin hatte die Mutter Paul aufgefordert, zum Vater zu ziehen. Sie komme nicht mehr mit ihrem Sohn zurecht und wolle die Beziehung zu ihrem Lebensgefährten retten.

Zurück in Berlin musste Paul fast eine Stunde zu seiner neuen Schule fahren. Auch dort hatte er rasch Kontakte zu Mitschülern geknüpft, mit denen er nach der Schule online spielen konnte. Als das immer mehr Zeit in Anspruch nahm, richtete der Vater auf dem WLAN-Router eine Zeitbegrenzung ein. Doch Paul hatte, wie er etwas spöttisch bemerkte, keine Mühe, diese Sperre zu umgehen.

Die Konflikte um die Internetnutzung nahmen somit auch am neuen Wohnort zu. Paul versuchte dem aus dem Weg zu gehen, indem er jeden öffentlichen Hotspot auf seinem Schulweg nutzte, um online zu sein. Dadurch kam er meist erst spät nach Hause. Dort spielte er dann oftmals weiter. Als der Vater schließlich eine Woche vor der ersten Sitzung in unserer Praxis mitten im Spiel den Strom abstellte und den Router in seinem Schlafzimmer einschloss, kam es zur Eskalation. In seinem Wutanfall zerstörte Paul Mobiliar und bedrohte den Vater körperlich.

Paul war im Nachhinein selbst überrascht und auch beschämt über sein Verhalten. Für mich zeigte sein Verhalten klassische Entzugserscheinungen, nachdem ihm sein Vater das Internet und die Möglichkeit, zu spielen, verwehrt hatte. Glücklicherweise wurde Paul auch selbst klar, dass er so nicht weitermachen konnte. Zudem stellte sich heraus, dass er heimlich die Kreditkarte seiner Mutter benutzt hatte und schon mehr als 1000 Euro für Onlinespiele ausgegeben hatte.

Paul ist kein Einzelfall. Wahrscheinlich wird der eine oder die andere Verhaltensweisen der eigenen Kinder in den offiziellen medizinischen Kriterien für riskantes und pathologisches Computerspielverhalten wiedererkennen:[21]

- **Gedankliche Vereinnahmung:** Der Spieler muss ständig an das Spielen denken, auch in Lebensphasen, in denen nicht gespielt wird (zum Beispiel in der Schule oder am Arbeitsplatz).
- **Entzugserscheinungen:** Der Spieler erlebt Entzugssymptome wie Gereiztheit, Unruhe, Traurigkeit, erhöhte Ängstlichkeit oder Konzentrationsprobleme, wenn nicht gespielt werden kann.
- **Toleranzentwicklung:** Der Spieler verspürt im Lauf der Zeit das Bedürfnis, mehr und mehr Zeit mit Computerspielen zu verbringen.
- **Kontrollverlust:** Dem Spieler gelingt es nicht, die Häufigkeit und Dauer des Spielens zu begrenzen und die Aufnahme und Beendigung des Spielens selbstbestimmt zu regulieren.
- **Fortsetzung trotz negativer Konsequenzen:** Der Spieler setzt sein Spielverhalten fort, obwohl er weiß, dass dies nachteilige Folgen hat.
- **Verhaltensbezogene Vereinnahmung:** Der Spieler verliert sein Interesse an zuvor geschätzten Hobbys und Freizeitaktivitäten.
- **dysfunktionale Stressbewältigung:** Der Spieler setzt das Computerspielen ein, um negative Gefühle zu regulieren oder Probleme zu vergessen.
- **Dissimulation:** Der Spieler belügt Familienmitglieder, Therapeut*innen oder andere Personen über das tatsächliche Ausmaß seines Spielverhaltens.
- **Gefährdungen und Verluste:** Der Spieler hat wegen des Computerspielens wichtige Beziehungen, Karrierechancen oder seinen Arbeitsplatz riskiert oder verloren oder seinen Werdegang in anderer Weise gefährdet.

Treffen fünf dieser neun Kriterien zu, sprechen Mediziner*innen von einer Computerspielsucht. Viele Eltern werden nun sicherlich sagen, dass ihr Kind weit davon entfernt ist, selbst wenn sie das Spielverhalten womöglich als problematisch empfinden. Auch Paul erfüllte nicht die erforderlichen Kriterien für eine Suchterkrankung, dennoch zeigte er viele Anzeichen eines riskanten Spielverhaltens. Man könnte sagen, dass er zumindest auf dem Weg in eine Computerspielsucht war.

Verstärkt wird die Suchtgefährdung, indem die Spiele so angelegt sind, dass die Nutzer*innen immer mehr Zeit mit ihnen verbringen. Zu den suchtfördernden Strukturen gehört etwa die Erstellung eines oder mehrerer Avatare – Spielfiguren, die den Spieler repräsentieren. Die Avatare lassen sich ganz individuell gestalten, man wird etwa aufgefordert, neue Outfits zu kaufen, was die Bindung an das Spiel erhöht. Zeitlich begrenzte Sonderangebote, Überraschungskisten (Lootboxen), die Aufnahme in Clans und Spielgruppen erhöhen den Druck zusätzlich, regelmäßig online zu sein. Um in einem Spiel langfristig erfolgreich zu sein, bedarf es also ständiger Investitionen: von Zeit und Geld. Sogenannte In-App-Käufe mit speziellen Spielwährungen und Käufe mit nur einem Klick führen dazu, schnell den Überblick über die Ausgaben zu verlieren, die man getätigt hat.

Um in Erfahrung zu bringen, wie weit riskantes oder sogar krankhaftes Onlinespielen in Deutschland bereits verbreitet ist, wurde an der Klinik für Kinder- und Jugendpsychiatrie des Universitätsklinikums Hamburg-Eppendorf in Zusammenarbeit mit der DAK eine wissenschaftliche Studie initiiert. Rund 1 000 Kinder und Jugendliche zwischen 12 und 17 Jahren wurden dazu befragt. Fast 89 Prozent der Jungen und 53 Prozent der Mädchen gaben an, regelmäßig in der Woche online zu spielen. Die tägliche Spieldauer lag im Durchschnitt an den Wochentagen bei zwei bis drei Stunden und an den Wochenenden bei drei bis vier Stunden. Das heißt, es musste viele Gamer*innen geben, die deutlich mehr spielen. Tatsächlich zeigte sich bei 112 der Kinder und Jugendlichen ein riskantes oder gar krankhaftes Spielverhalten. Der Anteil der Jungen war dabei doppelt so hoch wie der der Mädchen. Bei den Vielspieler*innen zeigten sich auch viel häufiger als bei den anderen emotionale Probleme.[22]

Weshalb insbesondere Kinder in der Pubertät gefährdet sind, eine Computerspielsucht zu entwickeln, zeigt eine Studie aus dem Jahr 2015.[23] Dabei ging es um die Reaktion des Gehirns auf Belohnungen, etwa beim Erreichen eines neuen Spiellevels. Für das Experiment wurde zunächst die Erwartungshaltung der Jugendlichen geweckt, etwa durch die Aussicht auf das Öffnen einer Lootbox oder auf eine Spielerweiterung. Nach einer zeitlichen Verzögerung erfolgte über einen Bildschirm die Information, dass die Jugendlichen gewonnen hatten. Gleichzeitig wurde die Aktivierung ihres Gehirns gemessen, und zwar im sogenannten Nucleus accumbens, einem wichtigen Bereich des Belohnungssystems, in dem Glücksgefühle entstehen. Wird dieser Bereich aktiviert, so verstärkt das den Wunsch, sich so zu verhalten, dass wieder und wieder derartige Glückgefühle entstehen – in dem Fall also weiter am Computer zu spielen. Die Forscher*innen entdeckten, dass die Aktivierung im Nucleus accumbens am ausgeprägtesten bei Jugendlichen im Alter zwischen 13 und 16 Jahren war, also in der Hochzeit der Pubertät. Insofern überrascht es nicht, dass gerade in dieser Lebensphase bei vielen Jugendlichen der Spielekonsum einen Höhepunkt erreicht.

In diesem Zusammenhang ist interessant, dass das Belohnungssystem – wie bereits 1997 in der Fachzeitschrift *Neuron* veröffentlicht[24] – auch an der Entstehung anderer Süchte maßgeblich beteiligt ist, etwa der nach Kokain. Natürlich haben Onlinespiele nicht den identischen Suchteffekt wie Kokain, und nicht jedes Spiel hat eine gleichermaßen suchterzeugende Wirkung. Die Aktivierung im Gehirn folgt aber ähnlichen Mustern – und wohl niemand würde auf die Idee kommen, seinen Kindern freiwillig Kokain zu verabreichen.

Aber man kann sich leicht vorstellen, dass Computerspielen, indem es den Kindern derart leicht zugängliche Belohnungserfahrungen bietet, in vielen Familien zu Konflikten führt: Wie viel darf gespielt werden? Welche Spiele dürfen es sein? Und welche besser nicht? Eltern von betroffenen Kindern und Jugendlichen geben meist irgendwann resigniert auf und hoffen darauf, dass schon alles wieder gut werden wird, wenn die Kinder älter werden. Oft stimmt das auch, aber eben längst nicht immer.

Wie bei allen Suchterkrankungen ist die Abstinenz ein wesentlicher Teil der Behandlung. Aber die Frage, wie das bei einem Medium gelingen soll, das unsere Gesellschaft derart intensiv durchdrungen hat, das ein so zentraler Bestandteil unserer Art, zu leben und zu kommunizieren, geworden ist, lässt sich bislang nicht schlüssig beantworten. Therapeutische Konzepte der Computerspielsucht lehnen sich an die Erfahrungen aus anderen Suchtbehandlungen an. Es braucht aber ein zielgenaueres Konzept. Dieses fehlt bislang genauso wie ein flächendeckendes Behandlungsangebot für betroffene Kinder und Jugendliche.

Bei Paul zeigten sich die Schwierigkeiten exemplarisch: Die Krankenkasse hielt zunächst eine ambulante Therapie oder eine stationäre Behandlung in einem allgemeinpsychiatrischen Krankenhaus für ausreichend. Erst nach mehreren schriftlichen Begründungen und einem zusätzlichen Gutachten des Medizinischen Dienstes war es möglich, für Paul einen Platz in einer Klinik in Nordrhein-Westfalen zu bekommen, die sich auf die Behandlung von Angststörungen spezialisiert hat.

Dort kam es dann zu einem ausführlichen Vorgespräch mit Paul und seinem Vater. Die Ärzt*innen wollten herausfinden, ob Paul tatsächlich motiviert war, eine Therapie zu machen und vor allem auf das

Spielen zu verzichten. Denn ohne Motivation ist eine erfolgreiche Behandlung unmöglich. Paul war schließlich für acht Wochen dort.

Nach seiner Rückkehr saß wenig später in Berlin ein weinender Jugendlicher vor mir. Ich fragte ihn nach dem Grund und wie es ihm in der Klinik ergangen sei. Paul brauchte einige Zeit, bis er sich wieder beruhigt hatte. Er erzählte, dass ihm die Behandlung sehr gutgetan habe. Durch den klar vorgegebenen Klinikalltag mit Einzel- und Gruppentherapien habe er auch ohne Computer und Handy auskommen können. Das habe ihn selbst überrascht. Der Kontakt zu den anderen Jugendlichen auf der Station und deren Verständnis für seine Probleme hätten ihn sehr gestärkt. Zurück in Berlin, würden ihm diese regelmäßigen Kontakte nun sehr fehlen.

Das Schwierige sei aber derzeit, dass er jeden Tag dagegen ankämpfen müsse, zum Handy zu greifen oder wieder am Computer zu spielen. Schließlich sehe er in der Schule, in der U-Bahn und in Parks ständig Menschen mit ihren elektronischen Geräten. Er müsse sich regelrecht zwingen, nicht die überall verfügbaren Hotspots zu nutzen und zu spielen. Ohne die Sicherheit in der Klinik fühle er sich hilflos und überfordert. Ihn überkomme regelrecht Panik, dass alles wieder von vorn beginne.

Glücklicherweise bekam Paul Zugang zu einen Gesprächsgruppe für computersuchtgefährdete Jugendliche in Berlin, die von einem Jugendpsychiater geleitet wird. Leider ist es die einzige derartige Gruppe in ganz Berlin. Die Gruppengespräche dort helfen Paul sehr. Aber er weiß, dass er noch einen langen Weg vor sich hat.

Im Gegensatz zu anderen Suchtstoffen wie Alkohol, Cannabis oder Nikotin ist eine vollständige Abstinenz von Smartphone und Internet illusorisch, da sie das Schul- und Berufsleben sowie unseren Umgang miteinander immer weiter durchdringen. Umso wichtiger ist es für alle Kinder und ihre Eltern, einen gesunden Umgang mit den digitalen Medien zu finden.

KAPITEL 7

Aufklärerische Verantwortung und liebevolle Zuwendung – Auswege für Kinder und Jugendliche

»Charakterschwach«, »selbst schuld« oder »schlechte Erziehung« sind nur einige Zuschreibungen, mit denen meine Patient*innen und ihre Familien konfrontiert sind. Die Annahme, psychische Probleme seien das Resultat eigener Verschuldung, entsteht meist durch Unwissenheit. Mit den Ausführungen in diesem Buch hoffe ich, dieser Annahme und den verbreiteten Vorurteilen gegenüber psychischen Erkrankungen entgegenzutreten.

Ebenso geht es mir um die Probleme, die infolge psychischer Erkrankungen entstehen. Exemplarisch hat das der Autismusforscher Simon Baron-Cohen in seiner Rede 2017 zu Autismus und Menschenrechten vor der Weltgesundheitsorganisation angesprochen: »Besorgniserregende Studien aus unserem Labor haben gezeigt, dass zwei Drittel der Erwachsenen mit Autismus sich suizidgefährdet fühlen, ein Drittel hat einen Suizidversuch unternommen und die Mehrheit leidet unter einer schlechten psychischen Gesundheit wie einem hohen Maß an Angst und Depression. Um es klar zu sagen: Psychische Probleme sind nicht von Natur aus Teil des Autismus. Sie sind ein Zeichen für einen Mangel an Unterstützung und Einbindung in die Gesellschaft.«[1]

Die Aussagen Baron-Cohens treffen nicht nur auf Autismus zu, sondern auf psychische Erkrankungen im Allgemeinen.

Unter dem Eindruck der Corona-Pandemie hat sich das nicht verbessert, wie die Sozialmedizinerin Steffi Riedel-Heller und der

Psychiater Georg Schomerus konstatieren. Das Stigma psychischer Erkrankungen sei »nicht in erster Linie ein psychiatrisches Problem, sondern ein gesellschaftliches«. Sie folgern, »dass öffentliches Stigma, Selbststigma und strukturelle Diskriminierung das Befinden unserer Patientinnen und Patienten beeinträchtigen, den Verlauf psychiatrischer Krankheiten negativ beeinflussen und vielfach auch der Inanspruchnahme professioneller Hilfe im Weg stehen«.[2]

Kurz gesagt: Gesellschaftliche Prozesse haben einen immensen Einfluss darauf, wie gut oder schlecht ein Mensch mit einer psychischen Erkrankung leben kann.

Das offen anzusprechen ist ein erster wichtiger Schritt, um Betroffenen helfen zu können. Und zwar immer wieder von Neuem, auf möglichst vielen Kanälen. Es reicht nicht aus, einmal im Jahr am »Welttag für psychische Gesundheit« auf der Internetseite des Bundesgesundheitsministeriums auf die Zunahme der Erkrankungen aufmerksam zu machen. Es reicht auch nicht aus, im jährlichen Rhythmus in Fachzeitschriften oder auf den Internetseiten einzelner Fachverbände auf die mangelnde Integration und medizinische Versorgung von Menschen mit körperlichen und kognitiven Behinderungen hinzuweisen.

Psychische Erkrankungen können alle Menschen treffen, unabhängig von Geschlecht, Alter, Nationalität oder sozialem Status. Die Ursachen hierfür sind stets vielschichtig. Kinder und Jugendliche sind während ihrer Entwicklung allerdings besonderen Risiken ausgesetzt. Stärker als Erwachsene sind sie auf eine stabile soziale Umwelt angewiesen, da sie viele Entscheidungen noch nicht selbst treffen können. Je jünger ein Kind ist, desto größer ist seine Abhängigkeit von Bezugspersonen. Das bringt mit sich, dass die Ursachen psychischer Erkrankungen in den meisten Fällen eben nicht nur im Kind selbst begründet liegen. Selten gibt es bei Kindern einfache Antworten und Lösungen, weder in der Diagnostik noch in der Therapie.

Charakteristisch ist bei vielen meiner Patient*innen, dass sie sich im Verlauf ihrer Erkrankung immer weiter zurückziehen, sowohl emotional als auch sozial. Sie haben wenig Kontakt zu anderen Menschen, und wenn, dann lassen sie sich oftmals nicht auf enge Beziehungen ein. Besonders bedrückend ist es, wenn sie mir erzählen, dass andere Menschen negativ auf sie reagieren. Sie bekommen dann Sätze zu hören wie »Reiß dich doch einfach mal mehr zusammen!« oder »Es gibt doch keinen Grund für Traurigkeit, du hast doch alles!«. In der Schule hören sie, dass »der Psycho kommt«, und Lehrer*innen signalisieren, dass man »auf so etwas keine Rücksicht nehmen« könne. Die Familie einer jungen Patientin, die nach einem unverschuldeten Unfall körperlich schwerstbehindert war, erlebte, wie ihr bekannte Menschen aus der Nachbarschaft bei Begegnungen die Straßenseite wechselten oder nur kurz beschämt grüßten.

Eine solche Erfahrung von Ablehnung, Ausgrenzung und Stigmatisierung führt dazu, dass Kinder und Eltern sich zunehmend einsam fühlen. Das verstärkt den ohnehin schon vorhandenen inneren Rückzug – und erschwert effektive Hilfe. Dabei ist Anteilnahme so bedeutsam für die Verarbeitung von Trauer und Problemen.

Insbesondere Unterstützung von Menschen aus dem direkten sozialen Umfeld ist für viele Betroffene hilfreich, da sie auf diese Weise in ihrem Leidensdruck wahr- und ernst genommen werden. Das unterstützt den Genesungsprozess ungemein.

Genauso wichtig ist die öffentliche Wahrnehmung psychischer Erkrankungen. Ich möchte das exemplarisch am Beispiel einer der häufigsten Verdachtsdiagnosen zeigen: AD(H)S. Wohl keine psychiatrische Störung wird so kontrovers diskutiert. In der öffentlichen Wahrnehmung scheint die Zahl der Betroffenen immer weiter zu steigen. Studienergebnisse zeigen jedoch, dass die Fallzahl über viele Jahre konstant geblieben ist.

Die erwähnte KiGGS-Studie des Robert-Koch-Instituts konstatiert, dass Jungen die Diagnose AD(H)S mehr als viermal häufiger gestellt wird als Mädchen. In der täglichen Praxis zeigt sich jedoch, dass bei Mädchen die Problematik oft nur nicht richtig erkannt wird. Das ist nicht allein meine subjektive Erfahrung. Forschungsarbeiten der New Yorker Psychologin Ellen Littman, die sich seit vielen Jahren mit AD(H)S bei Mädchen und Frauen beschäftigt, bestätigen das. Durch die im Kleinkind- und Grundschulalter unterschiedliche soziale Kompetenz und Entwicklung von Jungen und Mädchen ist die AD(H)S-Symptomatik bei Mädchen zunächst weniger auffällig. Gleichwohl leiden Mädchen genauso unter der Erkrankung wie Jungen.[3]

Vielfach höre ich von Eltern, die Klassenlehrerin oder der Klassenlehrer habe die Diagnose AD(H)S bei ihren Töchtern ausgeschlossen: Sie seien doch gute Schülerinnen, ruhig und zurückhaltend im Unterricht, da könne keinesfalls ein AD(H)S vorliegen. Unwissentlich wird dabei ignoriert, dass diese Erkrankung dazu führt, dass sich betroffene Mädchen besonders anstrengen, um die bestehenden Aufmerksamkeitsdefizite und Konzentrationsstörungen zu kompensieren. Diese große Anstrengung erzeugt den eigentlichen Leidensdruck. Den Preis dafür bezahlen die Mädchen oft in der Pubertät: in Form von Angststörungen und Depressionen, die sich auch auf solche ignorierten psychischen Störungen zurückführen lassen.

Jungen fällt es hingegen meist deutlich schwerer, sich in das bestehende Schulsystem einzufügen. Noch dazu in eines, das aufgrund der geringen Anzahl von Grundschullehrern weiblich dominiert ist. Unterschiedliche Erwartungen an das Verhalten der Jungen können zu erheblichen Konflikten in der Schule führen, indem Lehrer*innen annehmen, ein aggressiv-unruhiges Verhalten und körperliche Auseinandersetzungen seien Anzeichen mangelnder sozialer Kompetenz und Teamfähigkeit. Dabei können es typische Symptome von AD(H)S sein, aber ebenso können sie in der großen Bandbreite normalen Verhaltens liegen.

Neben vielen anderen Forderungen in Bezug auf die Art der Beschulung sollten im Vorschul- und Grundschulbereich dringend zusätzliche Anreize geschaffen werden, damit sich mehr Männer für diese Berufe interessieren.

Das würde vielen Kindern helfen, besser mit ihren Problemen umzugehen. Sie hätten die Möglichkeit, sich auch an männlichen Vorbildern zu orientieren – insbesondere dann, wenn diese zu Hause fehlen. Auch mangelt es in allen pädagogischen Berufen an ausreichenden Kenntnissen über häufig auftretende psychische Erkrankungen bei Kindern und Jugendlichen. Umfassendere Fortbildungsangebote für Pädagog*innen könnten Abhilfe schaffen. So ließe sich einerseits vermeiden, dass Kindern vorschnell ein psychisches Leiden zugeschrieben wird, und andererseits gewährleisten, dass tatsächlich erkrankte Kinder auch als solche wahrgenommen werden.

Fortbildungen für Pädagog*innen sollten also bereits im Studium fester Bestandteil der Studienordnung sein und später im Beruf durch regelmäßige Weiterbildungen ergänzt werden.

Derzeit stelle ich fest, dass pädagogische Aufgaben immer häufiger an die Medizin delegiert werden. Ausgesprochen lebhaftes Verhalten, mit dem Lehrer*innen nicht gut umgehen können, ist in der Regel nicht gleich eine psychiatrische Störung, die ärztlicher Begutachtung bedarf. Es kann sich vielmehr um ganz normales, entwicklungsbedingtes Verhalten handeln – was sich bei Jungen grundsätzlich ausgeprägter zeigt als bei Mädchen. Da es aber schnell als störend im Unterricht empfunden wird, erfolgt vielfach eine Pathologisierung.

Wenn das Kind dann offiziell als krank gilt, muss es auch keine größere pädagogische Unterstützung mehr erfahren, so die Annahme. Schließlich sind nun die Ärzt*innen zuständig. Und wenn trotz ärztlicher Behandlung weiterhin Probleme bestehen, kann das nur an der falschen Psychotherapie oder einer unzureichenden Dosierung der Medikamente liegen – nicht an den pädagogischen Konzepten oder der Schulsituation.

Man könnte entgegnen, dass es auch innerhalb der Schulen Hilfsangebote gibt, etwa durch sonderpädagogische Förderung. Doch ich habe die Erfahrung gemacht, dass sich der Umfang der Förderung viel zu oft nach der Art der medizinischen Diagnose richtet und nicht nach den konkreten Problemen des Kindes. Spitz formuliert: Die Diagnose erfährt eine Förderung, nicht aber das Kind.

Im Falle einer Autismusdiagnose sind zum Beispiel in Berlin viermal so viele Förderstunden pro Woche vorgesehen wie bei einer AD(H)S- Diagnose. Ein autistisches Kind benötigt unbestritten eine intensive Förderung und Betreuung. Nur fällt auf, dass immer mehr Familien von der Schule aufgefordert werden, sich um eine Autismusdiagnose zu bemühen. Sie stehen also unter Druck, sich um die »richtige« Diagnose ihres Kindes zu kümmern. Dadurch entsteht aus meiner Sicht eine Art Zweiklassenförderung, die dem eigentlichen Inklusions- und Integrationsgedanken widerspricht.

Da ein erhöhter sonderpädagogischer Förderbedarf von der Bewilligung durch Schul- und Jugendämter abhängt, geht immer wieder viel Zeit verloren. Manche Ämter akzeptieren die notwendigen fachärztlichen Bescheinigungen lediglich von bestimmten Krankenhäusern oder niedergelassenen Ärzt*innen und fordern dementsprechend erneute Untersuchungen. Eine nachvollziehbare Begründung dafür vermag ich nicht zu erkennen. Sowohl für die Kinder als auch die Eltern ist das ein mühsamer und zermürbender Prozess. Und letztlich schadet er dem psychischen Wohlergehen des Kindes, da die notwendige Hilfe unnötig spät erfolgt.

Außerdem darf die Bewilligung von Lerntherapien bei Legasthenie oder Dyskalkulie nicht durch immer wieder neu geforderte Untersuchungen verzögert werden. Oftmals wird auch hier durch die Jugendämter, die für die Finanzierung bestimmter Fördermaßnahmen zuständig sind, gefordert, die bereits fachärztlich gestellte Diagnose erneut zu überprüfen, entweder durch den schulpsychologischen Dienst oder den kinder- und jugendpsychiatrischen Dienst der Bezirks- oder Landesämter. Aufgrund dieser bürokratischen Hürden werden unnötig Ressourcen verschwendet und für die Schüler*innen geht viel wichtige Zeit verloren.

Wie es besser laufen kann, zeigen sogenannte Hilfekonferenzen. Dabei sitzen Lehrer*innen, Sozialpädagog*innen, Jugendamtsmitarbeiter*innen und Ärzt*innen an einem Tisch und beraten gemeinsam über Fördermaßnahmen.

Unter anderem, um an solchen Hilfekonferenzen teilnehmen zu können, gehört eigens eine Sozialarbeiterin zu unserem Praxisteam. Zum Abschluss stationärer Behandlungen werden solche Hilfekonferenzen ebenfalls häufig organisiert, um eine bestmögliche Behandlung und Förderung der Kinder und Jugendlichen in der Folgezeit sicherzustellen.

Somit ist schnelle und effektive Hilfe möglich, Kinder mit Depressionen oder Angststörungen können von »unkonventionellen« Entscheidungen profitieren: etwa, dass für sie der tägliche Unterricht verkürzt wird, bis sich eine Besserung ihrer Symptome abzeichnet. Vom zuständigen Jugendamt finanzierte therapeutische Maßnahmen werden plötzlich viel schneller bewilligt. Damit können oftmals ein Fortschreiten der Krankheitssymptome und damit auch ein dauerhaftes Fehlen in der Schule verhindert werden. Und das Kind verliert nicht seine wichtigen sozialen Kontakte in der Schule.

Kinder und Jugendliche aus Familien mit niedrigem sozialem Status sind überproportional von AD(H)S betroffen – dreimal häufiger erhalten sie eine solche Diagnose als Kinder aus Familien mit hohem Sozialstatus. Bei mir in der Praxis treffe ich auf Kinder aller sozialen Schichten. Und auch die Eltern machen sich gleichermaßen Sorgen, ganz gleich, ob sie arm oder reich sind.

Man könnte vermuten, dass Kinder aus Familien mit niedrigerem sozialen Status das Etikett AD(H)S womöglich schneller aufgedrückt bekommen. Das ist nicht der Fall. Vielmehr hat der sozioökonomische Status direkte Auswirkungen auf die Gesundheit der Kinder. So können sich die Familien in der Regel keine Privatschule mit kleinen Klassengrößen für ihr Kind leisten – auch wenn das längst nicht immer hilfreich sein muss – oder sich anderweitige Unterstützung organisieren, die sie privat bezahlen müssen.

Gleiches gilt für viele andere psychische Erkrankungen. Es ist also in vielen Fällen keineswegs mangelnde familiäre Fürsorge, die eine Erkrankung verursacht – auch wenn vielen Eltern das immer wieder unterstellt wird. Hinzu kommt, dass sozial schwächeren Familien von den Jugendämtern zwar oft eine sozialpädagogische Familienhilfe bewilligt wird, aus medizinischer Sicht aber eine sogenannte aufsuchende systemische Familientherapie deutlich effektiver wäre, bei der Therapeut*innen die Familien zu Hause besuchen und das soziale Umfeld mit einbeziehen. Doch sie ist eben auch teurer.

Ohnehin wäre eine systemische Therapie eine sinnvolle Ergänzung zu jenen Psychotherapien, deren Kosten von den Krankenkassen bereits übernommen werden. Einen Bedarf für Kinder und Jugendliche sehen der Gemeinsame Bundesausschuss aus Vertreter*innen der Krankenkassen und der Ärzteschaft bedauerlicherweise bislang nicht.

> Die Kosten für eine systemische Therapie werden von den gesetzlichen Krankenkassen ausschließlich für Erwachsene übernommen. Dabei zeigt sich in der täglichen Praxis immer wieder, dass eine effektive Behandlung der Kinder ohne Einbeziehung der anderen Familienmitglieder nicht möglich ist.

Bedenkt man, dass sich der Anteil der Kinder mit dem Förderschwerpunkt »emotionale und soziale Entwicklung« in den Schulen mittlerweile mehr als verdoppelt hat, ist für mich unverständlich, warum solche effektiven Hilfen nicht bewilligt werden. In nicht wenigen Fällen wird das dazu führen, dass Kinder unnötig leiden – und Jahre später, als Erwachsene, eine Therapie bewilligt und bezahlt bekommen, die ihnen schon als Kind geholfen hätte. Wir verschieben damit bestenfalls Ausgaben in die Zukunft. Die Gesamtkosten sind dadurch letztlich viel höher. Nicht zuletzt kann frühzeitige Hilfe verhindern, dass sich Symptome verschlimmern und es zu chronischen Krankheitsverläufen kommt.

Wir alle müssen uns fragen, was uns ein gesundes Aufwachsen unserer Kinder wert ist. Der immer wieder beschworene Generationenvertrag wird durch solch unkluge Entscheidungen der heutigen Erwachsenengeneration, ob bewusst oder unbewusst, ausgehebelt. Die zunehmenden psychischen Erkrankungen unserer Kinder werden es der kommenden Erwachsenengeneration immer schwerer machen, mit ihren Sozialabgaben den Ruhestand der heute Erwachsenen zu bezahlen.

> Die jüngeren Generationen sollen und müssen das Fundament einer auch zukünftig funktionierenden Gesellschaft stellen. Je besser es ihnen körperlich und psychisch geht, umso besser wird ihnen das gelingen.

Daher müssen wir Erwachsene – und muss insbesondere ich als Mediziner – immer wieder einfordern, dass psychisch erkrankte und sozial benachteiligte Kinder und Jugendliche bestmögliche Unterstützung erhalten – in deren Interesse und letztlich in unser aller Interesse. Das ist eine eminent wichtige gesamtgesellschaftliche Aufgabe. Wenn wir an ihr scheitern, bringen wir unser Fundament unweigerlich zum Einsturz.

Es ist seit einiger Zeit eine gesellschaftliche Entwicklung zu beobachten, die das Risiko, psychisch zu erkranken, weiter erhöht. Auf den Punkt gebracht hat sie der Soziologe Andreas Reckwitz in seinem Buch *Die Gesellschaft der Singularitäten.*[4] Er beschreibt darin, wie heutzutage das Besondere Trumpf ist, während das Allgemeine und Standardisierte zunehmend reizlos werden. Der Durchschnittsmensch mit seinem Durchschnittsleben stehe unter Konformitätsverdacht. Das neue Maß der Dinge seien Individuen mit ganz besonderen Interessen und originellen Lebensläufen. Diese Entwicklung sieht Reckwitz nicht nur in der Ökonomie und in der Politik, sondern auch allgemein in den Lebensstilen der Menschen – und somit in ganz normalen Familien. Diese Singularisierung kenne aber nicht nur Sieger*innen, sondern produziere auch Ungleichheit und Verlierer*innen.

So konstatiert er, dass es bei der Bildung und Ausbildung der Kinder längst nicht nur um die Verbesserung gesellschaftlicher Aufstiegschancen geht. Vielmehr zeigten sich darin die Ambitionen von Eltern, insbesondere jener aus der sozialen Mittel- und Oberschicht, eine »Einzigartigkeit der Kinder«[5] zu befördern. Demgegenüber stehe aber das »Gleichheitsideal der standardisierten Schule«[6]. Dadurch geraten Kinder aus meiner Sicht in ein Spannungsfeld, in dem es für sie schwer ist, allem gerecht zu werden.

Reckwitz weist auch darauf hin, dass in vielen Familien heutzutage beide Eltern erwerbstätig sind – dennoch aber Väter und Mütter mehr als jemals zuvor in der Geschichte kindzentriert sind. Das einzelne Kind werde von Geburt an bestmöglich individuell gefördert. Dahinter stehe die Erwartung, dass das Kind möglichst früh Autonomie entwickelt und seine Kreativität und seine kognitiven Begabungen in idealer Weise entfaltet.

Kritisch sieht Reckwitz diesen Prozess, wenn die Förderung nicht mehr dem Wohl des Kindes dient, sondern vorrangig der Selbstverwirklichung der Eltern in ihren Kindern. Dieses Phänomen lässt sich inzwischen auch an alltagssprachlichen Begriffen festmachen: »Helikoptereltern« bezeichnet jene, die ihre Kinder ständig beaufsichtigen und kontrollieren; »Rasenmähereltern« jene, die dem Nachwuchs alle Unebenheiten und Hürden des Lebens aus dem Weg räumen.

Aus meiner Erfahrung sind diese Eltern zwar eine Minderheit, dennoch tragen sie in einem nicht unerheblichen Maße zu einer emotionalen Überforderung der Kinder bei – ihrer eigenen sowie durch das Zusammentreffen in der Schule auch der anderen. Das erhöht letztlich das Risiko psychischer Probleme für alle Kinder.

In großer Zuspitzung sehe ich die Thesen von Reckwitz auch in meiner Praxis bestätigt. Zunehmend habe ich es mit Familien zu tun, die mit Kindern zu mir kommen, bei denen die Frage nach bestimmten psychiatrischen Diagnosen gestellt wird, die ihre Verhaltensprobleme und emotionalen Besonderheiten erklären sollen. In gewisser Weise soll auch so die Einzigartigkeit eines Kindes herausgestellt werden.

Insbesondere der Asperger-Autismus gilt Eltern und Lehrer*innen immer häufiger als Erklärungsmodell für die Probleme des Kindes. Eltern erhoffen sich damit eine Antwort auf ihre Fragen nach dem Warum. Für die Schulen geht es vor allem um eine möglichst hohe Anzahl von Förderstunden. In erster Linie aber soll die Diagnose Asperger zeigen, dass das Kind über jene positiven Eigenschaften verfügt, die mit der Erkrankung in Verbindung gebracht werden: eine überdurchschnittliche Intelligenz, rationale Distanziertheit, ausschließliches Interesse an engen und wichtigen Freundschaften, fehlendes Interesse an banalem Small Talk. Die tatsächlich mit dem Asperger-Syndrom verbundenen schweren sozialen und emotionalen Entwicklungsdefizite werden umgedeutet als persönliche Gabe, als Einzigartigkeit.

Unterstützt wird diese Entwicklung durch veränderte medizinische Diagnosekriterien, die verschiedene Formen autistischer Störungen als ein weites Spektrum mit unterschiedlichen Schweregraden bis hinein in den Grenzbereich zur Normalität definieren. So trägt auch die Medizin selbst dazu bei, dass bei immer mehr Kindern Autismus vermutet wird. Es passiert also zweierlei: Zum einen werden die ernsthaft Erkrankten nicht als solche wahrgenommen und zum anderen geraten Gesunde in den Verdacht, psychisch erkrankt zu sein.

Dabei sind Persönlichkeit und Emotionalität keine feststehenden Eigenschaften. Sie sind vielmehr während des gesamten Lebens ständiger Veränderung unterworfen. Dem hat auch die Psychiatrie Rechnung getragen, indem sie den Menschen als Individuum betrachtet, bei dem – trotz klar definierter Symptome – eine Erkrankung unterschiedlich verläuft und unterschiedliche Auswirkungen hat. Das darf aber in den Schulen, bei Ärzt*innen und Therapeut*innen nicht dazu führen, dass bereits geringe Abweichungen vom »Normalen« als pathologisch bezeichnet werden. Zwar ist ein frühzeitiger Hinweis auf Probleme sinnvoll, eine schnelle Vorfestlegung auf eine Diagnose, noch bevor überhaupt ein diagnostischer Prozess in Gang gekommen ist, ist aber absolut kontraproduktiv.

Nicht jedes Trauma führt zwangsläufig zu einer posttraumatischen Belastungsstörung, genauso wie ein selbstverletzendes Verhalten bei einer psychischen Störung nicht unmittelbar auf eine Borderline-Persönlichkeitsstörung hinweist. In der Konsequenz wird effektive Hilfe für tatsächlich betroffene Kinder und Jugendliche weiter erschwert, da unnötig lange Wartezeiten für Diagnostik und Behandlungen entstehen.

Darüber hinaus muss ich feststellen, dass der gesellschaftliche Wunsch nach Einzigartigkeit insbesondere meine jugendlichen Patient*innen enorm beeinflusst. Die Zurschaustellung des eigenen, möglichst perfekten Körpers in den sozialen Medien ist dafür ein Beispiel. Was dabei oft nicht bedacht wird: Die Jugendlichen setzen sich dadurch der Gefahr des Cyber-Mobbings aus, im privaten Rahmen wie in der Schule.

Mittlerweile taucht zunehmend das Phänomen der digitalen Selbstverletzung auf. Dabei veröffentlichen Jugendliche in sozialen Medien anonym selbstabwertende Kommentare. Sich selbst Schmerzen zuzufügen, um seelischen Schmerz loszuwerden, ist eine verbreitete Bewältigungsstrategie bei negativen Gefühlen und starkem psychischen Druck – auf körperlicher Ebene ist das Ritzen ein Beispiel dafür. Bei der digitalen Selbstverletzung hoffen Heranwachsende, dass andere mit Gegenargumenten und positiven Äußerungen auf sie reagieren oder sie zumindest von anderen mehr Aufmerksamkeit erhalten.

Auch dieses Phänomen zeigt, welchen Risiken Kinder und Jugendliche ausgesetzt sind, wenn sie mit der Nutzung digitaler Medien alleingelassen werden. Eltern, die ja in der Regel diese Medien auch für ihre Kontakte nutzen, sollte dieses Risiko eigentlich bewusst sein. Doch oftmals werden die Gefahren für die Kinder und Jugendlichen ausgeklammert, sei es aus eigener Unwissenheit, manchmal aber auch aus Gleichgültigkeit.

Viele Studien zeigen, dass die Digitalisierung unserer Gesellschaft zahlreiche Vorteile für unsere Kinder mit sich bringt. Die Art, zu lernen, soziale Kontakte aufzunehmen und diese zu gestalten, hat sich stark verändert und ist ohne digitale Medien kaum noch denkbar. Daran wird sich auch in Zukunft nichts ändern, eher wird die Nutzung noch weiter zunehmen.

Wenn es in den Familien zu Auseinandersetzungen in Bezug auf die sozialen Medien kommt, geht es meistens um die Nutzungsdauer. Das ist aber nur ein Aspekt. Genauso wichtig ist es, darauf zu achten, welche Plattformen Kinder und Jugendliche nutzen, denn das Gefährdungspotenzial ist sehr unterschiedlich. Außerdem ist zu prüfen, ob die genutzten Medien und Spiele altersgerecht sind. *Counter Strike* oder *Grand Theft Auto* mit zehn Jahren zu spielen muss ein Tabu sein. Die häufig gehörte Argumentation, alle anderen in der Klasse dürften das, darf Eltern nicht beeindrucken.

> Mütter und Väter müssen Vertrauenspersonen, Ratgeber*innen und Kümmer*innen ihrer Kinder sein. Sie sollten aber nicht dem Versuch erliegen, die besten Freund*innen ihrer Kinder zu werden – denn damit machen sie es sich zu einfach.

Was auf den ersten Blick vielleicht sehr kindzentriert und nahbar wirkt, führt in der Konsequenz zu einer emotionalen Überforderung der Kinder. Denn die notwendigen Rollen in den Familien werden dadurch unscharf. Das Kind weiß nicht mehr, welche Rolle es ausfüllen soll. Es gilt also für Mütter und Väter, ihre Rollen auch tatsächlich wahrzunehmen.

Risiken für die psychische und körperliche Entwicklung hat es schon immer gegeben. Psychische Krankheiten, die sich daraus entwickeln, ebenfalls. Die Gründe sind vielfältig, und manche wahrscheinlich noch nicht einmal richtig erkannt, etwa die genauen genetischen und neurobiologischen Zusammenhänge. Eine pauschale Handlungsanleitung, ein Patentrezept, wie psychische Erkrankungen von Kindern und Jugendlichen verhindert werden können, gibt es nicht. Jedes Kind ist eine vielschichtige Persönlichkeit, die auf Signale der Umgebung, die seine psychische Gesundheit gefährden, mal eher verletzlich, mal eher widerstandsfähig reagiert.

> Zu bemerken, wann Entwicklungsprobleme entstehen, und die Gründe dafür zu erkennen, ist ein wichtiger erster Schritt, damit aus psychischen Symptomen keine psychischen Erkrankungen werden.

Damit es gar nicht erst zu langen psychiatrischen Behandlungen oder einer Klinikeinweisung kommt, ist es von zentraler Bedeutung, den Kindern und Jugendlichen schnell, individuell und nachhaltig zu helfen.

Das mag abstrakt klingen, aber beginnt ganz praktisch damit, dass Hilferufe der Kinder, auch wenn sie womöglich nicht sehr laut erfolgen, nicht einfach abgetan werden. Und dass Sorgen der Eltern frühzeitig ernst genommen werden. Die überwiegende Mehrzahl der Eltern hat ein Gespür dafür, ob ihr Kind Auffälligkeiten in der Entwicklung zeigt. Anhand von Entwicklungstests, die die Sprachentwicklung, die Fein- und Grobmotorik und das Sozialverhalten im Kleinkindalter testen, lässt sich recht schnell in Erfahrung bringen, ob die Sorge berechtigt ist.

Von zentraler Bedeutung ist es, eines nicht zu vergessen: Jedes Kind hat viele Stärken. Die sehe ich auch täglich bei jenen, die zu mir in die Sprechstunde kommen – trotz ihrer psychischen Belastungen. Diese Stärken immer wieder hervorzuheben fördert das Selbstwertgefühl der Kinder und Jugendlichen. Es hilft ihnen, besser mit ihrer Erkrankung umzugehen. Viel zu oft werden nur ihre Defizite betont.

Wie die Gesellschaft mit den zunehmenden psychischen Problemen und Erkrankungen unserer Kinder umgeht und künftig umgehen will, geht uns alle an. Gesellschaft, das sind Familie, Schule, Freund*innen, soziale und medizinische Einrichtungen. Gesellschaft, das sind wir. Nur wenn wir uns dieser Verantwortung bewusst sind und uns ihr stellen, können wir den Trend umkehren und die Chancen für eine gesunde psychische Entwicklung unserer Kinder erhöhen.

Nachwort

Die Idee zu diesem Buch entstand zu einer Zeit, als sich hierzulande niemand vorstellen konnte, wie schnell sich unser gesellschaftliches Zusammenleben durch Corona verändern würde. Wuhan und China waren weit weg – und selbst die ersten Fälle in Deutschland beunruhigten zunächst nicht sonderlich.

Die Corona-Pandemie hat vieles, was zuvor selbstverständlich schien, infrage gestellt. Eine Unsicherheit über den Umgang miteinander war vor allem im ersten Lockdown zu spüren. Bei den Eltern und Heranwachsenden, die in meine Praxis kamen, aber auch bei meinen Mitarbeiter*innen und mir selbst.

Anfangs haben wir mit vielen Eltern telefoniert und uns gelang es zusätzlich recht schnell, Videosprechstunden anzubieten. Aber beides ersetzt zweifellos nicht das persönliche Gespräch, das insbesondere in der Psychiatrie und in der Psychotherapie von zentraler Bedeutung ist. Für mich waren und sind virtuelle Sprechstunden daher nur eine sehr begrenzte Hilfe. Gefühle, Mimik, Gestik, die Bandbreite unserer Stimmen – all das lässt sich über einen Bildschirm deutlich schlechter wahrnehmen und interpretieren als in einer realen Gesprächssituation.

Ich erinnerte mich in diesem Zusammenhang unwillkürlich an meinen Besuch im Berliner Futurium, einem Ausstellungsgebäude am Alexanderufer in Berlin. Dort werden Szenarien unseres gesellschaftlichen Zusammenlebens in der Zukunft präsentiert. Im ersten Stock konnte ich in einen Computer meinen jetzigen Beruf und die wichtigsten damit verbundenen Tätigkeiten eingeben. Ein Programm berechnete dann, wie viel davon in Zukunft durch künstliche Intelligenz ersetzt werden kann. Für mich und mein Fachgebiet liegt dieser Anteil unter zehn Prozent – und damit viel niedriger als bei den meisten anderen Berufen. Das führte mir noch einmal vor Augen, wie wichtig der persönliche Kontakt für einen Behandlungserfolg ist, in der Psychiatrie und auch in der Medizin allgemein.

Im ersten Lockdown waren es nicht die von vielen befürchteten Notfälle, die uns beschäftigten, sondern eher die Frage, wie begonnene Therapien fortgesetzt werden konnten und wie der Alltag für die erkrankten Kinder bestmöglich organisiert werden konnte. Das gelang durch größtmöglichen Abstand in den Behandlungszimmern, die strikte Einhaltung der AHA-Regeln, eine Beschränkung zusätzlicher Kontaktpersonen und natürlich überall durch die Möglichkeit zur Handdesinfektion. So konnten wir den Praxisablauf fortführen. Zunehmend zeigte sich, dass viele Familien froh waren, Termine bei uns nutzen zu können – durchaus auch als eine Art Auszeit vom Lockdown.

Oftmals ging es in den Gesprächen um die Herausforderungen des Homeschoolings, von dem anfangs niemand zu wissen schien, wie es funktionieren sollte. Eltern berichteten von kaum bewältigbaren Aufgabenmengen und dem damit verbundenen Frust bei ihren Kindern und bei ihnen selbst. Insbesondere Familien mit jungen Kindern hatten große Probleme, die Arbeit im Homeoffice mit der Betreuung zu vereinbaren.

Während in Berlin viele Kinder zunächst kaum noch die Schule besuchten, hatten andere relativ schnell wieder Unterricht in kleineren Klassen. Dabei stellte sich heraus, dass insbesondere Kinder mit Konzentrations- und Aufmerksamkeitsstörungen sehr von der ruhigeren Arbeitsatmosphäre profitieren konnten und ihre Fähigkeiten besser zum Tragen kamen. Viele Eltern erzählten, dass sie auf diese Weise ganz andere Eindrücke von den Schwierigkeiten bekamen, die mit den psychischen Erkrankungen ihrer Kinder einhergingen, und zeigten ein größeres Verständnis für die Lehrer*innen.

Für Familien mit schwerbehinderten Kindern fielen hingegen plötzlich viele wichtige Hilfen weg. Die Pädagog*innen, die die Kinder im Rahmen von Schul- und Einzelfallhilfen zusätzlich betreuten, beendeten die Unterstützung, um sich selbst zu schützen. So fielen viele bedeutsame Routinen für die Kinder weg, was zu zunehmenden Verhaltensproblemen führte.

Die Reaktionen auf den neuen Alltag waren sehr unterschiedlich bei den Kindern, den Jugendlichen und den Eltern. Doch es gab auch Gemeinsamkeiten: Von der Notwendigkeit der Einschränkungen waren die allermeisten überzeugt. Den Eltern zufolge hielten die Kinder die Hygienevorschriften und die Kontaktbeschränkungen oft sogar besser ein als wir Erwachsene. Dieses Verhalten stand in deutlichem Gegensatz zu den häufig in Medien zu hörenden Vorwürfen, dass insbesondere Jugendliche durch ihr unvernünftiges Verhalten zur starken Verbreitung des Coronavirus beigetragen hätten. Ein Jugendlicher, den ich betreue, hatte über Monate nur virtuellen Kontakt zu seiner Freundin, da seine Mutter zur Risikogruppe gehört und er sie vor einer Infektion schützen wollte.

Die folgenden Sommermonate und die damit verbundenen Lockerungen waren für viele Familien eine große Erleichterung und wohl auch mit der Hoffnung verbunden, dass das Schlimmste überstanden sei. Mit dem erneuten Anstieg der Infektionen und dem zweiten Lockdown im Herbst spürten viele Kinder und ihre Eltern eine große Verunsicherung und unbestimmte Angst, die manchmal nur schwer in Worte zu fassen war.

Zunehmende Gereiztheit und allgemeine Erschöpfung sind nur zwei Symptome, die zu beobachten waren. Angststörungen und Depressionen verschlechterten sich, weil erneut viele Therapien nicht fortgeführt werden konnten. Auch wir mussten unsere Regeln in der Praxis erneut verschärfen, um den Patient*innen möglichst regelmäßig persönliche Termine anbieten zu können. Das bedeutete etwa, dass nur noch ein Elternteil die Kinder zu den Terminen begleiten durfte und nun auch während der Gespräche Masken getragen werden mussten.

Je länger der Lockdown dauerte und soziale Kontakte fehlten, desto mehr zeigen sich eine zunehmende Belastung und der Wunsch nach einer Rückkehr zur Normalität – bei Eltern wie bei Kindern. Die zwischenzeitlich in der Politik geführte Diskussion darüber, ob es ratsam sei, die sozialen Kontakte der Kinder nahezu vollständig einzuschränken, erschien mir sehr realitätsfremd. Glücklicherweise kam es nicht dazu. Die meisten Kinder und Jugendlichen hielten sich auch weiterhin an die Hygiene- und Abstandsregeln.

In den Wintermonaten gab es immer mehr Familien, in denen ein oder beide Elternteile von einer Coviderkrankung betroffen waren. Ich konnte in den Gesprächen nur erahnen, wie belastend die familiäre Situation gewesen sein muss, da auch die Kinder aufgrund der Quarantäne zu Hause bleiben mussten und die Eltern trotz Erkrankung keine Unterstützung hatten. Die Pandemie an sich war stets weniger das zentrale Thema in meinen Gesprächen mit den Familien als die damit verbundenen Auswirkungen auf unser soziales Miteinander.

Eine Zeit lang wurde in den Medien vermehrt über die Situation psychisch erkrankter Menschen in der Pandemie berichtet, über die Sorge vor zunehmender Gewalt in den Familien und die Auswirkungen auf das Zusammenleben. Dann war darüber nicht mehr so viel zu hören. Aber ich bin sicher, dass uns diese Themen weiterhin beschäftigen werden, weil sie von so großer Bedeutung sind.

Dass Veränderungen in der Schule und in unserer Gesellschaft im Umgang mit psychischen Erkrankungen notwendig sind, zeigt sich in dieser Krise in einem besonderen Maß. Die Stigmatisierung psychisch erkrankter Kinder und Jugendlicher, auch bedingt durch ein Unverständnis für deren Bedürfnisse, ist längst nicht überwunden.

In einem Interview wurde mir weit vor der Pandemie die Frage gestellt, warum immer mehr Kinder und Jugendliche psychisch erkranken. Für mich zeigte die Frage: Die langjährige Erkenntnis aus der Fachwelt, dass die Fallzahlen in den vergangenen Jahren deutlich zugenommen haben, sind offenbar in der Öffentlichkeit angekommen.

Meine Motivation, dieses Buch zu schreiben, resultiert daher nicht aus der Beobachtung der Pandemie und ist somit nicht zentraler Bestandteil dieses Buches. Aber sie offenbart wie in einem Brennglas viele ohnehin bestehende Probleme, die ich aus meiner nunmehr fast 25-jährigen ärztlichen Berufspraxis kenne.

Meine Motivation resultiert vielmehr daraus, dass in den letzten Jahren immer mehr Familien unsere Praxis aufgesucht haben – und mir Kolleg*innen bestätigen, dass das auch bei ihnen der Fall ist. Hinzu kommt, dass sich der Schweregrad vieler Erkrankungen verstärkt hat.

Die genauen Ursachen blieben lange im Unklaren. Das möchte ich mit meinem Buch ändern und die Erfahrungen aus meiner langjährigen Berufspraxis weitergeben – an betroffene Eltern und an alle, die an der Betreuung und Erziehung von Kindern und Jugendlichen beteiligt sind. Denn das Wissen um die Ursachen psychischer Erkrankungen kommt allen zugute.

Dr. med. Michael Elpers im April 2021

Danksagung

Dieses Buch zu schreiben war nur deshalb möglich, weil mir über viele Jahre meiner ärztlichen Tätigkeit Kinder und Jugendliche sowie ihre Familien Einblicke in ihr Leben, ihre Sorgen und Probleme, aber auch in die Wege, diese Probleme gemeinsam zu lösen, gewährt haben.

Dank sagen möchte ich meinem Praxisteam und meinen beiden Praxispartnerinnen, da wir nur gemeinsam Positives für unsere Patient*innen erreichen können.

Die genauso kritischen wie inspirierenden Anmerkungen und Vorschläge von Claus Peter Simon, Katrin Kroll und Julia Matthias halfen mir, Inhalte und Stil des Buches zu überdenken und zu überarbeiten.

Ein ganz besonderer Dank gilt auch meiner Familie, die meine Arbeit in vielen Jahren positiv unterstützt und dennoch kritisch begleitet hat.

Anmerkungen

Einleitung: Die Kinderseele streikt

1. Polanczyk, G. V., Salum, G. A., et al. (2015): Annual research review: A meta-analysis of the worldwide prevalence of mental disorders in children and adolescents. In: *Journal of Child Psychology and Psychiatry*, Jg. 56 (3), S. 345–365.
2. Emminghaus, H. (1887): Die psychischen Störungen des Kindesalters. In: C. Gebhardt (Hrsg.): Handbuch der Kinderkrankheiten. Bd. VIII (Nachtrag II, S. 1–293), Tübingen, Verlag der H. Laupp'schen Buchhandlung.
3. Alexander Crichton (1798): An inquiry into the nature and origin of mental derangement (Bd. I). London, Cadell und Davies.
4. Polanczyk, G. V., Salum, G. A., et al. (2015): Annual research review: A meta-analysis of the worldwide prevalence of mental disorders in children and adolescents. In: *Journal of Child Psychology and Psychiatry*, Jg. 56 (3), S. 345–365.
5. Sappok, T., Diefenbacher A., Winterholler, M. (2019): Medizinische Versorgung von Menschen mit Intelligenzminderung. In: *Deutsches Ärzteblatt*, Jg. 116, S. 809–816.
6. Andreas Storm (Hrsg.) (2019): Kinder- und Jugendreport 2019. Gesundheitsversorgung von Kindern und Jugendlichen in Deutschland. Schwerpunkt: Ängste und Depressionen bei Schulkindern. URL: https://www.dak.de/dak/download/dak-kinder--und-jugendreport-2019-2168336.pdf, abgerufen am 12.04.2021.
7. Robert-Koch-Institut (Hrsg.): Studie zur Gesundheit von Kindern und Jugendlichen in Deutschland (KiGGS). URL: https://www.kiggs-studie.de/deutsch/studie.html, abgerufen am 12.04.2021. Dass die Häufigkeitsangaben zwischen der DAK und der KiGGS-Studie etwas voneinander abweichen, liegt an der unterschiedlichen Datenerhebung: Die DAK legt die Daten ihrer Mitglieder zugrunde, während die KiGGS-Studie auf bundesweit repräsentativen Gesundheitsdaten beruht.
8. Bertelsmann Stiftung (Hrsg.) (2020): Factsheet: Kinderarmut in Deutschland. URL: https://www.bertelsmann-stiftung.de/fileadmin/files/BSt/Publikationen/

GrauePublikationen/291_2020_BST_Facsheet_Kinderarmut_SGB-II_Daten__ID967.pdf, abgerufen am 12.04.2021.
9. Becker, M., Correll, C.U. (2020): Suizidalität im Kindes- und Jugendalter. In: *Deutsches Ärzteblatt*, Jg. 117, Heft 15, S. 262.
10. Bündnis gegen Cybermobbing e.V. (Hrsg.) (2017): Cyberlife II. Spannungsfeld zwischen Faszination und Gefahr. Cybermobbing bei Schülerinnen und Schülern. URL: https://www.buendnis-gegen-cybermobbing.de/fileadmin/pdf/studien/2016_05_02_Cybermobbing_2017End.pdf, abgerufen am 12.04.2021.

Kapitel 1: AD(H)S, Autismus, Depression – Wenn Kinder und Jugendliche psychisch erkranken

1. Perkonigg A., Kessler R.C., Storz S., Wittchen H.-U. (2000): Traumatic events and post-traumatic stress disorder in the community: Prevalence, risk factors and comorbidity. In: *Acta Psychiatrica Scandinavia*, Jg. 101 (1), S. 46–59.
2. Minde, K., Sartorius, N., Schulte-Markwort, M., et al. (2007): Entwicklungspsychiatrie. Biopsychologische Grundlagen und die Entwicklung psychischer Störungen. Stuttgart, Klett-Cotta, S. 776.
3. Konrad, K., Eickhoff, S.B. (2010): Is the ADHD brain wired different-ly? A review on structural and functional connectivity in attention def-icit hyperactivity disorder. In: *Human Brain Mapping*, Jg. 31 (6), S. 904–916.
4. Bundesministerium für Gesundheit (2019): Bekanntmachung eines Beschlusses des Gemeinsamen Bundesausschusses über eine Änderung der Arzneimittel-Richtlinie: Anlage III Nummer 44 Stimulantien vom 18. September 2019. BAnz. Nr. 181 (S. 3975) vom 30. November 2010. URL: https://www.bundesgesundheitsministerium.de/fileadmin/Dateien/3_Downloads/A/ADHS/ADHS_GBA_Beschluss_09_2010.pdf, abgerufen am 12.04.2021.
5. Bundesinstitut für Arzneimittel und Medizinprodukte (2014): Erstmals seit 20 Jahren kein Anstieg beim Methylphenidat-Verbrauch. Pressemitteilung Nr. 05/14 vom 1.4.2014. URL: https://www.bfarm.de/SharedDocs/Pressemitteilungen/DE/2014/pm05-2014.html, abgerufen am 12.04.2021.
6. Falkai, P., Wittchen, H.-U. (Hrsg.) (2015): Diagnostisches und Statistisches Manual Psychischer Störungen, DSM-5®. Göttingen, Hogrefe, S. 77–79.
7. Robert-Koch-Institut (Hrsg.): Studie zur Gesundheit von Kindern und Jugendlichen in Deutschland (KiGGS). URL: https://www.kiggs-studie.de/deutsch/studie.html, abgerufen am 12.04.2021.

8. Orth, B., Merkel, C. (2019): Der Cannabiskonsum Jugendlicher und junger Erwachsener in Deutschland. Ergebnisse des Alkoholsurveys 2018 und Trends. Köln, BZgA-Forschungsbericht. URL: https://www.bzga.de/fileadmin/user_upload/PDF/studien/Alkoholsurvey_2018_Cannabis-Bericht.pdf, abgerufen am 12.04.2021.

Kapitel 2: Gefährdete Kinderseele – Wenn professionelle Hilfe gefragt ist

1. Orth, B., Merkel, C. (2019): Der Cannabiskonsum Jugendlicher und junger Erwachsener in Deutschland. Ergebnisse des Alkoholsurveys 2018 und Trends. Köln, BZgA-Forschungsbericht. URL: https://www.bzga.de/fileadmin/user_upload/PDF/studien/Alkoholsurvey_2018_Cannabis-Bericht.pdf, abgerufen am 12.04.2021.
2. Meier, M. H., Caspi, A., et al (2012): Persistent cannabis users show neuropsychological decline from childhood to midlife. In: *Proceed-ings of the National Academy of Sciences of the United States of America*, Jg. 109 (40), S. 2657–2664.
3. Di Forti, M., Quattrone, D., et al. (2019): The contribution of cannabis use to variation in the incidence of psychotic disorder across Europe (EU-GEI): a multicenter case-control study. In: *Lancet Psychiatry*, Jg. 6 (5), S. 427–436.
4. Thomasius, R., Stolle, M.: Substanzbezogene Störungen im Kindes- und Jugendalter – diagnostische und therapeutische Strategien. Deutsches Zentrum für Suchtfragen des Kindes- und Jugendalters, Universitätsklinikum Hamburg-Eppendorf. Vortrag 2016, St. Joseph Krankenhaus Berlin.
5. § 35a Achtes Buch Sozialgesetzbuch – Kinder- und Jugendhilfe – (Artikel 1 des Gesetzes v. 26. Juni 1990, BGBl. I S. 1163).
6. Medizinische Medien Informations GmbH (2016): Die Hälfte aller Medikamente wird falsch genommen. URL: https://www.gelbe-liste.de/nachrichten/medikamente-falsche-einnahme-patienten, abgerufen am 12.04.2021.

Kapitel 3: Exkurs in die Neurobiologie – Wie Gehirn und Psyche zusammenhängen

1. Murgatroyd, C., Spengler, D. (2011): Epigenetics of Early Child Development. In: *Frontiers in Psychiatry*, Jg. 2, S. 1–15.

2. Boundy, E. O., Dastjerdi, R., et al. (2016): Kangaroo Mother Care and Neonatal Outcomes: A Meta-analysis. In: *Pediatrics,* Jg. 137 (1), S. 2015–2238.
3. Bischof-Köhler, D. (2011): Soziale Entwicklung in Kindheit und Jugend: Bindung, Empathie, Theory of Mind. Stuttgart, Kohlhammer, S. 230.
4. Minde, K., Sartorius, N., et al. (2007): Entwicklungspsychiatrie. Biopsychologische Grundlagen und die Entwicklung psychischer Störungen. Stuttgart, Klett-Cotta, S. 226.

Kapitel 4: Sprachlosigkeit, Schuldgefühle, Instabilität – Wenn die Familie zum Risikofaktor wird

1. Statistisches Bundesamt (2020): Bevölkerung und Erwerbstätigkeit. Haushalte und Familien. Ergebnisse des Mikrozensus. URL: https://www.destatis.de/DE/Themen/Gesellschaft-Umwelt/Bevoelkerung/Haushalte-Familien/Publikationen/Downloads-Haushalte/haushalte-familien-2010300197004.pdf?__blob=publicationFile, abgerufen am 12.04.2021.
2. Ebd.
3. Rupp, M. (Hrsg.) (2009): Die Lebenssituation von Kindern in gleichgeschlechtlichen Lebenspartnerschaften. Köln, Bundesanzeiger Verlag.
4. Statista (2021): Anzahl der minderjährigen Scheidungskinder in Deutschland in den Jahren von 2006 bis 2019. URL: https://de.statista.com/statistik/daten/studie/484867/umfrage/anzahl-minderjaehrige-scheidungskinder-in-deutschland/, abgerufen am 12.04.2021.
5. Statistisches Bundesamt (2020): Rechtspflege, Familiengerichte, 2019. URL: https://www.destatis.de/DE/Themen/Staat/Justiz-Rechtspflege/Publikationen/Downloads-Gerichte/familiengerichte-2100220197004.pdf?__blob=publicationFile, abgerufen am 12.04.2021.
6. Nübling, R., Jeschke, K., et al. (2014): Versorgung psychisch kranker Erwachsener in Deutschland. Bedarf und Inanspruchnahme sowie Effektivität und Effizienz von Psychotherapie. In: *Psychotherapeutenjournal*, Jg. 4/2014, S. 389–397.
7. Witt, A., Sachser, C., et al. (2019): Prävalenz und Folgen belastender Kindheitserlebnisse in der deutschen Bevölkerung. In: *Deutsches Ärzteblatt*, Jg. 116; S. 635–642.
8. Jacobi, F., Höfler, M., et al. (2014): Psychische Störungen in der Allgemeinbevölkerung. In: *Nervenarzt,* Jg. 85, S. 77–87.
9. Bundesministerium für Gesundheit (Hrsg.): Jahresbericht der Drogenbeauftrag-

ten 2020. URL: https://www.bundesgesundheitsministerium.de/fileadmin/Dateien/5_Publikationen/Drogen_und_Sucht/Berichte/Broschuere/DSB_Jahresbericht_2020_bf.pdf, abgerufen am 12.04.2021.

Kapitel 5: Mobbing, Leistungsdruck, Überlastung – Wenn die Schule zum Risikofaktor wird

1. Schulte-Markwort, M. (2015): Burnout-Kids. Wie das Prinzip Leistung unsere Kinder überfordert. München, Pattloch.
2. Statistisches Bundesamt (2020): Bildung und Kultur. Allgemeinbildende Schulen. Schuljahr 2018/2019. URL: https://www.destatis.de/DE/Themen/Gesellschaft-Umwelt/Bildung-Forschung-Kultur/Schulen/Publikationen/Downloads-Schulen/allgemeinbildende-schulen-2110100197004.pdf?__blob=publicationFile, abgerufen am 12.04.2021.
3. Organisation for Economic Co-operation and Development (OECD): Programme for International Student Assessment. URL: https://www.oecd.org/pisa/publications/, abgerufen am 12.04.2021.
4. Ohrfeige für Deutschland (12.11.2013). URL: https://www.focus.de/wissen/mensch/2-pisa-schock_aid_88751.html, abgerufen am 12.04.2021.
5. DIE ZEIT (Hrsg.) (2013): Lernen mit Spaß: Große Studie von scoyo und ZEIT LEO. URL: https://www.zeit-verlagsgruppe.de/pressemitteilung/lernen-mit-spass-grosse-studie-von-scoyo-und-zeit-leo, abgerufen am 12.04.2021.
6. Deutsche Telekom Stiftung (Hrsg.) (2020): Wie lernen Kinder und Jugendliche heute? Eine repräsentative Befragung von Schülern der Klassen 5 bis 10 und Eltern dieser Altersgruppe. URL: https://www.telekom-stiftung.de/sites/default/files/files/media/publications/Wie-lernen-Kinder-und-Jugendliche-Zusammenfassung.pdf, abgerufen am 12.04.2021.
7. Ebd.
8. Knollmann, M., Knoll, S., et al. (2010): Schulvermeidendes Verhalten aus kinder- und jugendpsychiatrischer Sicht. Erscheinungsbild, Entstehungsbedingungen, Verlauf und Therapie. In: *Deutsches Ärzteblatt*, Jg. 107 (4), S. 43–49.
9. Ebd., S. 45.
10. Yerkes, R. M., Dodson, J. D. (1908): The relation of strength of stimulus to rapidity of habit-formation. In: *Journal of Comparative Neurology and Psychology*, Jg. 18, S. 459–482.
11. Arnsten, A. F. T. (2009): Toward a new understanding of attention-deficit hyper-

activity disorder pathophysiology: an important role for prefrontal cortex dysfunction. In: *CNS Drugs*, Jg. 23 (1), S. 33–41.

12. Präsentation »Meeting of Minds« 2018, Madrid.

Kapitel 6: Anpassungsdruck, Spielsucht, Dauerkonsum – Wenn die sozialen Medien zum Risikofaktor werden

1. Medienpädagogischer Forschungsverbund Südwest (Hrsg.): JIM-Studie 2018. Jugend, Information, Medien. Basisuntersuchung zum Medienumgang 12- bis 19-Jähriger. URL: https://www.mpfs.de/fileadmin/files/Studien/JIM/2018/Studie/JIM2018_Gesamt.pdf, abgerufen am 12.04.2021.
2. Statista (2021): Anteil der Smartphone-Nutzer in Deutschland in den Jahren 2012 bis 2020. URL: https://de.statista.com/statistik/daten/studie/585883/umfrage/anteil-der-smartphone-nutzer-in-deutschland/, abgerufen am 12.04.2021.
3. Medienpädagogischer Forschungsverbund Südwest (Hrsg.) (2019): KIM-Studie 2018. Kindheit, Internet, Medien. Basisuntersuchung zum Medienumgang 6- bis 13-Jähriger. URL: https://www.mpfs.de/fileadmin/files/Studien/KIM/2018/KIM-Studie_2018_web.pdf, abgerufen am 12.04.2021.
4. Winterstein, P., Jungwirth, R. J. (2006): Medienkonsum und Passivrauchen bei Vorschulkindern. Risikofaktoren für die kognitive Entwicklung? In: *Kinder- und Jugendarzt*, Jg. 37 (4), S. 206. Hansisches Verlagskontor GmbH, Lübeck.
5. Thomasius, R.: Geld für Games – Riskantes und abhängiges Computerspiel bei Kindern und Jugendlichen. Pressekonferenz DAK-Studie am 5. März 2019, Haus der Bundespressekonferenz Berlin, URL: https://www.dak.de/dak/download/folien-2103394.pdf, S. 32, abgerufen am 12.04.2021.
6. Walsh, J. J., Barnes, J. D., et al. (2018): Associations between 24 hour movement behaviours and global cognition in US children: a cross-sectional observational study. In: *The Lancet Child & Adolescent Health*, Jg. 2 (11), S. 783–791.
7. Brüggen, N., Dreyer, S., et al. (2017): Jugendmedienschutzindex: Der Umgang mit onlinebezogenen Medien. Ergebnisse der Befragung von Heranwachsenden und Eltern. Hrsg. von der FSM – Freiwillige Selbstkontrolle Multimedia-Diensteanbieter e. V., S. 28–29.
8. Twenge, J. M., Martin, G. N., Campell, W. K. (2018): Decreases in psychological well-being among American adolescents after 2012 and links to screen time during the rise of smartphone technology. In: *Emotion*, Jg. 18 (6), S. 765–780.

9. Spitzer, M. (2012): Digitale Demenz. Wie wir uns und unsere Kinder um den Verstand bringen. München, Droemer.
10. Spitzer, M. (2015): Cyberkrank! Wie das digitalisierte Leben unsere Gesundheit ruiniert. München, Droemer.
11. Sparrow, B., Liu, J., Wegner, D. M. (2011): Google Effects on Memory: Cognitive Consequences of Having Information at Our Fingertips. In: *Science*, Jg. 333, S. 776.
12. Zhou, F., Montag, C. et al. (2019): Orbitofrontal gray matter deficits as marker of Internet gaming disorder: converging evidence from a cross-sectional and prospective longitudinal design. In: *Addiction Biology* 2019, Jg. 24 (1), S. 100–109.
13. Ra, C. K., Cho, J., et al. (2018): Association of Digital Media Use With Subsequent Symptoms of Attention-Deficit/Hyperactivity Disorder Among Adolescents. In: *JAMA*, Jg. 320 (3), S. 255–263.
14. Wang, B., Yao, N., et al. (2017): The association between attention deficit/hyperactivity disorder and internet addiction: a systematic review and meta-analysis. In: *BMC Psychiatry*, Jg. 17, S. 260.
15. Uncapher, M. R., Lin, L., et al. (2017): Media Multitasking and Cognitive, Psychological, Neural and Learning Differences. In: *Pediatrics*, Jg. 140 (2), S. 62–66.
16. Becker M. W., Alzahabi, R., Hopwood C. J. (2013): Media multitasking is associated with symptoms of depression and social anxiety. In: *Cyberpsychology, Behavior, and Social Networking*, Jg. 16 (2), S. 132–135.
17. Schöttle, D. S.: ADHS-Kongress-Update: Neues aus der Wissenschaft für die Praxis. 7th World Congress on ADHD, Lissabon 2019.
18. Hysing, M., Pallesen, S., et al. (2015): Sleep and use of electronic devices in adolescence: results from a large population-based study. URL: https://bmjopen.bmj.com/content/bmjopen/5/1/e006748.full.pdf , abgerufen am 12.04.2021.
19. Meulen, M. van der, Veldhuis, J., et al. (2017): Brain activation upon ideal-body media exposure and peer feedback in late adolescent girls. In: *Cognitive, Affective, & Behavioral Neuroscience*, Jg. 17 (4), S. 712–723.
20. Rodman, A. M., Powers, K. E., Somerville, L. H. (2017): Development of self-protective biases in response to social evaluative feedback. In: *Proceedings of the National Academy of Sciences of the United States of America*, Jg. 114 (50), S. 13158–13163.
21. Falkai, P., Wittchen, H.-U. (Hrsg.) (2015): Diagnostisches und Statistisches Manual Psychischer Störungen, DSM-5®. Göttingen, Hogrefe, S. 1088–1092.

22. DAK-Gesundheit (Hrsg.) (2017): WhatsApp, Instagram und Co. – so süchtig macht Social Media. DAK-Studie: Befragung von Kindern und Jugendlichen zwischen 12 und 17 Jahren. URL: https://www.dak.de/dak/download/internetsucht-studie-pdf-2106324.pdf, abgerufen am 12.04.2021.
23. Braams, B. R., Crone, E. A., et al. (2015): Longitudinal changes in adolescent risk-taking: a comprehensive study of neural responses to rewards, pubertal development and risk taking behavior. In: *Journal of Neuroscience*, Jg. 35 (18), S. 7226–7238.
24. Breiter, H. C., Gollub, R. L., et al. (1997): Acute effects of cocaine on human brain activity and emotion. In: *Neuron*, Jg. 19 (3), S. 591–611.

Kapitel 7: Aufklärerische Verantwortung und liebevolle Zuwendung – Auswege für Kinder und Jugendliche

1. Baron-Cohen, S. (2020): Why autism and invention are intimately related. URL: https://www.newscientist.com/article/mg24833113-700-simon-baron-cohen-why-autism-and-invention-are-intimately-related/, abgerufen am 12.04.2021. [Eigene Übersetzung]
2. Schomerus, G., Riedel-Heller, S. (2020): Das Stigma psychischer Krankheit im Fokus. In: *Der Nervenarzt*, Jg. 9 (9), S. 777.
3. Littman, E. (2012): The Secret Lives of Girls With ADHD. URL: https://chadd.org/wp-content/uploads/2018/06/ATTN_12_12_Littman_Attention.pdf, abgerufen am 12.04.2021.
4. Reckwitz, A. (2019): Die Gesellschaft der Singularitäten. Berlin, Suhrkamp.
5. Ebd., S. 331.
6. Ebd., S. 330.

Wegen Umbau geschlossen?

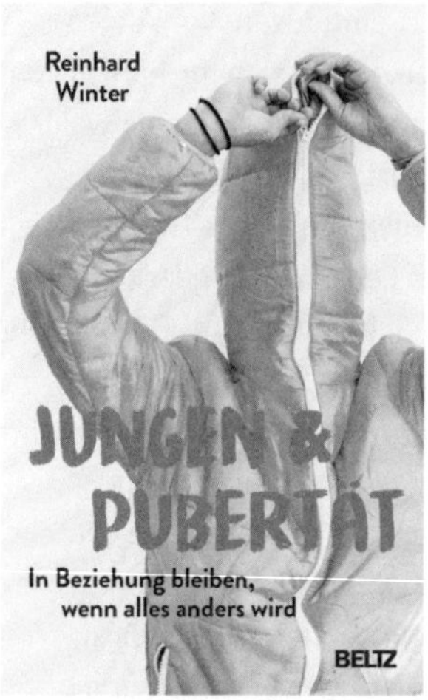

Wo Mädchen reden, schweigen Jungen. Ein Klischee? Ja, aber oft auch Realität. Umso bedeutsamer ist es für Eltern, die wenigen Gelegenheiten des Austauschs mit ihrem Sohn zu nutzen. Streit und Konflikte sind dabei eine wichtige Form der Beziehung.

Reinhard Winter gibt Antworten auf alle Pubertätsfragen, die speziell mit Jungen entstehen. Er beschreibt, welche fantastischen Prozesse in Gehirn und Körper vor sich gehen, und arbeitet die zehn wichtigsten Dinge heraus, über die Eltern mit ihren Söhnen reden können, damit die neue Balance zwischen Bindung und Loslassen gelingt. Gemeinsam über Vertrauen und Aggression nachdenken, über Medien und Risikoverhalten, Sucht und Sex – das stärkt Jugendliche (und ihre Eltern) für das Erwachsenwerden.

»Reinhard Winter ist einer der profiliertesten Jungen-Experten im deutschsprachigen Raum.« Sina Teigelkötter, Eltern family

Reinhard Winter
Jungen & Pubertät
In Beziehung bleiben, wenn alles anders wird
Klappenbroschur, 316 Seiten
ISBN 978-3-407-86642-4

www.beltz.de **BELTZ**